U0094149

荆楚中医药继承与创新出版工程 · 荆楚医学流派名家系列

（第一辑）

总 主 编　吕文亮
编　　委　（按姓氏笔画排序）
　　　　　巴元明　左新河　叶松　李家庚
编写秘书　孙易娜　杨云松　周琳

荆楚中医药继承与创新出版工程

荆楚医学流派名家系列（第一辑）

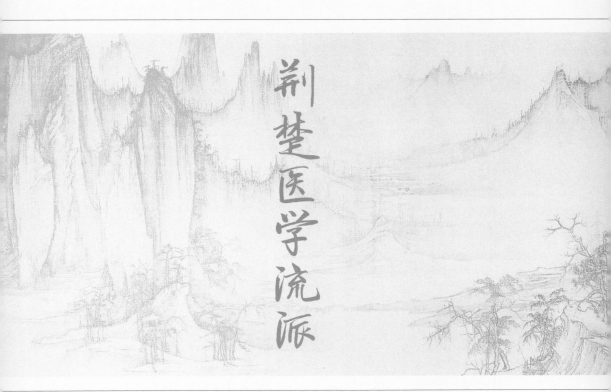

荆楚医学流派

主　编　吕文亮

副主编　杨云松　李成年　王　玲

编　者　吕文亮　杨云松　李成年　王　玲

　　　　刘　琼　林连美　祝子俊　卢　威

　　　　曾　兰　周金国　韩文兵　李树园

　　　　孔祥志　刘　丰

华中科技大学出版社

http://www.hustp.com

中国·武汉

图书在版编目(CIP)数据

荆楚医学流派/吕文亮主编. —武汉:华中科技大学出版社,2022.4
(荆楚中医药继承与创新出版工程·荆楚医学流派名家系列.第一辑)
ISBN 978-7-5680-7942-6

Ⅰ.①荆… Ⅱ.①吕… Ⅲ.①中医流派-湖北 Ⅳ.①R-092

中国版本图书馆 CIP 数据核字(2022)第 067865 号

荆楚医学流派   吕文亮　　主编
Jingchu Yixue Liupai

策划编辑:周　琳
责任编辑:张　琳　曾奇峰
封面设计:廖亚萍
责任校对:曾　婷
责任监印:周治超
出版发行:华中科技大学出版社(中国·武汉)　　电话:(027)81321913
　　　　　武汉市东湖新技术开发区华工科技园　　邮编:430223
录　　排:华中科技大学惠友文印中心
印　　刷:湖北新华印务有限公司
开　　本:710mm×1000mm　1/16
印　　张:20.5　插页:2
字　　数:301 千字
版　　次:2022 年 4 月第 1 版第 1 次印刷
定　　价:108.00 元

本书若有印装质量问题,请向出版社营销中心调换
全国免费服务热线:400-6679-118　竭诚为您服务
版权所有　侵权必究

内容简介

　　本书是"荆楚中医药继承与创新出版工程·荆楚医学流派名家系列（第一辑）"丛书之一。

　　全书共四章，内容包括荆楚医学的起源和发展、荆楚地域的名医大家、荆楚地域中医医籍大全、荆楚地域的中药学，系统梳理了中医药历史源流，整理了中医药学术思想，总结了历代名医名家临证经验、学术思想和治学方法，尤其是对具有地域特色的医学体系、学术流派和临证经验进行了整理，对于继承和发展中医药事业具有重要意义。

　　本书可供中医及中西医结合临床医生、中医药院校师生以及中医爱好者参考阅读。

总 序

　　中医药传承与创新非常重要，没有传承，创新就是无根之木、无源之水，而只有不断实践、创新，才能发展，并得以很好地传承。因此，要加强中医药文献整理和学术流派的研究，以及地方名医学术经验的整理与发掘工作。近些年来，很多业内人士已经清楚地看到，中医药文献与学术流派是现代中医药科学研究、教育以及临床发展的重要基础，系统梳理中医药历史源流，整理中医药学术思想精华，总结历代名医名家临证经验、学术思想和治学方法，尤其是对具有地域特色的医学体系、学术流派和临证经验进行整理，对于继承和发展中医药事业具有重要意义，也是践行习近平总书记提出的"传承精华，守正创新"指示的具体举措。在这方面尚有很多工作可做，值得大家重视。

　　中医学术流派是在长期的历史过程中通过不断积淀、传承、演变并凝练出独具特色的学术思想和诊疗技术而形成的，具有一定的历史影响和社会公认度，也是中医药文化传承发展的重要载体。中医学术流派特别是名医的学术思想和临证经验作为中医传统技艺的重要组成部分，已经成为中医理论和临床经验传承发展的关键。湖北省（荆楚）地域辽阔，历史悠久，九省通衢，交通便利，文化积淀深厚，药物资源丰富，历代名医辈出，具有鲜明的发展特色和规律。

　　荆楚医学源远流长。神农尝百草是荆楚医药学研究的开端。到了商周时期，荆楚医学开始发展，出现了具有个别性、自发性的零散的经验和认识，这一点从先秦的文献中可以看出。正是这些前期积累为战国到两汉时期医学体系的构建奠定了基础。湖北江陵张家山汉墓出土的医书竹简包括《脉书》《引书》。从内容可以看出，其出现的时间早于《黄帝内经》。毫无疑问，这些著作为《黄帝内经》的成书做出了贡献。晋唐到宋这一时期可以说是荆楚医学的兴起时期，这一时期出现了以王叔和、庞安时为代表的名医大家。王叔和精于脉学，整理编次了《伤寒论》，庞安时提出寒温分治，两人对《伤寒论》都深有研究。明清时期是荆楚医学发展的鼎盛时期，这一时期出现了临床大家万全、伟大的医药学家李时珍，此外，还有本草学家刘若金、"戒毒神医"杨际泰、内科名家梁学孟、制药名家叶文机以及他开设的知名药店"叶开泰"。近现代，荆楚地域更是名医辈出，有倡导扶阳的王和安，有内科名家蒋玉伯、张梦侬、熊魁梧，有与哈荔田有"南黄北哈"之称的妇科名家黄绳武，有伤寒名家李培生、洪子云，除此之外，还有很多当代的名医名家，他们所做的工作不仅推动了荆楚地域中医学的发展，而且对中国传统医学的发展做出了巨大的贡献。因此，对荆楚地域医家的学术思想以及临证经验进行研究既有必要，也有可为。

本丛书通过深入研究文献，勾勒出从汉水流域至长江中段荆楚医学从源到流的发展脉络，揭示了从东汉末年到明清的荆楚中医药学的发展历史，延续至今，一代代中医名家学术相承赓续，不断地传承与创新，特别是通过对当代代表性医家的医学思想、理论、技术的挖掘，系统而深刻地梳理出荆楚医学的传承与发展脉络，具有重要的社会意义和文化影响，亦是对中医药传承创新的贡献，也为全国各地中医流派整理、发掘研究做出了示范。

本丛书适合中医医史学、中医学术流派、中医药临床及中医药文化的研究和学习者阅读。

书将付梓，先睹为快，不揣粗简，乐而为序。

张伯礼

中国工程院　　院　　　士
天津中医药大学　名誉校长
中国中医科学院　名誉院长
2021 年 7 月于天津团泊湖畔

前　言

　　为了更好地促进中医药传承和创新发展，我校（湖北中医药大学）召开了相关会议，并进行了积极的探讨，提出加强中医药文献整理和学术流派的研究工作，以及地方名医学术经验的整理和发掘工作。中医药文献与纷呈的学术流派是现代中医药科学研究、教育以及临床发展的重要基础，系统梳理中医药历史源流，整理中医药学术思想精华，总结历代名医名家临证经验、学术思想和治学方法，尤其是对具有地域特色的医学体系、学术发展流派和临证经验进行整理，对继承和发展中医药事业具有重要意义。

　　荆楚医学历史悠久，有丰富的内容，并且具有鲜明的特色。古人盛传神农尝百草，这正是先民对植物药性及药用价值进行探知的方法，正是这种做法才导致"始有医药"，所以神农对中医药学的贡献是巨大的。东周时期，荆楚医学开始萌发，传世和出土文献描述了东周楚国医生诊断疾病的过程。荆楚医学的兴起和鼎盛应该在汉、唐、宋、明、清之际，具有代表性的著名医药学家有张仲景、王叔和、庞安时、万全、李时珍、刘若金、杨际泰。近现代，荆楚地域名医辈出，在学术思想和临床实践上深有影响的流派，有经方派、时方派、温热派、寒凉派、攻下派、滋阴派、补土派、综合派等。经方派有杨世泰、王和安、蒋玉伯等，时方派有杨燮、冉雪峰、熊济川等，温热派有杨闻川、汪尚池、陆真翘、陆继韩等，寒凉派有谢子年、吴烜平等，攻下派有黄纯古等，滋阴派以汪左泉、黄寿人为代表，补土派有李好生等，综合派有张梦侬、熊雨农等。

　　因此，对荆楚地域的古今名医进行文献整理研究，总结提炼出他们在学术研究和临床实践上的特色经验和理论认识，从而进一步厘清荆楚医学的发展脉络和发展规律以及特色，对继承和发展荆楚中医药事业，充实和丰富传统中医的内容体系具有现实意义。本书详述了荆楚医学的起源和发展（包括荆楚医学的发展简史、代表性学术流派和主要中医学说），介绍了从古至今的荆楚地域部分名医大家的生平及学术思想，记载了荆楚地域中医医籍的相关信息。此外，本书对荆楚地域中药学的发展简史与湖北中药材及产业发展亦有介绍。

本书中引文，因来源资料年代久远，已无从查对最原始的版本。在编写过程中，编者和编辑对引文中少量明显错误之处，按现在的出版规范做了修改。本书第三章按医家出生时间分三个时间段进行介绍，排名不分先后。

本书中方剂组成尽量与原方保持一致，但需关注国家重点保护野生药材的应用，此类药物在临床应用中应灵活处理，不可照搬照抄原方。

编　者

目 录

第一章　荆楚医学的起源和发展 ………………………………… 1

第一节　荆楚医学发展简史 ……………………………………… 3

　　一、远古至春秋时期 …………………………………………… 6

　　二、战国至两汉时期 …………………………………………… 9

　　三、晋唐至宋金元时期 ………………………………………… 10

　　四、明清时期 …………………………………………………… 14

　　五、近现代 ……………………………………………………… 21

第二节　荆楚医学代表性学术流派 ……………………………… 22

　　一、朱氏内伤伏气致病学术流派 ……………………………… 22

　　二、荆楚肾病滋阴学术流派 …………………………………… 23

　　三、襄阳何氏正骨学术流派 …………………………………… 24

　　四、湖北省陈氏瘿病学术流派 ………………………………… 25

第三节　荆楚医学主要中医学说 ………………………………… 26

　　一、伤寒广狭二义说 …………………………………………… 26

　　二、奇经八脉学说 ……………………………………………… 28

　　三、养生四大要领说 …………………………………………… 29

　　四、小儿五脏辨治说 …………………………………………… 30

　　五、优生优育观 ………………………………………………… 31

六、痨瘵痰火证治说 ···································· 33

七、补阳扶正学说 ···································· 35

八、五脏用药学说 ···································· 36

九、《伤寒论》存津液说 ···································· 40

十、治肝九法论 ···································· 42

十一、内伤伏气致病说 ···································· 44

十二、湿热伏邪新说 ···································· 46

十三、湿热致瘀论 ···································· 47

十四、湿热疫毒论 ···································· 48

十五、肾病分期论治学说 ···································· 49

十六、疾病"四平衡"学说 ···································· 50

十七、"七淫"病因学说 ···································· 51

十八、病证合辨说 ···································· 52

十九、六经传变说 ···································· 52

二十、六经辨证重视气化说 ···································· 53

二十一、临证辨治抓主症说 ···································· 53

二十二、六经研究重"实质"说 ···································· 54

二十三、疾病有病、证、症三层次说 ···································· 55

二十四、骨伤手法为本说 ···································· 55

二十五、局部整体兼顾、内外治结合论 ···································· 56

二十六、甲状腺类属于奇恒之腑 ···································· 57

二十七、甲状腺病从肝论治 ···································· 57

二十八、甲状腺病从伏邪论治 ···································· 58

第二章 荆楚地域的名医大家 ···································· 59

第一节 1840 年以前的医家 ···································· 61

一、整理编次《伤寒论》的太医令：王叔和 ···································· 61

二、精研伤寒、推论温病的大家：庞安时 …………………… 66

三、求真务实、勇于创新的中医大家：李时珍 …………………… 70

四、精通养生的儿科大家：万全 …………………… 77

五、立痰火新论的中医大家：梁学孟 81

六、精研药理的本草学大家：刘若金 85

七、"叶开泰"第六代传人、医药融通大家：叶志诜 …………………… 87

第二节　1840—1949 年的医家 …………………… 96

一、提倡扶助阳气的中西汇通大家：王和安 …………………… 96

二、德艺双馨、桃李遍天下的中医大家：蒋玉伯 …………………… 99

三、中西结合、不拘一格的中医大家：张梦侬 …………………… 103

四、推崇傅青主的妇科大家：黄绳武 …………………… 110

五、倡导中西结合的伤寒大家：洪子云 …………………… 112

六、精研热病的中医大家：熊魁梧 …………………… 116

七、德艺双馨的伤寒泰斗：李培生 …………………… 119

八、学高术精的内经泰斗：李今庸 …………………… 123

九、精研《金匮要略》的名家：杨百茀 …………………… 128

十、注重脾肾的《金匮要略》大家：田玉美 …………………… 130

十一、术精德诚的伤寒大家：梅国强 …………………… 134

十二、专攻《黄帝内经》的大家：张六通 …………………… 139

十三、博通医文的内经名家：朱祥麟 …………………… 140

十四、注重经方现代扩展应用的伤寒名家：成肇仁 …………………… 141

十五、专研脾胃的伤寒名家：邱明义 …………………… 142

十六、注重脏腑的《金匮要略》名家：陈国权 …………………… 144

第三节　1949 年之后的医家 …………………… 144

一、注重临床实践的伤寒名家：李家庚 …………………… 144

二、倡导寒温统一的温病名家：吕文亮 …………………… 145

三、善用经典的肾病名家：巴元明 …………………… 146

四、专攻甲状腺疾病的名家：左新河 ……………………………… 147

五、注重临床的脾胃名家：叶松 …………………………………… 148

六、襄阳何氏正骨传人：何成礼、汪必武、何继洲、安建原 ……… 151

第三章　荆楚地域中医医籍大全 ……………………………… 157

第一节　武汉市的中医医籍 ………………………………………… 159

第二节　黄冈地区中医医籍 ………………………………………… 167

第三节　咸宁地区中医医籍 ………………………………………… 196

第四节　孝感地区中医医籍 ………………………………………… 197

第五节　荆州地区中医医籍 ………………………………………… 202

第六节　襄阳地区中医医籍 ………………………………………… 216

第七节　郧阳地区中医医籍 ………………………………………… 219

第八节　宜昌地区中医医籍 ………………………………………… 221

第九节　恩施地区中医医籍 ………………………………………… 223

第四章　荆楚地域的中药学 ……………………………………… 233

第一节　荆楚地域中药学发展简史 ………………………………… 237

一、远古至春秋时期 ………………………………………………… 237

二、秦汉时期 ………………………………………………………… 242

三、晋唐时期 ………………………………………………………… 244

四、宋金元时期 ……………………………………………………… 245

五、明清时期 ………………………………………………………… 247

六、近现代 …………………………………………………………… 253

七、新中国成立后 …………………………………………………… 256

第二节　湖北中药材及产业发展 …………………………………… 260

一、湖北省中药资源分布情况 ……………………………………… 261

二、湖北省中药材产业发展现状 …………………………………… 262

三、湖北省道地药材优势品种 …………………………… 271

四、神农架民间草药简介 ………………………………… 278

五、湖北省中成药企业发展 ……………………………… 292

六、非物质文化遗产中的荆楚药物概况 ………………… 302

七、荆楚本草与荆楚医学流派 …………………………… 309

参考文献 …………………………………………………… 313

荆楚医学流派

第一章

荆楚医学的起源和发展

第一节　荆楚医学发展简史

　　荆楚地域包括现今湖北全域及其周围,现指湖北省,它是楚国的发源地,楚文化的核心影响区,也是中华民族灿烂文化的发祥地之一。荆楚部族兴起于楚,故称荆楚。楚人由长江流域三苗部落发展而来,远自商代,北方中原人就以荆楚来称呼江汉地区的南方地区和南方部族。位于长江中游的荆楚大地,地理条件十分优越,东、西、北三面环山,中南部是平原,长江穿流而过,汉水蜿蜒曲折,湖泊水泽密布,河流交错,气候温暖潮湿,自然资源丰富,水陆交通发达,粮棉充足,中药资源丰富,占据着中国九省通衢的中心地理位置,是国家重要的中药资源库。

　　1975 年,考古学者在湖北郧县梅铺龙骨洞的黄色砂质土内发现 4 颗猿人牙齿化石和一件人工打击痕迹清楚的石核,经测定距今有 70 万~80 万年,早于北京猿人,与蓝田猿人的时代相当或稍晚,属于旧石器时代的文化遗存。1989 年,考古工作者在湖北郧县发现了 200 万年前的古南猿头骨化石,是目前我国及亚洲发现的最早的古猿人化石,说明荆楚大地 200 万年前就有古猿人生活,我们的祖先就在荆楚土地上辛勤劳作,繁衍生息。湖北江汉平原地区的屈家岭文化是早期文化代表,也是发展的源头。屈家岭遗址里出土了大量新石器时代的石器和陶器,其中包括具有很高研究价值的蛋壳彩陶、壶形器和带谷壳的红烧土,反映出当时农耕、水利、渔猎、手工业、纺织业已经发展到相当程度。考古发现,长江流域与黄河流域同时存在着人类的祖先,他们在各自领域独立创造着不同的文化。以河湖密布的湖北江汉平原为中心,西到长江三峡,南达洞庭湖滨,北至汉水中游、鄂西及河南南阳地区,具有基本一致的文化风貌。考古学上将其分为三个阶段。第一阶段是大溪文化,首先发现于四川与湖北交界的巫山县大溪遗址,后相继在湖北秭归、宜昌、枝江、江陵等地发现多处,经鉴定产生于公元前 4000 年左右。大溪遗址出土的陶器以红陶、黑陶为主,另外,还有经过打磨的用作生产工具的石器、鱼骨、兽骨及掺入稻壳的烧土。这些都说明大溪文化时期生活在湖北长江流域的人类祖先已经进入原始渔猎、农业生产的历史阶段。第二阶段是屈家岭文化，发现于湖北京山屈家岭及天门钟祥一带，产生于公元前 3000 年左右，出土的陶器以黑陶、灰陶为主，有少量彩陶，还有磨光的石器、穿孔的工具和混入泥土的粳稻米壳，以及猪、狗、鸡、羊等家畜遗骸，还发现了求育崇拜物——男性生殖器陶祖。这说明此时荆楚地域进入以农业经济为主的时期。第三阶段是青龙泉三期文化，有人称其为长江中游龙山文化，发现于湖北郧县青龙泉及天门、当阳等地，产生于公元前 2400 年左右。在出土器物中，陶器以灰陶为主，还有磨制石器，这是在屈家岭文化的基础上发展起来的。经过漫长的原始社会时期，公元前 2000 年左右荆楚地域跨入奴隶制社会。为了更好地生存，生活在汉江流域的人类祖先，开始了原始的医疗活动。随着社会实践的不断深化，人们逐渐积累了丰富的医疗经验，为早期祖国医学的形成做出了巨大贡献。

夏代，夏文化的影响到达长江之滨，至商代，湖北已经被纳入该影响范围。武汉市北盘龙城商代中期遗址的发掘和湖北省内许多地区商代铜器的出土，都说明商朝文化已经影响到湖北汉水流域和长江南北。西周时期，湖北境内出现了以楚国为代表的诸多小国，后来被楚国所灭。东周时期，楚国以荆楚地区为基础逐渐壮大。春秋战国时期，楚国国力更加强盛，东达吴越、齐鲁之境，北至陈卫郑宋等中原腹地，南达湖南，横跨江淮，成为春秋五霸之一，威服四海。随着楚国社会经济的快速发展，铜器生产水平逐渐提高，铁器生产得到改善和推广，丝织、刺绣、髹漆、采矿、水陆交通、城市建设、商品交易等都得到全面发展。精神文化方面的成就更加突出，历经 800 年，从哲学到文学，政治、经济、文化都达到了历史鼎盛，创造了辉煌的楚文化，对中华民族的文化发展做出了重要贡献。

秦汉时期，荆楚地区人民以农业生产为主，并利用江河湖泊纵横、沼泽密布、气候温湿、雨量充沛的自然条件发展林牧渔业，手工业、商业也较发达，经济社会进一步发展，医学、数学等学术文化事业都取得了很高的成就。魏晋南北朝时期，魏、蜀、吴三国鼎立，分割荆州，在湖北境内发生了著名的赤壁之战，由于战乱连年不息,北方流民大量迁入。随着农业生产的发展,江汉平原水利事业得到迅速发展,经济作物和渔牧业也十分兴盛。武昌(今鄂州)、江陵、襄阳、夏口(今武昌)等城市的兴起与便利的水陆交通促进了商业的发展。唐朝时期,荆襄鄂地区农业生产取得了相当高的成就,成为全国著名的粮食产区之一。茶叶、柑橘等经济作物的生产与贸易得到空前发展,制漆业为全国之冠,麻丝织、竹编天下闻名。经济发展带来了文化的兴盛,出现了一批著名诗人、学者,如孟浩然、皮日休、岑参、陆羽、杜甫等。

宋金元时期,湖北城市经济与商品贸易比较活跃,教育事业蓬勃兴起,文化、学术领域取得诸多成就。明朝时期,湖北农业经济得到很大发展,有"湖广熟,天下足"的美誉。明朝中叶,汉口、沙市等城市迅速崛起,交通运输与转口贸易十分发达。清朝时期,随着农业生产技术的改进,湖北的棉花种植业与纺织印染业兴起,以商业贸易带动手工业发展,汉口、沙市、宜昌等城市经济发展迅猛,带动了整个湖北经济的发展。鸦片战争以后,随着帝国主义列强势力的扩张,汉口、宜昌、沙市相继开埠,湖北逐步沦为半殖民地,湖北的资源和农副土特产品被大量掠夺,地方民族工业遭到沉重打击,交通、金融、财政等重要领域被外国控制,民族灾难日趋深重。晚清时期,以武汉为中心的湖北洋务运动全面展开,创办了一大批近代企业,推动了湖北民族资本主义经济的发展。伴随着洋务运动和新式教育、文化事业的发展,湖北资产阶级革命派宣传革命思想,壮大革命力量。1911年10月10日武昌爆发了辛亥革命,率先敲响了封建王朝的丧钟。民国时期,湖北经历了军阀混战、江城五四运动风暴。抗日战争爆发后,武汉又成为"战时首都"。抗战胜利后,湖北经济濒于崩溃。1949年湖北全境解放,在中国共产党的领导下,湖北进入了一个崭新的历史时期,揭开了湖北经济建设与社会发展的新篇章。湖北经历了3年的国民经济恢复,随后进行了农业、手工业和资本主义工商业的改造,开展了社会主义工业化建设。在改革开放新的历史时期,湖北人民在中国共产党的领导下,坚持以经济建设为中心,全面推进改革进程,加快经济建设步伐,如今的湖北已建设成一个以工业为主体,产业门类齐全、布局合理,产业结构协调,交通发达,具有相当经济实力和较高科技教育文化水平的省。

湖北矿产资源、水力资源、气候资源、生物资源等都非常丰富。地区植被具有南北过渡特征，既有大量北方种类的植物，也有多种南方种类的植物，同时湖北又处在中国东西植物区系的过渡地区，便于邻近地区的植物成分侵入，因此，湖北是中国生物资源较丰富的省份之一。据不完全统计，湖北省内药用植物有1300多种，以党参、黄连、天麻、贝母等名贵药材产量较大。湖北有神农架和武当山两大"天然药库"，不仅出产天麻、党参等药物，还有野生的猴头菇、花菇和核桃等滋补品。在这样优越的物质环境和丰厚的文化底蕴下，荆楚大地上不仅涌现出了很多风华绝代的英雄豪杰、贤人逸士、才子佳人，也出现了许多著名的医药学家，推动了荆楚地域医药学的发展。

一、远古至春秋时期

荆楚地域医学文化源远流长。湖南长沙马王堆汉墓出土的帛书《五十二病方》，是迄今为止所发现的最早的医学文献。该书反映了荆楚医药的特色，其中保留了许多原始医疗方法的痕迹，比如：治疗烧伤，以人泥（身体污垢）涂之，以犬毛或羊毛封之；治疗疥癣，刑赤蝎（杀赤色蜥蜴），以血涂之；治疗外伤出血，燔（烧）白鸡毛及人发，以刃伤，燔羊矢，傅之。这些虽然是很原始古朴的治疗方法，但是，医疗经验正是这样逐渐积累起来的。能够治疗疾病的石器，古代称为砭石。湖北古代出砭石是有文献记载的。李时珍的《本草纲目·砭石》记载："《禹贡》：荆州，梁州皆贡砮（可做箭镞的石头），即此石也。"这里的荆州就包括现在的湖北，当时进贡的物品就有砭石。动物骨骼可以制成骨针，除可缝制衣服外，也可用于医疗活动。考古发现，在湖北洪湖乌林矶遗址出土的骨器及兽骨共83件，其中有一枚骨针由禽类肢骨刮削而成，磨制光滑，针呈长条形，一侧有削痕，圆锥体，锋尖，针身有凹槽，尾残，残长9.2 cm。这枚骨针一端有锋，而另一端并无穿线的针孔，针身有凹槽，专家推测这枚骨针极有可能是用于针刺的医疗工具，骨针可能是后世医针的原型。

在医学史上一直流传着神农尝百草的故事。神农究竟出生在哪里,历来说法颇多,《史记·五帝本纪》中唐代张守节的注解提到,神农就出生在湖北随县附近的厉山。据考证,厉山就在随州随县北百里,今湖北随州市附近确有厉山镇,古代称为厉国,传为炎帝神农后裔之领地。原始社会生产力极为低下,人们一直靠采集野果和狩猎捕鱼维持生活,长期靠天吃饭,居无定所,这给生活带来了很多不方便,为了能定居下来,一些人就开始寻找可以种植的植物,神农就是这一时期的代表。在他们的努力下,农业经济取代了天然经济。以神农为代表的这些人在寻找可以种植的植物过程中,通过口尝身受也发现了植物的毒性,有些植物会引起呕吐腹泻,甚至昏迷死亡,有些植物使人出汗、胀满等,正是因为如此,至今中医古籍中还保留着以毒性命名的植物名称,如鸡毒(乌头)、鱼毒(芫花)、狼毒等。经过反复与长期的实践,人们逐渐认识到这些毒药是可以利用的,如:服用使人腹泻的东西可以消除胀满,治疗便秘;吃了使人发汗的东西可以减轻关节疼痛等。于是当人们利用植物的毒性来治疗疾病时,药物就产生了。荆楚地区在远古时代就积累了丰富的原始医药知识。《尚书·禹贡》在谈到各地物产时提到,从荆山到衡山之间是荆州地区,长江和汉水共同流入大海,这些地区进贡的物品有羽毛、牛尾、象牙、皮革,三种金属(金、银、铜),以及杶(木名,可制琴)、干(柘木)、栝(桧树)、柏四种木材,还有磨石、箭头、丹砂、竹箭等。考古出土的文物证实,洪湖乌林矶遗址发掘出的那件研磨器有朱砂痕迹,说明新石器时代的先民就发现并使用了朱砂。古人盛传神农尝百草的事件,体现了远古先民对植物药性及药用价值进行探知的实践,正是这种做法才导致"始有医药",所以神农对中医药学的贡献是巨大的。

公元前 21 世纪,我国由原始社会进入奴隶制社会,前后经历了夏、商、周(西周及东周春秋)三个朝代。传说中早期的医生除黄帝、岐伯、俞跗等人外,还有巫彭、巫咸、苗父等人。据有关记载,巫彭、巫咸为活动于长江流域一带的神医。如《山海经·大荒西经》曰:"大荒之中……有灵山,巫咸、巫即、巫盼、巫彭……十巫,从此升降,百药爱在。"灵山即湖北、四川交界之巫山。屈原的《楚辞》《离骚》不止一次提到巫彭、巫咸,可见巫彭、巫咸在荆楚人民心中的地位之高。

范行准《中国医学史略》言，苗父即活动于荆楚湘桂等三苗地区的巫医。远古时代，人们限于对自然界的认知，鬼神致病观在那个医巫不分的时代比较流行。人们患病时要求助那些掌握一定医药知识的巫医，巫彭、巫咸、苗父等均为著名的巫医。

西周至春秋时期，医学开始摆脱神巫的束缚，成为独立的学科，此时出现了专职医生和医学分科，这非常有利于医药经验的积累。传世和出土文献描述了东周楚国医生诊断疾病的过程。《左传》记载，楚武王因"心荡"而死。贾谊的《新书》、刘向的《新序》、王充的《论衡》讲述了楚惠王吞蛭致病的故事。楚惠王食寒菹（凉酸菜）而得蛭（蚂蟥），既想维护法律的尊严，又不愿厨师、监食者被依法处死，便随口将蛭吞下，于是腹部出现病变而不能进食。令尹见楚惠王有不忍之德，知蛭入腹中必当死出，因再拜贺病不为伤。当晚，果然蛭随大便排出，连同久患心腹之积（瘀血）皆愈。这里既涉及楚人对误食证的诊断，也体现了楚人对"心腹之积"病的认识。另外，江陵望山桥一号楚墓、天星观一号楚墓、荆门包山二号楚墓出土的楚简内容涉及墓主人的疾病及诊断。宋玉的《登徒子好色赋》中所涉及的病有"疥""痔"。宋玉的《风赋》中涉及人伤风的病状描述颇为详细。可见东周时期楚人对各种病证的病因诊断已相当准确。

药物知识是劳动人民在生产与医疗实践活动中不断充实丰富起来的。关于荆楚地域药材的记载，散见于先秦古籍之中，如《诗经》《尚书》《山海经》等，其中专门汇集汉江流域民歌的《周南》与《召南》两章就涉及多种，如葛、苍耳、车前、蒿、蕨、薇、苹、藻、梅、白茅等。《左传》记载南方潮湿，楚人出征多备有治"鱼腹疾"（一种风湿病）的药物。又如楚人对兰花药用价值的利用也很突出，兰花在《楚辞》中被提及 30 处之多，其中佩兰、泽兰具有药用价值，楚人不仅自采野生植株，还专门种植它们，不仅经常佩戴它们，还将它们用于沐浴和辅助制作蒸肴。《九歌·东皇太一》曰"蕙肴蒸兮兰藉"，《九歌·云中君》曰"浴兰汤兮沐芳"。这两种用途，前者可使蒸肴成为药膳，后者则具有保健作用。此外，随着医学知识的日益增长，医术已经不仅仅用于人们日常治疗疾病，而且开始进入司法领域，成为辨明案情的重要手段。这也就意味着在这个时期中国的法医学开始萌生。《礼记·月令》中就有"是月也,命有司修法制……命理瞻伤、察创、视折、审断,决狱讼,必端平,戮有罪,严断刑"的记载。理瞻伤、察创、视折、审断实际上就是法医的检验与判断的过程。湖北云梦出土的秦简中还记录了秦代法医在案情判断中的操作过程。

二、战国至两汉时期

战国至西汉时期,楚文化的繁荣带来了楚医药的发达,形成了比较成熟的医学理论,并积累了丰富的实践经验,最后融入祖国医学历史长河中。可以这样说,这一时期是我国传统医学理论体系的建构阶段。这一时期出现了《黄帝内经》这部划时代的医学巨著。可惜的是,丢失了它成书之前的大量珍贵典籍。中华人民共和国成立以来,考古发掘出土了大量这一时期的医书、医简,从而有助于厘清中医的源头,其中有在湖北江陵出土的医简,包括《脉书》《引书》。《脉书》后面的一部分,也就是长沙马王堆汉墓帛书《脉法》及《阴阳脉死候》所涉及的治疗及诊断学内容,治疗内容主要是"砭有四害",诊断学内容则包括了切脉方法,说明不同脉象所代表的疾病信息,列举了肉、骨、气、血、筋五个方面由表及里诊断疾病"五死"的方法,这些充分说明切诊和望诊在当时已达到相当高的水平。竹简《引书》的形式与长沙马王堆汉墓帛书《导引图》正好相反,有文无图,正可与《导引图》互相印证。学者们对《引书》的具体内容持有不同意见,从总体内容来讲,包括四个方面:第一部分是四季养生之道,强调的是四季日常饮食起居习惯对人体的影响;第二部分介绍 41 种导引术式的名称及动作要领;第三部分具体介绍了 44 种病证的导引术治疗方法,综述了一些导引术式对身体某一部位的防病治病功效;第四部分探讨人生病的原因,书中指出,人之所以得病,必于暑湿风寒雨露,腠理启阖,食饮不和,起居不能与寒暑相应。这说明当时人们对疾病病理已有相当的认识,并且提出防病甚于治病的理念。

这一时期在药物方面也积累了很多认识和经验。有专家考证,杜衡与薛荔俱为荆楚地域药材,屈原在《楚辞》中不止一次提到它们,如"采芳洲兮杜若""杂杜衡与芳芷""采薜荔兮水中，搴芙蓉兮木末""若有人兮山之阿，被薜荔兮带女萝"等。专家统计，《离骚》共载草木达55种，虽未明确说明它们的药用价值，但我们可以从侧面了解荆楚本草药物的一些情况。《神农本草经》是我国现存最早的药物学典籍，书中所载药物的产地，以黄河流域最多，长江流域次之，其中收载荆楚地域药材多种，例如百合、茅、地肤子、酸浆、石龙子等。《名医别录》云："一名地麦，生荆州平泽及田野。"另用于治疗"肿囊"（阴囊肿大）的方药中所用的"酸浆"，《名医别录》说此药"生荆楚川泽及人家田园中"。1975年在湖北江陵凤凰山发掘出的一座汉墓中，出土了一批珍贵文物和一具保存完好的男尸。据报告，出土时棺内储有棺液约10万毫升，呈绛红色，有刺激性气味，液底有20～30 cm厚的绛红色堆积物，经查验，堆积物主要是大豆与朱砂。尸体解剖观察表明，古尸在殡殓前很可能以朱砂涂身和灌注过。这表明当时的防腐技术已达到相当高的水平，当然也从侧面反映了当时的医药学成就。

东汉末年，社会矛盾尖锐、激烈，不断爆发大规模的农民起义，黄河流域一带遭受极其严重的破坏，而长江流域相对比较安宁。特别是荆襄地区，刘表在汉献帝初平元年任荆州刺史以来，威德并用，治理有方，使荆州八郡在短短的十余年里政局稳定，经济得到了大发展，同时吸引了很多有学问的人士，使这个地方的学术氛围很浓厚。被后人称为医圣的张仲景，东汉末年南阳人氏，他撰写的《伤寒杂病论》对医学发展贡献很大。有专家考证，由于历史原因，他的许多重要医事活动发生在襄阳一带，他的著作很有可能在此地完成。因为襄阳是当时荆州的州治，为荆州八郡的政治、经济、文化中心。有文献记载，张仲景生活的年代，大量流民避乱荆襄，使得襄阳集中了各方面人才，也汇聚了各种思想文化及大量典籍。

三、晋唐至宋金元时期

晋代太医令王叔和，名熙，医学家，本是山东高平人，但是主要生活在荆楚地域。他整理并编次了《伤寒杂病论》，使张仲景的《伤寒杂病论》得以流传至今。因为《伤寒杂病论》完成后，由于战乱等原因，多有散失。有文献记载，王叔和曾在襄阳留居多年，并参加了许多重要医事活动。王叔和首次整理并编次了《伤寒杂病论》，为后世医家学习和研究此书做出了巨大贡献。此外，他还对脉学颇有研究，确定了寸口诊脉法，归纳了24种脉象，改变了当时脉象名实不符的乱象。荆襄地区医学人物众多，除张仲景、王叔和外，还有后来的范汪、殷仲堪、陆法和、慧达等人，他们都为荆楚医学的发展做出了自己的贡献。《晋书·范汪传》记载，东晋著名医学家范汪，字玄平，顺阳人，善谈名理，亦善医术，常以医术救治他人。凡有疾病，不限贵贱，皆为其治之。他搜集整理医方达100卷之多，为当时个人撰集医方最富之人。后人将其中一部分整理成书，共170卷，因范汪在简文帝时期曾任东阳太守，故该书称为《范东阳方》。另一位著名的亦官亦医者为殷仲堪，东晋时官居荆州太守。因父病而习医学，精通内典、善用经方，但轻易不为人看病。后人将其所用验方收集起来，整理成书，名为《殷荆州要方》。南北朝时期梁代官吏陆法和，梁元帝时期任都督，官居郢州刺史。他精于医术，常亲自采药，为附近百姓治病，在当地极有威望，弟子甚多，在《北齐书》中立有传记。此外，东晋道教理论家和医学家葛洪，在去广州罗浮山之前，曾在湖北武昌县（现鄂州市）传道、炼丹、制药多年，一时学道求术者甚多。据说今鄂州市之葛店、葛山、洪港、洪道乡等地，均因他而得名。其著作《抱朴子》《肘后备急方》等，对我国医药学的发展均有较大贡献。慧达，南北朝时期的僧人，俗姓王，襄阳人。他幼年出家，后居天台山瀑布寺静心修禅，曾游武当山，正值疫疠流行，即设法拯济，救治多人。

唐代、宋代是我国封建社会中期的两个重要朝代，均长达300年左右。在社会经济、科学技术方面取得较大进步的同时，医药卫生方面也得到相应发展。这一时期出现了很多著名的医家，代表人物有王超、智缘、庞安时、郭雍，他们在理论和实践上推动了荆楚医学的发展。

王超，唐代复州竟陵（今湖北天门）人，精于儿科。《新唐书·艺文志》载，王超撰有《仙人水镜图诀》一卷。该书为诊断学专著，是论述诊察小儿指纹脉法的早期著作。小儿指纹脉法是为三岁以下小儿脉搏细数、诊脉难凭而创，诊病时视小儿虎口及食指风、气、命三关的静脉形色变化来判断病之寒热虚实。此脉法在北宋后逐渐流行，后世医家多奉此三关脉法，此脉法至今仍有重要的参考价值。此外，王超还善于针灸，《天门县志》载，他治病如神，患者有病求其治疗，不过三五针，即告痊愈。

智缘，北宋隋州（今湖北随州）僧人，宋代嘉祐至熙宁年间著名的医僧，尤其精于脉法。唐代开元以后，流行一种通过脉象预测人之寿夭吉凶的方法，后被用于判断患者的生死预后，称为太素脉，北宋医家多受其影响。《宋史》记载，智缘即精其术。《湖北通志·艺文志》载，智缘著有《太素脉法》一书，该书对后世影响颇大。

医圣张仲景的学术思想在中医界、在荆楚地域的影响相当深远，很多医家对张仲景的学术思想进行了广泛深入的研究，其中以宋代的医家庞安时和郭雍为代表。

庞安时，字安常，宋代蕲州蕲水（今湖北浠水）人，以善治伤寒闻名，苏轼赞其"精于伤寒，妙得长沙遗旨"。庞安时研究伤寒，上溯《黄帝内经》《难经》，旁及诸家，参以己见，多所发挥，著有《伤寒总病论》六卷。该书对伤寒杂病及温病、暑病、寒疫等病证，不仅阐发仲景未尽之意，而且增补了许多方剂，是一部研究《伤寒杂病论》较早且有影响力的著作。苏轼本是精通医学之人，据传，苏轼被贬官至黄州（今属湖北）时，一遇有疾，总是求助于邻县的庞安时，苏轼对其医术评价很高。庞安时出生于世医之家，不但精通前人之说，还时出新意，有独到见解。《宋史·庞安时传》记载，经庞安时治疗的患者，十之八九能痊愈，上门求医者络绎不绝。庞安时专门腾出房间，供患者居住，并亲自为患者送去粥饭和药物，直到患者痊愈才准许回家。当患者拿来金帛酬谢时，他只收取一部分作为医药费。有些患者无力付费，便以字画相谢。苏轼评价："庞安常为医，不志于利，得善书古画，喜辄不自胜。"由此可见，良好的医德、精湛的医术是一个好医生必备的条件。

有文献记载，有一年，庞安时到安徽桐城给人治病，他的弟子李百全得知一民家有孕妇待产，直到第七天，婴儿仍未产下，尝试了各种方法仍无济于事，李百全请老师前去诊治，庞安时查看了孕妇，连声说：她还有救！不会死！于是，命其家人用温水为孕妇暖腹，亲自对孕妇进行按摩针灸治疗。孕妇顿觉胃肠微疼，正呻吟间，孩子已经落地，患者家属又惊又喜，想探知这位医生的高明之处。庞安时回答说：婴儿早已出胞，只是一只手还误拽着母亲的肠子，便无法脱身，所以，这不是符咒或药物所能解决的问题。我在扪诊时，发觉了婴儿手的部位，便针其虎口，他感觉到疼痛，自然会缩手，这样孩子很快就生下来了。大家抱过婴儿，果然婴儿的右手虎口还有针痕，人们无不佩服庞安时精妙的医术。

还有文献记载，一次，苏轼去黄州东南三十里的沙湖，察看欲购之田地，不想却患病，便求医于庞安时，这是庞安时与苏轼首次见面。庞安时有耳疾，他们就以手指画字。事后，苏轼说："安常虽聋，而颖悟绝人，以指画字，书不数字，辄深了人意。"两人很快成了朋友，苏轼与他开玩笑道："余以手为口，君以眼为耳，皆一时异人也。"庞安时很快医好了苏轼的疾病，二人同游蕲水城外的清泉寺。元丰五年（1082 年），庞安时又为苏轼诊治左手无名肿胀，仅一针便治愈。庞安时之所以在医学上有如此精深的造诣，苏轼的解释是庞安时"博极群书，而善穷物理"，"颇博物，通古今，此所以过人也"。

为了将医术传于后世，庞安时著有数万言的《难经辨》，又有"观草木之性与五脏之宜，秩其职任，官其寒热，班其奇偶，以疗百疾"的《主对集》一卷，并对张仲景的《伤寒杂病论》加以补充，撰写了《伤寒总病论》，还有《本草补遗》。这位名医的医疗实践和著述造福了荆楚乃至更遥远地区的民众。

郭雍，字子和，原籍河南洛阳，后隐居峡州（今湖北宜昌），自号白云先生。他鉴于当时所见《伤寒论》已有残缺，遂取诸家学说，参合己见，加以补充，著成《伤寒补亡论》。书中除仲景原论外，凡有论无方者，皆补以庞安时、常器之两家之说，又采集《素问》《难经》《千金要方》《外台秘要方》《南阳活人书》等方论，以补仲景之阙略。

除以上四位外，还有许多著名的医家，由于年代久远，资料缺如，只能简要介绍。张仕政，唐代外科医家，荆州人，善治骨折外伤，其麻醉与手术技术已达到相当高的水平。王彦伯，唐代江陵道士，善医，尤精诊脉，常为贫病者舍药。初虞世，字和甫，本为朝士，后削发为僧，在襄阳一带活动，以医名天下，所著《养生必用方》流传于世。此外，唐代善医外证的襄阳名医杨玄亮，宋代善于诊断的蕲州儒医谢与权，在历史上均有医名。周守忠的宋代医史专著《历代名医蒙求》记述了他们的事迹。此外，俞慎初的《中国医学简史》及李经纬的《中国医学百科全书·医学史》考证，主持编写我国第一部国家药典《新修本草》的苏敬精于医术，尤对药物有深入研究。《新修本草》成为后来《大观本草》的重要参考文本。

四、明清时期

明清属于我国封建社会的晚期，也是中国封建经济与文化高度发展的时期，这一时期涌现出了一些著名的医家。中医学十分强调医与儒的关系，虽然医、儒分属不同，但是它们确有相通之处。明代医家万全就是一位由儒转医的儿科医家。万全，号密斋，湖北罗田人。万全原籍江西豫章（今江西南昌），成化年间，万全的父亲因行医至罗田，于是定居下来，并在此娶妻生子。万全的祖父、父亲均以小儿科医术名闻乡里。万全自幼研习儒家著作，曾游学于罗田名儒张玉泉、胡柳溪门下，获取了秀才的功名。但是此后仕途不顺，加上父亲患肺痨去世，家境改变，万全被迫放弃儒学及科举，继承了万氏小儿科的医术。因为有良好的儒学根底，对典籍涉猎广泛，加上能博取众家之长，万氏小儿科的医名远扬。

万全的医学思想受宋代儿科大师钱乙的影响很大，认为小儿"肝常有余，脾常不足"，以此为基本施治原则，重视调补脾胃。此外，万全又长于望色、切脉，对小儿痘疹、惊风等病的治疗有独到之处，所用方剂简便实用。他的"万氏牛黄清心丸"，药仅6味，但是疗效可靠，至今仍是治疗小儿急惊风的良药。对小儿疾病，万全除采用药物治疗外，又同时运用推拿按摩法以提高疗效，此外他还要求重视小儿的合理养护。万全的儿科治疗经验在今天仍然被广泛采用。

除儿科外，万全也擅长妇科，他强调妇科疾病以培补气血、调理脾胃为主，并著有《万氏女科》3卷。

万全以精湛的医术救治了无数患者。有文献记载，某日，他行医在外，遇到一个痘疹患者，已经昏死半日，家人以为无救，而万全说："可活！"只见他将患者放入污泥之中，让痘疹复发，并徐徐喂以汤药，三日后此人病情果然好转。城中有一少年不信万全的诊治如此有效，便称病卧床，令仆人请万全出诊。万全切脉后说："越十五日当死，不可救，何须药。"少年大怒，冲出帷帐，吼叫道："我何病？聊试汝耳！"到了第十四日，少年果然病发身亡。另外，他曾在江西湖口救治过一个难产将死的孕产妇，凭借一根银针，挽救了产妇和婴儿的性命，被人们视为"神医"。

万全将临床经验与医学理论结合起来，著有《万密斋医学全书》。其中以《幼科发挥》对后世影响最大，全书被收入《古今图书集成》，名垂史册。万全的著作还传入日本、朝鲜和东南亚诸国，受到海外中医学界的极大赞誉。万全过世后，其医名仍在荆楚一带流传，直到清代，康熙皇帝鉴于他高超的医术，又加封他"医圣"的称号。

19世纪自然科学领域的代表人物达尔文，对早于他300年的中国明代人李时珍有过高度的赞誉，称赞其著作《本草纲目》是"1596年的百科全书"。从医学发展的角度来说，李时珍是一位伟大的药物学家和中医学家，他创立的科学的药物分类体系和科学的研究方法，以及他所具有挑战自身的恒心和勇气，都是留给后人的珍贵文化遗产。

李时珍出生于蕲州（今湖北蕲春），少年时期的李时珍和很多读书人一样，选择了科举入仕的正途。读书人以兼通医学为荣，却万不可以此为第一职业，行医是读书人不屑为之的事情。李时珍的父亲为儿子设计的是一条平坦而又光耀门庭的入仕之途，于是按照父亲的期望，嘉靖十年（1531年），14岁的李时珍考中秀才。此后的十年中，他3次应乡试，但是屡次落第，只得放弃科举入仕。大约在23岁这年，李时珍终于彻底转向医学领域，从此实现了他人生具有决定性意义的转折。由于父亲是一名医生，加上李时珍自己又有扎实的文化功底，他很容易便走上行医之路。文献记载，由于父亲与当地名门郝家有些交情，李时珍得以出入郝家，阅读大量家藏医书。当地有位诗人顾景星，是另一大族顾家的后人，他说李时珍"读书十年，不出户庭，博学无所弗睨"。李时珍自己也说，"凡子史经传，声韵农圃，医卜星相，乐府诸家，稍有得处，辄著数言"。

通过大量阅读，勤于笔录，李时珍积累了不少资料，他所读医书既有《素问》《灵枢》《伤寒论》《金匮要略》等中医基本典籍，又有《儒门事亲》《医学发明》《脾胃论》《格致余论》等医学经典，他读过的药物学、动植物学、博物学及经史等多学科著述也不在少数，仅在编撰《本草纲目》的过程中，他所参考的书籍就有药物学著作41种、医学著作277种、经史百家著作440种，总共参考了800多种著作，其读书之专与博也可略见一斑。

李时珍做过楚王府中主管祭典的奉祠正，有兼管王府良医所之意。虽然做了七品官，但是，王府宠信的是炼丹道士，他并没有得到施展才能的机会。李时珍利用皇帝分配给王府的丰富图书资源，为自己的著述做资料上的准备。他走出王府，来到蛇山观音阁为百姓治病，帮助他们寻方问药，进一步搜集民间验方。三年之后，他被王府推荐到了京城的太医院，他建议由政府组织力量修订新的本草学著作，却遭到其他御医的反对。在太医院逗留的一年时间里，李时珍有了出入寿药房、御药库的机会，并对一些名贵药材进行了实地考察，增长了自己的药物学知识。李时珍意识到，单靠读书还不足以完成对药物学资料的准备，实地寻方采药才是形成第一手材料的必要途径，所以他从未脱离过户外观察与实践。旧时的蕲州有三种特产，都是贡献给明廷的贡物，即蕲竹、蕲艾和蕲蛇。李时珍仿照父亲写《蕲艾传》的实验方法，写了一本《蕲蛇传》，为了给白花蛇做传，李时珍认清了白花蛇的性状、药学功用，多次到产蛇的龙峰山，细心观察捕蛇的过程。

在李时珍转向医学的最初十多年间，他带着儿子和徒弟向樵夫、渔民、农民和铃医等了解情况，足迹遍及湖北、湖南、江西、江苏、安徽等地。那些盛产药材的大山，如太和山（今湖北丹江口境内的武当山）、大别山、茅山和伏牛山，都是他采集过标本的地方，由此积累了数百万字的寻访资料。他的野外寻访，给他带来了前人书本上所没有的知识。

对药物学和医学知识以及实地材料进行充分准备后，李时珍便开始写作。

嘉靖三十一年(1552年),李时珍着手撰写《本草纲目》,通过几十年不间断的努力,《本草纲目》终于著成。李时珍为《本草纲目》绘制了全部药图,共计1100多幅,这是前人不曾做到的,另外,他还负责全书的文字校订工作。他的弟子庞宪也是蕲州人,深为老师的人品和医术所折服,跟着李时珍精读《灵枢》《素问》,李时珍命他先不要分心旁骛,要将功夫下在重点书籍的研读上,庞宪后来在基础医学理论方面有所造诣,成为继李时珍之后蕲州最著名的医生。

《本草纲目》一书是李时珍奉献给后人的一笔宝贵财富,它对人类有着独特的贡献。《本草纲目》问世后,许多外国人也从李时珍的书中获得了教益和启发。《本草纲目》传入日本,便主导了江户时代日本医药界的发展,形成了不同的本草学派,日本当代科技史专家矢岛这样说过:"它支配了我国江户时代的本草、博物学界,其影响更远及至19世纪末叶。"西方人最初留意到《本草纲目》并正视其科学价值,是从1735年法国人巴多明、汤执中在《中华帝国全志》中介绍《本草纲目》的概貌开始的,西方人将它作为博物学来研究,因而有达尔文的"百科全书"一说。俄国人对《本草纲目》的了解,最早是通过来华的传道团成员、医学博士塔塔林诺夫介绍的。在俄国人看来,李时珍是中国古代自然科学界最有代表性的人物,今天的莫斯科大学的礼堂长廊上,仍然镶嵌有这位中国人的大理石画像。当代著名科技史专家、英国学者李约瑟在他的《中国科学技术史》一书中,高度评价了李时珍在世界科学领域中的地位,对他来之不易的成就极为赞赏,他说:无疑地,明代最伟大的科学成就是李时珍的《本草纲目》……李时珍在与伽利略、凡萨利乌斯的科学运动完全隔离的情况下,能在科学上获得如此辉煌的成就,这对任何人来说都是难能可贵的。

刘若金,号云密,晚号蠡园逸叟,时人称云密先生,明末清初著名医药学家,湖北潜江人。竟陵(今湖北天门)人吴骥在《本草述·原序》中评价"故司寇潜江云密刘公,道德洽闻,以刚肠直节名于海内"。天启五年(1625年)刘若金中进士,官至刑部尚书,明亡后隐居不仕。《本草述·原序》中有言,"生平于书无所不读,而尤笃好轩岐之学","自云不佞壮而多病,以医药自辅,看题处方,良用娱慰",明亡后刘若金以轩岐之学自娱,在潜江城西之玛昌湖畔的别墅蠡园书室

"喟然轩"中,杜门谢客,竭三十年之力撰成《本草述》一书。这是继李时珍《本草纲目》之后的又一部本草学专著。此书以《本草纲目》为基础,取其精粹,深入义理,对后世本草学的发展做出了重要贡献。

此外,明清时期还涌现了一些地方名医,如明代天启年间著名学者顾天锡。顾天锡字重光,蕲州人。其出身名门,与其父顾阙、其子顾景星,祖孙三代俱名闻朝野,并与李时珍父子有通家之好。顾天锡不但博通经史,曾讲学于京津两地,而且精研医学理论,著有《素问灵枢直解》,可惜书已失传。清代魏世轨,字左车,石首人,喜读性理之书及《易经》,并通医学。魏世轨对《黄帝内经》加以研究后重新整理,著有《内经编次》,书亦失传。此外,还有孝感肖延平对《黄帝内经太素》重加点校,并刊印流行;黄冈肖麟长撰《内经知要》;黄安(今红安)王俊绂著《灵枢得要》。

明清医家对仲景学说进行了广泛的研究,有方志记载这方面的著作达30余种,如潜江王三锡的《伤寒夹注》、枝江张培的《伤寒类编》、黄梅邓锦的《伤寒新编》、蕲水(今浠水)黄廉的《伤寒摘锦》、监利万拱的《伤寒指南》、汉川尹隆宾的《伤寒慧解》、黄安(今红安)王崇道的《伤寒秘诀》、黄梅陈文斌的《伤寒纂要》、荆州曾葵局的《伤寒诸证书》、天门周传复的《伤寒简易》、黄冈肖凤骘的《伤寒纲领》、麻城彭文楷的《伤寒述要》、武昌易经的《伤寒辨似》、黄冈邱翔的《伤寒辨论》、蕲水(今浠水)徐儒榘的《伤寒正宗》、汉川李应五的《伤寒禹鼎》、潜江郭唐臣的《伤寒论翼》、阳新陈思堂的《伤寒辨正》等。正是这些荆楚医家的深入研究,推动了仲景学说在荆楚地域的发展。

在仲景伤寒学说之后,兴起了叶天士等人倡导的温病学说。湖北在清代曾有多次瘟疫流行,郧西程乃时著有《瘟病论》,荆州曾葵局著有《温暑新谭》,汉川名医田云槎著《医寄伏阴论》二卷,提出"伏阴说"。明代沔阳(今仙桃)人张子儿,善治发背,治法奇特。每以手掌挞击患处,病发则劝人食羊肉,然后以草药敷之,数贴则愈。明代蕲阳(今蕲春)人陈治道,精于医术,尤善治疗妇产科病。鉴于当时妇女对产育知识的缺乏,且保养无方,以致临产时母婴常发生危险,陈治道便撰成《保产万全书》。明末清初医家程云鹏,祖籍安徽,后定居湖北江夏

（今武昌），行医20余年，著有医书7种，以精通儿科闻名于世。明代麻城人彭长溪精通医学，善用针石，以针刺治疗急重危瘟，常获得奇效，著有《医见私会》《汇编歌诀》等书。周于蕃，字岳夫，明代著名的儿科医家，湖北蒲圻（今赤壁）人。他通晓医理，尤善推拿按摩术，著有《小儿推拿秘诀》。该书以指掌代替针药，甚为儿科医生赞赏。刘天和，字养和，号松石，湖北麻城人，明代名臣，正德三年中进士，曾任湖州知府、山西提学副使、工部右侍郎，后官至兵部尚书，总管三边军务。他重视医学，常采录验方、研读医籍。他选取陶节庵《伤寒六书》，为其逐节作注，编撰了《保寿堂经验方》一书，共录验方140余首，分为二十五门。

清代医家以广济杨际泰、夏口叶文机、潜江王三锡、荆州宝辉等人较为著名。

杨际泰，鄂东广济（今湖北武穴）人，出身于医学世家，自幼聪颖好学，在一连4次科举考试失败的打击下，他放弃入仕之念，转承家学，以医为业，很快成为鄂东地区的名医。杨际泰勤于钻研，对患者的病情、所开处方和用药效果都有记录，这成为他进行研究的第一手材料，他用10年时间编成的《医学述要》一书，被视为中医学的百科全书。此外，他研制的戒毒药方在戒烟毒方面的疗效在当时有口皆碑。

叶文机，清代医药学名家，在夏口（今湖北武汉市汉口）行医，祖籍徽州（今属安徽），但是定居夏口。叶文机开设了"叶开泰"药室，针对民间常见病，生产出八宝光明散和虎骨追风酒。"叶开泰"药室后来扩大为药店，成为近代中国有名的中药店之一。

王三锡，初求儒术，兼通医学，后专门从事医疗工作。家中盖有茅屋十余间，专供就医的患者居住，有如私人医院的性质。因所诊多奇效，人们称王三锡为神医。王三锡一生著述丰富，撰有《脉诀指南》《医学一隅》《伤寒夹注》《幼科发蒙》《妇科摘要》《辨证摘要》《辨证奇闻》等，是一位理论与实践俱精的不可多得的医家。

宝辉，生于清末。他在学术上力求贯通中西，对脏腑经络学说有独特见解。对病证的阐析，不囿于古说，每出新意。宝辉总结生平所学，撰有《医医小草》

等,被《珍本医书集成》收载。

清代,在古籍整理与著述方面,荆楚中医贡献卓越。江夏(今武昌)名医熊廷燕著《全生篇》,黄冈胥秉哲著《诊法精微》,汉阳唐裔潢著《保幼新书》《痘疹慈航》、叶志诜著《神农本草经赞》,夏口(今仙桃)张尚朴著《医学觉梦集》、方昌瀛著《奇寰生笔记》,以及后来的李兰生著《温病粹言》等,都是这些医家毕生学术钻研的心得和临床经验的总结,由于历经战乱,原著尽失,只有书目可查。《黄帝内经》是中国传统医学较早的典籍之一,研究《黄帝内经》素为历代医家所重视。民国时期,荆楚地域名医辈出,就武汉三镇来说,中医沿袭传统从师授业,学术观点和治疗方法均各遵所师,虽不存门户之争,但流派自成。在学术思想和临床实践上深有影响的流派,有经方派、时方派、温热派、寒凉派、攻下派、滋阴派、补土派、综合派等。能够继承各流派学术精髓,且在治疗上显现特色的代表人物:经方派有清代的杨世泰,民国时期的王和安、陆梦班、刘贡三、蒋玉伯等,法宗《伤寒论》《金匮要略》;时方派有清代的杨燮、杨恭甫,民国时期的冉雪峰、范筱村、谢汇东、毛鹤峰、胡书城、宋之祯、熊济川、杨树千、徐相恒、艾达珊、魏玉泉、李慕融等,其立方轻灵,随证加减,主次兼顾,疗效颇佳;温热派在清末民初以杨闻川、汪尚池、许慕韩著名,民国以后有陆真翘、陆继韩、戴中和、邹平阶、骆晴晖、叶小秋、黄坚白、洪和生、杨彤荪等,他们多崇清代叶天士、吴鞠通、王孟英诸家之学,长于治疗春瘟、伤暑、湿温、冬瘟及麻疹等病;寒凉派代表人物有民国时期的谢子年、吴烜平,他们据河间学派病机多火的理论,常用寒凉方药;攻下派有当代的黄纯古等,系据张子和的"邪不去则正不复"的理论,以攻下为法,方药多用大黄,攻积泻火,解毒去瘀;滋阴派以汪左泉、黄寿人为代表,按朱丹溪"阳常有余,阴常不足"的理论,用滋阴益肾的方法,药多清润;补土派有李好生等,据李东垣"土乃后天之本"的学说,多以调理脾胃为治疗法则;综合派有张梦侬、熊雨农、蒋洁尘、许晴暄等,他们善取各家之长,师古而不泥古,随病应变,综合运用。此外,针灸医家魏廷兰、杨济生、刘止安、陈铎、王瑞卿及擅长梅花针疗法的孙惠卿,以及骨伤专科徐占奎、按摩推拿科赵泽民等亦皆医技精湛,自成一家。

五、近现代

民国初年,医籍整理和著述日趋寂寥,直至 1921 年始见陆继韩在《中西医药杂志》上连续发表《温病概论》《叶氏伏气篇释》《温病分类及证治》等论文,继而冉雪峰刊出《温病鼠疫问题解决》《霍乱症与痧症鉴别及治疗法》《麻疹商榷正续篇》,此后,王和安著有《伤寒论注》,黄云樵著有《妇科辑要》。1935 年,蒋玉伯编有《中国药物学集成》。1947 年,张梦侬著有《诊断学纲要》。中华人民共和国成立后,湖北省中医进修学校(现为湖北中医药大学)蒋玉伯主编的《内经要旨》和武汉市中医进修学校高省身编写的《内经讲义》,均作为教材使用,对《黄帝内经》原文做了择要注释。

中华人民共和国成立后,荆楚地域的中医药学术的继承、传授以国家统一编写的中医院校教材为基准,各学术流派交流切磋,取长补短,将中医学术推向了新的发展阶段。政府对中医医籍整理工作十分重视,一时著述纷呈,目类繁多。继承传授类著作有《内科学讲义》《妇科学讲义》《中医护理概要》《医经新编》《医学"三字经"讲义》《西医学习中医试用教材》《中医皮肤科诊疗学》等,另外还有全国统编教材二十余种,其中由湖北中医学院(现为湖北中医药大学)担任主编单位的有《伤寒论》《伤寒论讲义》《中医妇科学》《中医学概论》《中医心理学》《金匮要略讲义》,还有供中药专业使用的《有机化学》《制剂学》等。整理和研究类著述(包括译著、专著)有《中医学术理论阐微》《针灸疗法经穴证治备考》《柯氏伤寒论翼笺证》《柯氏伤寒论附翼笺证》《谈医心得》《谈古医书随笔》《中医学辨证法简论》《新编黄帝内经纲目》《金匮集释》《李时珍研究》《柳选四家医案选评》《时方歌括》《滋阴论》《调气论》《风火痰瘀论》《肝胆论》《中医养老论》《妇科析症举例》《月经前后诸症》《热病学》《论中医痰病学》《论中医内伤热病学》《中医治疗慢性病毒性肝炎》《金匮要略释义》《中医控制学》《医论医案荟萃》《古今名方发微》《养生保健集》《李时珍和他的科学贡献》《中医急诊手册》《医古文》等。临床验案类著述有《辨证论治概述》《蒋玉伯医案》《临证会要》《万济舫临证辑要》《单苍桂外科经验集》《推拿治疗颈肩腰腿痛》《中医临床案例》《黄寿人医镜》《老中医临床经验选编》《老中医医药经验学术选编》《武汉中药制用规范》《武汉中药制用成方集》《中医内科证治精要》《中医耳鼻喉科》《临床药理学》等。中医工具书有《怎样查找中医文献》《中国医学百科全书·中医妇科学》《中医自学晋升考试指南》等。

原湖北中医学院经过几代人的努力，为国家培养了大量中医人才，诞生了一批名医，如伤寒名家洪子云、李培生、梅国强、邱明义、成肇仁、李家庚等，内经名家李今庸、朱祥麟、邱幸凡、王平等，金匮名家杨百茀、田玉美、陈国权等，温病名家熊魁梧、陈伯庄、张腊荣、吕文亮等，针灸名家张六通、王华等，内科名家蒋玉伯、黄绳武、张梦侬等，还有一直工作在临床一线的临床名家陈如泉、张介眉、涂晋文、巴元明、左新河、叶松等，他们都在自己的岗位上默默付出，用不同的方式推动荆楚医学的发展。

荆楚地域医药学发展历史悠久，有丰富的内容，并且具有鲜明的特色。因此，对荆楚地域的古今名医著述进行文献整理研究，总结提炼他们在学术研究和临床实践上的特色经验和理论认识，从而进一步厘清荆楚地域医学发展的脉络和发展规律及特色，无论是对继承和发展荆楚中医事业，还是对充实丰富传统中医的内容体系，都具有现实意义。

第二节　荆楚医学代表性学术流派

一、朱氏内伤伏气致病学术流派

《素问·阴阳应象大论》所谓"冬伤于寒，春必温病"，此论外邪入客人体过时发病，乃伏气致病之先声。张仲景秉承经义而明确提出伏气病名，谓"今日之内，必有伏气"，至宋元明清逐渐发展形成外感伏气温病学说。

朱氏一世庆甲（1831—1895 年）认为，《素问·阴阳应象大论》曰"冬伤于寒，春必温病"，首开伏气温病先河。伏气温病较时行温病危害重笃，尤须详察，以免误治。他又指出,经谓"春伤于风,夏生飧泄;夏伤于暑,秋必痎疟;秋伤于湿,冬生咳嗽",此论飧泄、痎疟、咳嗽则为外感伏气所致杂病,后学不可轻忽。他重视伏气导致杂病的观点对家学传人产生了深远影响。

朱氏二世彝亭(1852—1922年)认为,不独风寒暑湿外感可为伏气,脏腑功能失调所产生之气血痰食壅结者,其未发生病证前皆可视为伏气。治疗或汗之,或泄之,邪去则正安,具有祛邪务尽的学术思路。

朱氏三世瀛洲(1881—1950年)运用外感伏气致病观点治疗伏暑、温病发痉、黄疸等急性病得心应手。有一人发热呕吐,瀛州先生察其脉浮,右关独盛。曰:"予疏方,热可退,呕可止,然恐发黄。"服药后热退呕止,三日后果目黄。曰:"阳黄也。"经治疗而瘥。问其何以知热退反会发黄?答:"发热而呕,胃热颇盛,热而不渴,湿伏于中,脾湿胃热熏蒸,其必发黄。"可见其对伏邪有敏锐的观察能力。

朱氏四世英航(1917—2007年)赞同潜伏于人体之风寒痰瘀等皆为伏邪,力主祛之的学术观点。他将伏邪致病的观点,应用于杂病、妇科病的治疗中,先期防治,疗效显著。20世纪50年代,他发现用生绿豆浆可防治农药中毒,对于未病先防具有深刻意义。

朱氏五世祥麟(1944—)继承家学,又详考典籍,结合数十年临床经验,倡言内伤伏气致病说,从而丰富了中医学术内容。

二、荆楚肾病滋阴学术流派

第一代:第一批全国老中医药专家李丹初教授将"阳常有余,阴常不足"的学术思想应用于肾病的治疗,采用先辨病后辨证的中西医结合诊疗模式,创立了"肾元亏虚,肾络瘀痹"的病机理论。

第二代:以第二批全国老中医药专家邵朝弟教授为代表的第二代肾病专家继承肾病专家李丹初教授的学术思想,通过肾藏象理论和临床病例研究,总结肾病病程中五脏气血阴阳渐损、邪实渐盛的变化规律,提出"阴虚"是辨证中的重要环节。

第三代：巴元明教授师承伤寒学家梅国强教授、全国著名肾病专家邵朝弟教授。以巴元明教授为代表的第三代肾病研究学术带头人，承担起"十一五"国家科技支撑计划"名老中医临床经验、学术思想传承研究"，以及国家中医药管理局的全国名老中医药专家传承工作室建设项目，围绕名医学术传承、经方治疗肾病进行研究，相关成果促进了我国名医学术传承研究和经方治疗肾病的技术进步，也丰富了中医肾病学科的理论和实践。

第四代：2017年巴元明教授被确定为第六批全国老中医药专家学术经验继承工作指导老师，招收李成银、盛磊为徒。

李成银、盛磊与巴元明教授的其他弟子成为学术传承的第五代。

三、襄阳何氏正骨学术流派

襄阳何氏正骨学术流派是在继承和发扬中医药学遗产，吸收和结合现代医学基础上形成的，是具有明显地域特点的中医学术流派。襄阳何氏正骨距今已有100多年历史。

第一代：何勤本。第二代：何开贵。

襄阳何氏正骨发端于清代末年，何勤本与湖南八哥拳武术家结为好友，并随其到湖南跟师学习骨伤医疗技术，专治跌打损伤，数年后他学成回家。其子何开贵青年时随父学艺，然医术未成，何勤本病故。何开贵遂远赴山东，向在山东行医的四叔学医，四叔无后，何开贵便成为四叔的传人。

第三代：何成礼。

何成礼系襄阳何氏正骨第三代传承人，1921年出生于襄阳伙牌，幼年启蒙于私塾，从小随父何开贵学医，悉心钻研正骨手法、夹板固定及内外用药等法旨。从20岁开始，他先后在邓湖的"保和堂"药店、襄阳定中街的"杨寿春"药铺坐堂行医，而立之年，其医术在鄂西北声名鹊起。

第四代：汪必武、何继洲。

1993 年 12 月，在名老中医何成礼行医五十年之际，襄樊市中医医院（现襄阳市中医医院）为其举行了行医五十周年庆典活动。为了继承和发扬何氏正骨传统医学，医院确认何继洲（何成礼大儿子）、高峰（已故）、汪必武三人为何成礼中医正骨继承人，即襄阳何氏正骨第四代传承人。

第五代：安建原。

2011 年 6 月，襄阳市中医医院确认安建原成为汪必武中医正骨继承人，即襄阳何氏正骨第五代传承人，并要求他及其弟子在跟师学习的基础上，进一步系统整理、掌握、继承何氏正骨理论和临床经验，吸取精华，运用现代科学技术，结合临床实践，推出科研成果。在安建原的带领下，襄阳何氏正骨学术流派得到了迅猛发展，2012 年成功申报国家中医药管理局第一批全国中医学术流派传承工作室建设项目，并于 2013 年获国家中医药管理局批准，成为湖北省唯一一家中医骨伤学术流派传承工作室。

四、湖北省陈氏瘿病学术流派

湖北省陈氏瘿病学术流派的建立可追溯到 1964 年，由洪子云教授、舒达夫教授牵头的甲亢中医治疗研究小组提出了阴虚火旺、痰气郁结为瘿病的主要病理基础的学术观点，拟定了临床验方、治疗方法，在临床上广为应用并获得良好的临床疗效，这为湖北省瘿病的中医辨证施治奠定了基础，开创了湖北省瘿病学术流派的先河。

20 世纪 80 年代起，陈如泉教授在学习和继承洪子云教授、舒达夫教授诊治经验的基础上，开展了甲状腺疾病的文献、临床、实验研究及新药研发，形成了系统的学术思想和特色经验，编写了甲状腺疾病专著，创立了全省唯一的综合性甲状腺疾病专科，与核医学科、超声影像科、甲乳外科等学科合作，开拓了多学科协作、多种疗法联合、原发病与并发症同治的综合诊疗模式，建立了甲状腺疾病临床诊疗及科研团队。2012年，湖北省陈氏瘿病学术流派传承工作室被批准为国家中医药管理局第一批全国中医学术流派传承工作室建设项目，湖北省陈氏瘿病学术流派传承工作室也是全国唯一的甲状腺专病流派工作室。陈如泉教授以湖北省中医院的流派工作室为中心，在辽宁中医药大学附属医院、河南中医药大学第一附属医院、武汉市第一医院、襄阳市中医医院、黄冈市中医医院等处分别建立了流派工作站，培养了向楠、左新河、张振鄂、徐文华、高天舒、邵迎新、周水平等第三代传承人，闵晓俊、陈继东、华川、吴淑琼、裴迅、燕树勋、陶冬青、叶仁群、张慧芬等第四代传承人。

继陈如泉教授之后，在左新河教授、向楠教授等代表性传承人，以及高天舒教授、燕树勋教授、闵晓俊教授、华川副教授、陈继东副教授等主要传承人的继承发扬下，2019年国家中医药管理局通过遴选，择优确定了湖北省陈氏瘿病学术流派传承工作室开展第二轮建设项目。在此契机下，湖北省陈氏瘿病学术流派深入挖掘学术思想与特色优势，进一步培养了一批理论功底深厚、中医临床思维能力强、诊疗技艺精湛的中医药人才，他们来自湖北省中西医结合医院、武汉市江夏区中医医院、宜昌市中医医院、本溪市中医院等医院，强化了流派特色经验的推广应用和创造性转换。

第三节　荆楚医学主要中医学说

一、伤寒广狭二义说

庞安时是北宋著名医家，今湖北浠水县人，被世人誉为"北宋医王"。他晚年参考各家的学说，结合临床实践，把自己的认识和经验写成了一本书，补充和发挥了张仲景的医学理论。他主张将温病和伤寒区分开来论治，这一观点对外感病学的发展具有重要意义。他在著作里，首先说明了伤寒有广义和狭义两种含义。他指出，如果人们懂得如何保养身体，在严寒的冬季待在屋子里，注重保暖防寒,不随便外出劳作而导致汗出,这样人体的阳气就会闭藏在体内,不会胡乱流动。但是,有些人为生活所迫在严寒的冬季外出,或者不注重保暖防寒、保养身体,导致阳气发泄,被外来的寒邪损伤,这时人体的营卫气血会与邪气抗争。如果机体的正气强,邪气就会被击退,人也就不会发病;如果机体正气虚弱,无力打败邪气,寒邪就会留在机体化生寒毒而引发疾病,这种情况在临床上常常会出现头痛、身疼痛、肌肤发热和恶寒并见。庞安时认为,这个就是我们说的狭义伤寒,是指冬季感受寒邪引起的外感热病。他还指出,临床上也有冬季感受寒邪不马上发病的情况,寒毒会藏匿在皮肤和肌肉之间,到了春夏两季,阳气生长,寒毒邪气就会与阳气抗争,干扰机体正常的生理活动,导致疾病产生。其临床表现本来应该与冬季感受寒邪发病没什么区别,但是,由于时令季节气候不同,以及五运六气不同,寒邪引起疾病的临床表现有很大差异,因为这一点,常予以不同的命名,如温病、热病、中风、湿病、风温等,尽管如此,导致伤寒(狭义)、温病、热病、中风、湿病、风温等发生的共同外因仍然是寒邪。寒邪虽然侵及人体,但是否发病,则取决于正气的状态。正气强盛足以抵御寒邪,正气虚弱不能抵御寒邪即会生病。庞安时把这些疾病统称为伤寒,这就是广义伤寒的概念,泛指一切外感热病。

庞安时虽然提出了广义伤寒的概念,但他指出对温病与伤寒的治疗是有区别的。对于广义伤寒的治疗,庞安时既充分继承了张仲景辨证论治的精神,又善于根据实际情况变通,还考虑到不同时令、地域、体质对疾病治疗的影响。例如,他认为桂枝汤适合西北地域的人,而江淮地域由于气候偏温暖,只有冬季和春季适合,其他季节运用时需要加减。庞安时在治疗外感病方面积累了不少宝贵经验。他提出,发汗时,常常需要给患者盖上被子,且腰以下的部位需要比腰以上的部位盖厚一些,因为腰、足部很难出汗。如果患者半身无汗,病就治不好。发汗后,如果病证还在,三日内可再发汗两三次,让腰、足部都出汗。如果病情没有好转,这时可以考虑用攻下法。如果攻下之后疾病还没有解除,外感的邪气还在,这时就需要通过观察患者的症状、体征和脉象来进行治疗,七日以内如果还能采用发汗法,患者就可能痊愈。发汗以后不可再发汗,如果患者先出现发热恶寒，后不恶寒，但是发热很重，并且出现烦躁、谵语，脉象体现热邪很重，这是热邪结聚在胃腑所致，如果再采用发汗法，就可能导致患者死亡，必须马上采用畅通肠道、促进热邪排出的方法。有的人刚发病就是这个证候，更应该采用清泄通腑的方法，不可因为病在初期而犹豫不决。病三日以上，患者出现头痛、胸中满，这是阳气浮在上部，填塞在胸膈，或者伴痰涎的表现，应当采用涌吐法，才能治愈。

二、奇经八脉学说

自《黄帝内经》《难经》问世以来，历代医家对奇经八脉均有很多研究成果，李时珍因感"八脉散在群书者，略而不悉"，于是对此详加考证，著成《奇经八脉考》一书。《奇经八脉考》集前人对奇经八脉的相关论述，详加考证，对每条奇经的循行和主治病证予以总结和阐述，旁征博引，丰富了奇经八脉理论，补充了经络学说。全书内容丰富，说理透彻，论证翔实，为后世医家所赞赏。

李时珍尊经典之旨，采百家之长，参合临证实践，对八脉的循行路线及腧穴均进行了详尽考证、整理和补充。他在书中一反以往著作多以督、任二脉作为奇经八脉的纲领之说，而将阴维脉、阳维脉作为八脉之纲，这不仅可从该书的编排体例中看出来，在论述时也明确显示了这一点。他说："阳维起于诸阳之会，由外踝而上行于卫分；阴维起于诸阴之交，由内踝而上行于营分，所以为一身之纲维也。"李时珍对奇经八脉理论进行了阐发，亦形成了奇经八脉中关于何者为纲领的一家之见，并进一步强调阳维脉主一身之表，阴维脉主一身之里，明确了阳维、阴维二维脉职司表里营卫，乃气血之维系。这一说法主要源于《难经·二十九难》之"阳维为病苦寒热，阴维为病苦心痛"及金代名医张元素（字洁古）的阳维病即营卫病之说，所以李时珍说："洁古独以桂枝一证属之阳维，似未扩充。"《奇经八脉考》对所载腧穴进行考证后，详加订正或删其重复，另外还补充了一些腧穴。滑寿在《十四经发挥》中共载奇经八脉穴 141 个，《奇经八脉考》经过认真考订和增删后达到 158 个。《奇经八脉考》的另一特点是对人体解剖结构名称、疾病及症状名称等做出详细的解释，为初学者提供了较大的学习便利。对于前人论述难以定论者，李时珍往往采取客观的态度。如有关阴跷脉、阳跷脉"阳气盛则瞋目"说，历来众说纷纭。李时珍在《奇经八脉考》中写道："《灵枢》有云：……寒则筋急目不合，热则筋纵目不开……张子和云：思气所至为不眠，为嗜卧。巢元方云：脾病困倦而嗜卧，胆病多烦而不能眠。王叔和《脉经》云：……脾之候在睑，睑动则知脾能消化也，脾病则睑涩嗜卧矣。数说皆论目闭目不瞑，虽不言及二跷，盖亦不离乎阴阳营卫虚实之理，可互考者也。"

三、养生四大要领说

万全为明代著名医学家，他十分重视养生，在《养生四要》这本书的总论里提出养生的大道在于清心寡欲，心里没有烦恼痛苦，形体没有劳倦损伤，平时注意以导引方法来活动身体，进食药饵来补益身体，坚持这样做，没有不获得长寿的。在书中，他明确提出减少欲念、合理运动、顺应时令、预防疾病这四种养生大法。

万全认为，减少欲念是养生的第一要义，这里的欲念指食欲和性欲。饮食和性生活是人的正常需求，人们的生活离不开这些，因此他所说的减少欲念，并不是让人不吃饭、不娶妻（嫁夫），而是告诉人们要顺应人性，节制食欲和性欲，这样才能健康地活着。如何去做呢？万密斋谓吃饭不能太饱，要荤素搭配，营养均衡，不能偏食，也不能过量饮酒，遇见喜欢吃的食物，不能贪吃，少吃肥甘厚腻的食物和那些闻起来香美、煎烤烹炸的食物。此外还要注意，若早晨出门早，千万不可空腹，应该吃点糜粥，或者喝少量的醇酒，这对身体有好处。在节制性欲方面，万全主张婚嫁不能太早，性生活要有节制，不可放纵自己，导致身体损伤。合理运动是指人的形体和心神的活动应当动静适度，不可以过度，保持适度才有利于身体健康。比如，喜怒忧思等情志活动如果过度，就会损伤五脏，导致心神难以平静；看书、卧躺、坐、站立、行走等时间太久，就会损伤形体。此外，劳心也会伤形，劳形也会伤心，最终形神都会受损。万全认为，人之所以好动，多起于心神，因此，要想不伤形体，首先要使心神安静下来。他主张采用打坐、调息的方法，配合药物来调养心神。万全所提倡的打坐方法与传统方法有些不同，根据自身实践体会总结，他认为打坐不限于静坐，不是全然不思外界事理，而是将一件事解悟精义或思索某首诗文，亦能静下来，这样可获得传统打坐而不能获得的益处。

顺应时令是指要根据季节气候的变化，调整生活起居，以顺应天地四时的阴阳变化，这样人就不会得病。万全非常推崇《黄帝内经》的养生方法：春季应该晚点睡早点起，夏季应该晚点睡早点起，秋季应该早点睡早点起，冬季应该早点睡晚点起。此外，他还提出，春季应该饮食偏凉，夏季应该饮食偏寒，秋季应该饮食偏温，冬季应该饮食偏热。但是，要注意夏月不可多食寒凉食物，冬月不可多食辛热食物。

养生的最后一个要领是预防疾病。万全特别推崇"不治已病治未病"的观念，他提出与其在患病之后服药物治疗，不如在患病之前就进行自我保健预防，他认为患病之后不马上接受治疗就是讳疾忌医，这是不正确的。他郑重指出，一个善于保养的人，应该知道并避免五种常患的过失。一是平时不知道保养身体；二是患病之后不早点进行治疗；三是治病时不重视选择医生，被庸医误治；四是喜欢让医生用一些峻药，损伤真气；五是患病之后，不相信医学，而相信巫术能治病。

四、小儿五脏辨治说

万全的小儿论治理论是对宋代医家钱乙的继承和发展，他结合自己的临床实践经验，深入探讨了小儿生理病理特点，总结了小儿疾病发生的原因，为辨治小儿疾病提供了临床指南。他认为，生理上小儿形体刚刚长成，皮肉筋骨不够结实，脏腑功能不健全，气血运行不稳定，不能耐受寒热。病理上，万全总结为心肝两脏的功能常常有余，肺脾肾三脏功能常常不足。具体来讲，小儿生长发育迅速，如草木刚刚萌芽，生机比较旺盛。在人体中，肝主升发，如果升发太过，容易出现肝气有余的现象。心属火，它和肝的关系密切，临床上，小儿发热时常常心肝同病。由于小儿心肝之气常有余，感邪后容易化生火热，导致心火上炎，甚者肝风内动。万全认为，小儿肺脏娇弱，防御能力较差，邪气容易从口鼻或皮毛进入机体，进而影响肺脏的功能。小儿脾主运化功能尚未健全，肠胃脆弱，容易被饥饱损伤，加上饮食没有定时定量、寒温失调或不恰当用药损伤脾胃，进而出现脾胃症状。万全指出，小儿脾胃不可以与成人相比，小儿本就不知道如何节制饮食，加上父母娇惯宠爱，放纵其饮食欲望，因此患脾胃病的小儿比成人要多得多。他提出小儿要健康成长、不得病，养护脾胃非常重要。肾中精气是产生和维持人体生命活动的初始物质和动力，小儿处于生长发育时期，肾中精气会亏耗，加上脾胃虚弱不能及时填补，因此经常处于相对不足的状态。

总的来说，万全认为小儿为稚阴稚阳的体质，维持阴阳平衡的能力比较差，且对外来邪气的防御和抵抗能力不足，因此很容易发生疾病。万全将小儿疾病的病因分为三类。一是穿衣不慎或感受外邪致病。小儿机体正气不足，易受外邪入侵，有些父母爱子心切，生活调摄不得要领，不能因时加减衣服，小儿常常因为穿衣太薄或太厚，受到冷热损伤。二是饮食不加节制。小儿不能自制或父母失于调护，极易导致乳食失节，受到饥饱或者寒热损伤。三是父母监护不力，导致惊吓、跌仆及水火烫伤。总之，万全严肃指出，家长要注重对小儿的养护，要明白爱孩子需要理性，对孩子过于溺爱反而会害了孩子。如果想要孩子健康成长，常常要注意不要让他们吃得太饱，七八分就够了，也不能穿得太多。

五、优生优育观

优生是优育的基础，父母的精血充沛则是优生的前提，万全认为不孕不育都是精血亏损、阴阳不平衡所导致的。关于优生问题，他提出要从以下几个方面来准备。其一，要注意婚配要求，男女必须到了合适年龄才能结婚，具体来讲，男子三十，女子二十，才能谈婚能嫁，因为这个年龄气血充足，容易受孕。如果女子过早结婚，则不容易受孕，即便生子，也不容易存活。此外，他认为老夫配少女或老妇配少男，虽也可生子，但不是最佳选择。他反对同族内男女结婚，还指出男女如果先天不足，患上生殖疾病，也很难结胎生子。其二，在怀孕生子之前，男子要注重保精，女子要注重养血。男子保精应注意房事有节，不可纵欲，女子养血要注意性生活适度，保持心情舒畅，月经调畅。如果男子不能做到清心少欲，就会肾精常不足；如果女子性情急躁易怒，性生活频繁，易气血亏少、月经不调，因此女子要保持心平气和。此外，在男女交合之时，男女要心情愉悦，这样精血才能自然混合而生子。此外，体质虚弱的男女必须经过调理，等待身体强壮后才可以谈论婚嫁。其三，男女交合种子之时，不但要心情舒畅，情投意合，还应选择最佳的受孕时间与交合地点，不然不仅会出现不孕不育，还会产生疾病。男女交合种子时要注意三虚四忌，主要包括情绪忧愁、悲伤、愤怒、恐惧、醉酒、饱食、过度劳倦的状态，风雨雷电、大寒大暑的天气，恶劣的环境，患病的身体刚刚痊愈，性生活过于频繁，以及男女体质虚弱、太过年幼等。此外，他还观察到富有的人不知保养精血，纵欲无节制，用情不专一，故常常难以受孕；穷苦的人恰恰相反，用情专一，故容易受孕生子。最后，万全提出受孕生子之前要注意调治疾病。如果女子月经不调、精血不旺，男子阳痿、遗精早泄，均会影响生育。万全主张男子益精节欲，女子养血调经，女子受孕之后注重养胎与胎教方法。妊娠期间女子不宜有性生活，要调节情绪，让自己愉悦，饮食清淡，起居有节，慎重用药。他提出女子自妊娠之后，必须行坐端严，性情和悦，常处安静的地方，多听美好的言语，令人给自己讲读诗书，讲说礼乐，不听是非之事，不看厌恶的东西；要经常适度活动，使血气流通起来，这样生产就不会有困难。此外，如果孕妇患有疾病，选医用药要慎重，如果不能确定药物安全无害，不要轻易采用，针灸疗法也不可以轻易采用，防止出现滑胎。

小儿出生之时，万全主张以剪刀放火上烧后再剪断脐带，并且要注意残余脐带未脱落时，不可让小儿频频洗浴，否则容易患脐风。小儿出生后，一定要注意细心养护。万全提倡母乳喂养，强调节制乳食，要定时定量，不要过饥或过饱。他建议多带小儿到户外活动，以接受阳光照射。他指出，小儿养护一定要注意顾护脾胃和根据气温变化增减衣物。万全强调小儿的早期教育相当重要，应对小儿进行早期品德与礼貌教育,培养小儿的好学精神。小儿会说话之时,一定要教他如何正确表达,不要说一些不文明的言语,要教他一些好的习惯和品质。小儿也要注意精神调摄。万全认为,小儿也会有情志损伤,比如有些小儿生性执拗,如果失去平日亲近的人或喜欢的玩具就会产生忧思,损伤脾胃,因而出现昏睡不想饮食;如果得不到喜欢的玩具就会生气,伤肝,因此啼哭不止。此外还要防止小儿受到惊吓、损伤。万全强调,小儿如果无病,切记不要乱用药,即使患病,也不要乱用药,否则危害甚大。小儿一岁以内患病,不要乱用药,调治乳母就可以。如果患儿不得已需要用药,一定要注意用药正确、合理,药量适度。此外,小儿患病要选择医学方法解决,不能相信鬼神巫术。

六、痨瘵痰火证治说

明代医家梁学孟总结二十余年临床经验所编撰而成的《痰火颛门》,为一本痰火证治专书,在医界颇有影响。全书共四卷。卷一总论痰火宜忌、死症、调理、病因病机、脉理运气及证治大法等,计四十九篇。卷二、卷三各论分述诸气、失血、咳嗽、发热骨蒸、子午热、传尸、自汗、盗汗、惊悸怔忡、梦遗、赤白浊、五淋、胁痛、咽喉痛、泄泻等病证治。卷四辑录了梁学孟三十余篇医论,致力于阐发脉诀、岁时气运、亢害承制、病机十九条、六经传变、五脏虚实补泻、病治逆从反佐、杂症用药节略等有关医理,并附历代名医治验及其本人临证有效病案,以备后学者研究揣摩。梁学孟宗《黄帝内经》大旨,撷取东垣、丹溪诸家精要,提出人之病,以痰火为患居多。其深入剖析痰火成因,着意发挥十二经痰火病状,指出各经皆有火,而相火为害尤烈。痰火为病,弗泥一脏。梁学孟反复申明"淡味养阴"之理,详列调理脾胃诸法。梁学孟认为痰火之治,宜谨守其法。若痰火动,先治其火,却治其痰;若痰急,则始治其痰,复治其火。治不离脾胃,攻不伤正气,诸病论治,不落窠臼。梁学孟阐述痰火证治,颇有独到之处,于诸病中博采众方,参合己验,融会贯通,推陈致新。

关于痰火之名的含义,梁学孟在书中做了说明。梁学孟说:"相火寄于肝肾之内，附于肺脾之间，虚无定位，触经而发……主于脾胃，谓之痰火。"他首先对痰火进行了说明，但细析所论，则重在论述痨瘵这一病。因此，其后明代龚居中所撰的《红炉点雪》曰："夫瘵者劳也，以劳伤精气血液，遂致阳盛阴亏，火炎痰聚，因其有痰有火，病名酷厉可畏者，故今人讳之曰痰火也。"痰火的成因，梁学孟认为是多方面的，如人饮食有节，起居有常，不为七情所伤，不为色欲所迷，则津循其轨，火调于适，而不患病。反之，将息失宜，调摄无术，则发病，而其中又以二十以内少年之士、茂年苦读之人及淫欲无度者多见。故其发挥痰火病机说："痰火之热……甚且为痨瘵传尸，不死何待，何则？瘵疾有虫，此虫生于骨蒸劳热。"梁学孟认为痰火与阴虚火旺、五脏相互影响、瘵虫传染有关，但就病位重点来说，则认为在肺肾二脏，故其强调肺肾亏虚，下无根本，阳气轻浮，必有盗汗发热咳嗽之病。于痨瘵病机，可谓具体而微。梁学孟认为失血、咳嗽二症，乃痰火之吃紧处。因此，对于痨瘵他十分重视失血、咳嗽的辨治。除详列辨证、广选良方外，他还阐发了他的治疗心得。如痰火初作，不可用参、芪，肺热用沙参代之；退子午热用黄芩、秦艽，退骨蒸热用地骨皮、知母、黄柏，忌用柴胡；痰甚用天南星、半夏，宜用天冬、天花粉、贝母；久咳方可用五味子收敛，但用天冬、百部、百合更稳等。梁学孟自制的"痰火咳嗽吐血胃弱者煎方"，药用当归、生地黄、白芍、陈皮、天冬、桑白皮、茯苓、白术、桔梗、黄芩、麦冬、天花粉、知母、黄柏、贝母、紫菀、阿胶等，较全面地体现了他主张用滋阴降火、补肾清肺、理脾养胃法治疗痨瘵的观点。其法切于实用，可供吾侪借鉴。

　　在痰火的调理方面，梁学孟有丰富的经验。他根据自己的心得体会，提出了脉宜洪实，气宜壮胜，宜善饭，情性宜缓，宜静坐养神，宜缄默自持，宜起居有常，宜饮食有节，宜调理无间，宜药饵和平的"十宜"；以及忌房劳好色，忌嗜酒，忌暴怒，忌大喜大悲，忌多言，忌妄动，忌妄想，忌煎炒、生冷物，忌辛辣热物，忌油腻、夜飧过饱的"十忌"。在此基础上，梁学孟重点阐发了"淡味养阴""安养心神"之理。他认为淡具有自然中和之味，有养阴补胃之功；心生凝滞，七情不安，易致阴火炽盛。他强调："调和脾胃，使心无凝滞，或生欢欣，或逢喜事，或天气暄和，或食滋味，或见可欲事，则爽然无病矣！盖胃中元气得舒展故也。"其理论不仅对痨瘵调理多有发挥,且于临床有指导意义。

七、补阳扶正学说

寒温之争在中医发展史上一直存在,近代名医王和安无论是在理论上还是在临床上均持重阳气、扶正气的观点。他强调阳气对生命活动的重要性,并认为元阳决定人的寿命。他说:"人身元阳受自先天,合元神元气蕴蓄于命官,为人身寿命之根。"他还认为水谷精微的吸收利用必须依赖阳气的作用。他说:"水谷津液必经物理的变化输入膀胱后,再受元阳与胞血中天阳起化学的变化,化气上腾于口为津,方能止渴……濈水不能润肤,反以为害也。"他认为疾病的病因、病机和治疗与阳气息息相关,甚至取决于阳气,疾病的产生始于阳气虚弱。他说:"病象万端,无不始于正虚,成于邪郁。正即本身阳气……大率因风挟寒,足以杀正阳卫外御邪之抵抗力,破藩篱而进攻。"他认为杂病绝大部分属于寒湿,"故杂病为寒湿者占大多数,间有营卫被郁,化燥、化热、化火者,或在外,或在上,而其内、其下仍属寒湿。施治者多从在内、在下之寒湿立法,不纯以在外、在上之假热、假火、假风、假燥为的。"病情轻重亦由阳气盛衰来决定,他说:"邪轻病浅,正阳犹能积盛为热,透围而出者,病速而易愈。邪重病深,正阳不能积盛为热与邪竞胜者,病缓而愈迟。"在治疗中,他擅于以温热之法来治疗疾病,并好用大剂量的附子来扭转病机。

王和安虽重视阳气,但并非偏执,他非常重视阴阳互根互用的关系。他在《伤寒论新注》中说:"津液非阳热不能运化,阳热非津液无所潜藏。欲泄郁热必顾津液,津液足则化气多,而余热可泄……阴虚者益以伤阴,阳虚者益以伤阳,阴伤则阳无所附,上浮外越,阳伤则阴无以化,上燥下水,或外燥内寒,而成阴阳乖离之坏症。"他的这种重阳理论与用药风格在当时的中医界产生了一定的影响。重视固护正气,这一点在王和安的学术思想中有充分体现。王和安认为张仲景的辨证处方均以正气为着眼点,桂枝汤即是以扶正托邪为立方目的。他说:"总之,除邪以正,扶正之法视正气独强独弱之所在,量为补泻,使适于托邪而止。如太阳病，发热汗出者，此为营气较弱，而被邪风抑郁，故发热，卫气疾行，较营为强，强卫并入弱营之外部，依其热蒸，挟液外泄，故使汗出。欲救营分所受邪风者，宜桂枝汤。扶营弱以合卫强，营卫和合，邪风自除。此扶正适于托邪之一例也。"他认为疾病能否痊愈，取决于人体的自愈能力，药物的主要作用是扶助人体自愈能力，医生也应当根据人体自愈能力的强弱确定治则。他指出："用药治病，非药力果能愈病也，凡人身有病，各以性灵作用，正与邪搏，具有自愈能力，此能力各依另因而有强弱，施治者即以药力扶助自愈之能力以胜邪，其用法之先后缓急，治本治标，全视乎正气可能胜邪之程度，所谓审机也。如此节外症治里，以不扶里阳，不能胜外病也。仲景论难治死症，皆以正气胜邪之程度为准。解此义乃可读圣书。"

八、五脏用药学说

在用药原则上，黄绳武教授认为：一是最忌庞杂，处方精要，使药力专一；二是熟悉药物性味，对同类药物的微妙差异要有自己的临床体会。他常说，用药如用兵，主攻方向虽明确，但用药不当亦不能取胜，必须知能善任，才能药到病除。因此，黄绳武教授处方遣药常深思熟虑，择其善而从之，十分注重药物配伍，不轻易加减一味药，以发挥药效而制其弊。黄绳武教授总结了五脏用药经验以指导临床治疗，现介绍如下。

（一）肺之用药

肺是华盖，清虚之脏，娇脏，不耐寒热，用药宜恰到好处，不能太过，其性喜润而恶燥。外感咳嗽，基本方为前胡、桔梗、杏仁、甘草。风寒咳嗽，用基本方加紫苏叶、法半夏、橘红、白前。外感风寒，喜用辛燥之品，虽可治病，但会伤阴液，而以上药物都比较平和。咳而呕吐加生姜；若初起风寒咳嗽，荆芥用多了患者咳嗽可加剧，最好用紫苏叶，杏苏散是比较平缓之剂，用时效果好；痰多加法半夏、陈皮；风寒重证，可酌情用麻黄或炙麻黄绒。在治疗风寒咳嗽时，紫苏叶、荆芥、麻黄不能超过 10 g，生姜用 3 g 即可，不宜过多，过多伤肺。风热咳嗽，用基本方加贝母、桑叶、牛蒡子。咳而作呕，加枇杷叶、法半夏；口干，舌欠润，开始加芦根等清润流畅之品，日久则加沙参、麦冬；痰多，加瓜蒌仁。内伤咳嗽，寒饮射肺，方用麻黄、桂枝、杏仁、紫菀、生姜、橘红、茯苓、法半夏、紫苏子、五味子，重者酌加细辛、干姜、白术；胸胁满闷，气逆甚者，加旋覆花；喉如水鸡声，加射干。风热壅肺，方用桑叶、川贝母、瓜蒌仁、马兜铃、冬瓜仁、桔梗、白茅根、枇杷叶、生薏苡仁、杏仁、莱菔子、枳壳，重者酌加金银花、连翘、黄芩等。哮喘，喘有寒喘、热喘，以及肾不纳气、肺气不降所致者，初喘常用麻黄、杏仁、紫苏子等，但麻黄对久喘不利，并伤肺阴；喘证初发或老病新发属痰饮，用小青龙汤；肺热，用麻杏石甘汤；长期久喘，肾不纳气，用杏仁、紫苏子、沉香、核桃仁、五味子、白果，并加养肾之品，不用麻黄，因麻黄对久喘不利，并伤肺阴；肾阳不足，加蛤蚧等升阳之品；肺气不降，用三子养亲汤；胸闷气喘，加瓜蒌、杏仁、贝母、紫苏子、紫苏梗。寒痰用二陈汤加旋覆花，热痰加海蛤粉，同时要注意培土，偏凉加茯苓、白术，偏热加山药、茯苓。咳喘病位主要在肺、脾、肾，咳嗽不止于肺，也不离于肺，肺不伤不咳，脾不伤不久咳，肾不伤咳而不喘。

（二）脾之用药

脾喜燥恶湿，主运化，脾虚生湿。脾气虚，四君子汤重用白术，用焦白术，若苔白而不润，用生白术，生白术润，焦白术燥。若脾虚湿滞，胃脘不适，苔白稍厚，轻者加陈皮为异功散；重者苔白腻，胃脘胀闷，用六君子汤；若胃脘胀闷甚，胀痛不思食，用香砂六君子汤。这些都是脾胃气虚、失于和降而引起湿聚，因程度不同而分别使用的代表方，可见中医治疗应依据程度用药，不能太过。若脾虚泄泻，一般用参苓白术散，治腹泻关键是重用茯苓（15～30 g），以及白扁豆、白术等，用淡渗之品分消水气。关于砂仁、白豆蔻、肉豆蔻的用法，一般化湿用白豆蔻，脾肾虚寒、五更泄用肉豆蔻，中焦虚寒（脾寒）用砂仁。脾阳虚，方用党参、白术、炙甘草、茯苓、干姜、砂仁、法半夏、陈皮、白豆蔻、草果、扁豆；脾肾虚寒、五更泄，加肉豆蔻；有下坠感，加少许枳壳。脾阴虚，能食而瘦，大便秘结，口干咽燥，舌质红，脉细。治宜养益脾阴，方用沙参、山药、甘草、芦根、黄精。重者加石斛、玉竹、甘草。甘草一定要用生甘草，因其能泻火存阴，恐炙甘草滞气；养阴一定要配山药，防滞一定要配茯苓。脾虚食滞，方用山楂、神曲、麦芽、谷芽、鸡内金、莱菔子、川楝子、槟榔、广木香。寒湿困脾，方用藿香、佩兰、白豆蔻、白术、陈皮、薏苡仁。若脾虚气陷，用补中益气汤。

（三）心之用药

心主血，为神明之官。养血方有张仲景的炙甘草汤、柏子养心丸、天王补心丹、归脾汤。症有心慌、胸闷、脉结代，病如现代的风湿性心脏病、二尖瓣狭窄、冠心病等。心阳虚，方用人参（或党参，病重用高丽参）、黄芪、桂枝、炙甘草、茯苓、石菖蒲、远志、当归。手足不温用桂枝、炙甘草，重者可用附片。远志是通心神药，用生远志好，不要用炙远志。心阴虚，治宜养心阴、补心血，方用柏子仁、龙眼肉、鸡子黄、阿胶、西洋参（或太子参）、五味子、麦冬。养心血用柏子仁、阿胶、龙眼肉，健忘加酸枣仁、小麦、甘草，失眠加酸枣仁、镇静心神、化痰用生龙齿，宁心安神、化痰利水用茯神（朱茯神少用），梦遗用金樱子、龙骨，盗汗用煅龙骨、煅牡蛎、黄芪、浮小麦，口干用麦冬，心火上炎用莲子心、生地黄或连翘、黄连。心血瘀阻，方用丹参、远志、生蒲黄、三七粉、藏红花、炒五灵脂、当归、香附、川牛膝。胸闷甚者加瓜蒌、石菖蒲、郁金，冠心病、胸闷、苔腻者加石菖蒲、郁金，高血压、头晕者加夏枯草、石决明。冠心病、血压高者禁用当归，血压低者可用当归。一般医生治冠心病喜用活血化瘀药，黄绳武教授认为，老年人（冠心病患者中老年人居多）虽要通，但病因是血管硬化，化瘀中要养一下、柔一下。

（四）肝之用药

肝为刚脏，将军之官，性喜条达，恶抑郁，故宜柔。肝郁有一般肝郁，有肝郁化火。郁宜达之，肝的治法有舒肝、疏肝、养肝、清肝、泄肝、镇肝等。

（1）舒肝：一般肝郁者可采用舒肝之法，不宜疏肝，以免太过；肝郁较甚，才用疏肝之法。木喜条达，舒肝常用逍遥散，是调肝良方。方中柴胡舒肝，柴胡有北、红、软、银、竹叶等之分,银柴胡退虚热,舒肝气则用红柴胡、北柴胡。方中薄荷辛凉疏散,量宜少,用1 g,以助柴胡舒肝气以免化火,不使火炽;重点是用当归、白芍养肝血,当归辛、苦、温,配白芍才能养肝血。对肝郁者来说,苔薄白用当归,苔薄黄用丹参,因其性平凉且活血行血,还有解毒作用。对肝炎患者来说,当归用之太过易致呕吐。

（2）疏肝:用于胸闷、胸胁胀满、脉弦涩者,以及肝郁较甚者。疏肝常用的青皮、香附、橘叶、川楝子,均为辛温或苦寒之品。疏肝止痛,用香附量要大(其中有四制香附丸、七制香附丸等,均为妇科要药)。香附善于调经,味辛性温,疏肝力强,过用则伤肝,非养肝之品,其特点是兼能暖宫,如艾附暖宫丸治宫寒不孕。除痛经寒凝气滞用此或乌药外,一般较少用到该药,仅用橘叶即可。阴虚阳亢症见头晕耳鸣、面红易怒、舌红苔少、脉弦细,治宜育阴潜阳,方用龟甲、生牡蛎、阿胶、麦冬、生地黄、白芍。肝阳上扰,症见颠顶痛、眩晕、眼花,治宜平肝息风,药用钩藤、石决明之类,不宜用辛温走窜之品。

（3）养肝:常用女贞子、桑椹、生地黄、熟地黄、白芍、枸杞子等。头晕眼花、心慌失眠者,用熟地黄、白芍、枸杞子以养心柔肝;舌质红者,用生地黄。白芍、枸杞子甘温平,为滋养肝肾之要药,若肝火上炎,用之并不宜,因性温,若配菟丝子则为温润添精之用。肾水不足而致肝火旺者用熟地黄、玄参。牙龈出血、脉弦细者,用龟甲、牛膝、阿胶、太子参。如果是血小板减少引起的牙龈出血,并非平肝所能奏效,需养血,用黄芪15～30 g及女贞子、龟甲,仿归脾汤加味可升血小板。血小板减少不用生牡蛎,因此药可使血小板计数下降,而用黄芪、当归、山茱萸、炙甘草、女贞子、龟甲、阿胶等。

（4）清肝:用于胸胁胀、口干咽燥、舌红苔黄者。常用玄参、青黛、青蒿以清肝。口苦者用炒栀子以清肝经气分之火,口不苦者用牡丹皮以清血分之火;水亏虚火上炎者,用盐炒黄柏、知母以清热降火。

（5）泄肝:用于胁痛,口苦咽干,带下色黄、质黏稠且有气味或阴痒者。治宜清泄肝经湿热,用龙胆草、茵陈、栀子、黄芩。

（6）镇肝:用于颠顶痛、耳鸣、耳聋且胀者。用石决明、磁石以镇肝潜阳。肌肉跳动、头晕者,用钩藤、天麻、羚羊角、龟甲、桑叶、杭菊花以镇肝息风;抽搐者用全蝎、僵蚕、地龙以息风止痉；阴虚阳亢者宜育阴潜阳，用大定风珠加减；血虚生风者，宜养血息风，用加减复脉汤之类。

（五）肾之用药

肾藏精，为阴阳之脏，主生殖。肾无实证，只补不足，不泻有余，因此临床上分肾阴虚、肾阳虚、肾气虚。肾阳虚，常用杜仲、补骨脂、巴戟天、仙茅、淫羊藿、鹿角胶、鹿角片、鹿茸、肉桂、附片、菟丝子。性欲淡漠者用二仙汤，淫羊藿较仙茅作用弱，重则用锁阳、阳起石；大便干者用肉苁蓉；夜尿多者用覆盆子、益智仁、桑螵蛸；肾不纳气者用核桃仁、五味子。肾阴虚，常用生（熟）地黄、山药、桑椹、知母、龟甲、阿胶、龟甲胶。相火偏旺者用生地黄、女贞子、磁石；失眠多梦者用夜交藤、百合。滋肾阴补任脉用龟甲，龟甲胶力较强，填精偏温。阴阳两虚，视其偏阴虚、偏阳虚，参考以上用药。黄绳武教授清下焦热多用知柏地黄汤，其中黄柏盐水炒入肾，知母生津利尿。治阴虚遗精的患者，黄绳武教授不用收涩药治肾。因为遗精缘于用脑过度，心火动，肾水神明，髓海不足，心肾不交，故不能固涩，应治以平相火、降肾水。治肾阳虚遗精，则宜温阳固涩。

九、《伤寒论》存津液说

著名伤寒学家洪子云教授认为，《伤寒论》对于扶阳气与祛寒邪诸法，分条缕析，清楚罗列，而存精液之旨则渗透于字里行间，潜移默化，常为人所忽视。曾有陈修园"伤寒论一百一十三方，以存津液三字为主"之说行世。近人冉雪峰亦有"一部伤寒之论，纯为救津液"之宏论，其言未免过激，但其说可补偏救弊。洪子云将《伤寒论》存精液的规律总结为五条。

第一，祛邪谨防伤津，寓"存"于"防"。如伤寒初起，邪在太阳之表，此时虽无内热伤津之象，单在行辛温发汗之时，却必须"取微似汗"，"不可令如水流漓，病必不除"。下法可以泄热存阴，但不能过度。如下法诸方均又有"得下，余勿服""一服利，止后服"之类的说明。若病情游移于燥热盛与未盛、燥屎坚与未坚之际,欲与大承气汤,宁先与小承气汤进行试探性治疗。吐法祛邪,常收立竿见影之效,用之失当,亦易造成伤津损胃,实际使用时注意"得吐者,止后服",中病即止。

第二,祛邪兼予益阴,邪去津存。如桂枝汤既用桂枝、生姜调营卫,复有芍药、甘草、大枣益阴和营,于发汗中寓敛汗之意。用发汗祛邪之手段,而达敛汗存阴之效果。如阳明病,病入阳明,阳热亢盛,易有伤津,故白虎汤中石膏泄阳,知母、粳米益阴,于祛邪之中时时顾护阴液。

第三,祛邪及时有能力,旨在存阴。外感热病,邪甚津伤,若以邪势危重、危急为主要矛盾,则以祛邪为主,使邪去津存。如《伤寒论》中急下之法,燥热内结,燔灼莫制,不亡胃津,必耗肾液,致津液耗尽,真阴枯涸无存,究其治法,扬汤止沸不如釜底抽薪。急下之后,烈焰消解,津液自有生存之望,此亦人所乐道之"急下存阴之法"。《伤寒论》中,急下证凡六见,除第254、321条病情较为危重外,其余4条相对较轻。是以病情危重而言急,实已嫌其晚,故病情较轻而腑实已成、津伤未盛者,此时急下,攻邪较为可靠,存津液更有把握。由此可见,不得已而用之固不可废,护津液实为上策。

第四,养阴兼顾祛邪,阴复阳平。伤寒后期,多入三阴。少阴为水火之脏,如邪从火化,则极易灼伤真阴。《伤寒论》多以血肉有情之品滋填真阴。然总为热病所致,恐余邪未尽,后世叶天士云"恐炉烟虽熄,灰中有火"即是此意。《伤寒论》中养阴方除填补真阴外,还辅以泄热利水等祛邪法,其代表方有黄连阿胶汤、猪苓汤、猪肤汤等。

第五,寄存阴以扶阳,阳回阴生。寒为阴邪,易伤人体阳气。伤寒后期多见亡阳之证,因此扶阳气历来被认为是伤寒救逆的重点。然阴阳互根,相互依存,在一定条件下可相互转化。亡阳之边,固摄无权,阴液外泄,可致亡阴。如第385条:"恶寒、脉微而复利,利止,亡血也,四逆加人参汤主之。"此条所谓"亡血",是指阳微复利,导致津液高度耗损,此阳亡津竭之证,有形之阴不能遽生,无形之阳当急固,阳回则津液可渐复;如用益阴之法,则恐缓不济急也。另外桂枝附子汤治疗阳虚汗漏不止,桃花汤温涩固脱止利,皆是扶阳气以存津液。由是可知，扶阳气之衰竭，即所以救津液之存亡，然阴阳二气，互为依存，若仅知救阳一端，堪虑"皮之不存，毛将安附"。故《伤寒论》方，常主以扶阳，辅以益阴，或明予扶阳，暗予益阴。

十、治肝九法论

鉴于慢性肝病（慢性乙型病毒性肝炎）严重危害着人们的健康，洪子云教授结合自己的临床实践经验，提出治疗肝病的常用九种大法。

第一法是活络舒肝。肝藏血，主疏泄，《灵枢·五邪》曰："邪在肝，则两胁中痛……恶血在内。"故慢性肝病的基本病理变化是肝血瘀滞，主症为胁痛、胁胀、胁下痞块、肝掌、蜘蛛痣等。用药为郁金、丹参、当归、赤芍、鸡血藤、玫瑰花。

第二法是养心安神。肝病治心这一法，近人多有忽视，慢性肝病病程久，易导致情志不舒，患者常出现心悸、失眠、多梦、心神不安。常用郁金配合酸枣仁、丹参、合欢皮，多用夜交藤、生龙齿。这取于张山雷《中风斠诠》中的"所以治肝之法……而缓则培其本，必以育阴养血为良图。唯真阴之盛衰系于肾，而血液之枯菀系于心。试观肝阳易动之人，多有惊悸怔忡，健忘恍惚诸证，谓非血少心虚之明验"。张山雷虽然讲的是中风，但对一般肝病亦有指导意义。故洪子云治疗慢性肝病以郁金配炒酸枣仁、柏子仁或丹参几成定法。

第三法是实脾治肝。由于《金匮要略》指出"见肝之病，知肝传脾，当先实脾"，故"实脾治肝"之法早已为人们所熟知。肝病传脾，是由木郁最易克土的病理特性所决定的。此时既有肝郁的证候，又有脾虚湿盛的表现，如食欲不振、脘腹胀满、大便不实等，治疗除疏肝外，必须健脾化湿，常用药为党参、白术、茯苓、薏苡仁、砂仁、藿梗、厚朴等。如消化不良，可加神曲、山楂、麦芽之类。

第四法是健脾和胃。由于脾胃同居中州，以膜相连，木郁横逆不仅乘脾，亦常犯胃，从而出现湿热壅聚中焦、肠胃升降失常的病理变化，临床表现为心下痞或痛、腹胀肠鸣、大便不爽、舌红苔腻等。此时除疏肝外，应着意调理中焦，可用辛开苦降法，故处方中常取泻心汤主药如半夏、黄芩、黄连、生姜、干姜等组合。

为加强辛开苦降之效果,同时加吴茱萸、白豆蔻等辛通气机药,其中白豆蔻用量宜重。

第五法是滋水涵木。肝木疏泄失常,既可使肝血瘀滞,又可使心神失养,肝气横逆还可使脾胃违和,然究其失常之因,则常与肾水不足有关,盖乙癸同源,木需水涵故也。慢性肝病患者常见头晕、腰酸腰痛、手足心热,甚则早泄遗精等,这些便是水亏之证。古人认为肝无补发,补肝必须补肾中之水,即滋水涵木,常用药物为生地黄、枸杞子以及二至丸。若肾虚证候明显,还可选用沙苑子、菟丝子、制何首乌等。

第六法是清热解毒。在慢性肝病中,湿热毒邪为患虽然不像急性肝病那样突出,但清热解毒法亦为慢性肝病的基本治法之一。有些肝病患者常出现尿黄、口苦、心烦等毒邪为患的症状,部分病例临床表现上并无明显不适,此时提示肝功能不正常的某些指标如 HBsAg 阳性、谷丙转氨酶水平升高等也是毒邪为患,均可酌加绵茵陈、板蓝根、忍冬藤、败酱草、蒲公英等清热解毒药。慢性肝病在发展过程中,亦会出现本虚标实变化,如出血、腹水、浊气上逆等,此时应根据"急则治其标"的原则,以治标为主,或在治标的同时兼顾其本。

第七法至第九法为慢性肝病常用的治标之法。

第七法是凉血止血。慢性肝病出血的机制,大多是湿热久羁,灼耗肝阴,肝肾同源,肾阴亦耗,结果水亏火炎,损伤络脉而血外溢。常见鼻衄、齿衄,治以凉血止血为要务。洪子云常用生地黄、牡丹皮、赤芍、水牛角等凉血,用棕榈炭、炒地榆、炒栀子、炒蒲黄等炭类药止血,同时酌情予以滋补肾水、镇静安神之品,收效益佳。

第八法是利水消胀。此法所治腹水一般不十分严重。其主要病机是肝血瘀滞、脾虚不运,致使水湿内停,最后聚而成胀。肝郁脾虚是本,水湿停聚是标,治疗时固应利水治标,同时亦应疏肝健脾治本,标本兼顾,较易成功。

第九法是化浊降逆。有些慢性肝病患者,由于湿热壅聚,胃失和降,出现以恶心、呕吐、脘腹胀满等为主要表现的浊阴上逆之证候。此等证候不可等闲视之,应以和胃降逆为首务,可用温胆汤降浊逆,并随证选用疏肝、补脾、益肾之品。

十一、内伤伏气致病说

（一）内伤伏气的概念

伏气致病说认为：伏气亦即伏邪，指潜伏于机体之内的各种致病因素；外感淫邪侵入人体，潜藏于机体之内，逾时而引发相关疾病，是为外感伏气致病。若由此推论之，则凡脏腑功能失调所产生之留滞于人体内的诸如滞气、瘀血、痰饮、积食、虫积、结石、内寒、内热、内毒等继发致病因素，以及今西医所称之高血尿酸、高血脂、高血糖以及胃内幽门螺杆菌增多等，乃至潜伏之肿瘤基因，皆可称为内伤伏邪，是为伏气致病之外延。为此，倡言内伤伏气致病说，强调消除伏气于萌芽，注重先期防治的学术观点。

（二）内伤伏气疾病之辨

内伤伏气学说认为，对于在未出现明显临床症状前已经潜伏或滋生于机体内的伏邪，必须运用传统中医理论诊察。如内伤伏气所致杂病，张仲景通过望闻问切四诊，运用意象思维，所谓"伏气之病，以意候之"，采用藏象经络学说，进而确定伏邪病性、病位。亦可借助现今血液、尿液等的化验或影像学检查、超声波检测等方法，将中医宏观辨证与西医微观辨证相结合，早期发现，从而确定诊断。

（三）内伤伏气疾病之治

内伤伏气致病说秉承《灵枢·逆顺》中的"上工刺其未生者也，其次刺其未盛者也，其次刺其已衰者也……故曰上工治未病"之观点，强调消除伏气于萌芽，注重先期防治。伏气致病，有表现为阴阳气血之不足者，有表现为寒热痰瘀毒邪等有余者，以及正虚邪实或邪少虚多等，可参照患者体质，确立治则；运用八法，采用方药等多种中医传统治疗手段，适时调治，相机而行，使阴阳归于平秘,消除疾病。此处必须指出,在运用方药的过程中,首先必须基于整体辨证的观点立法用药,其次亦可结合微观靶点对症择药。如治疗痛风病,先期无症状,唯有血尿酸水平增高,在辨证组方的基础上,酌情选用秦皮、光慈姑(百合科)等,据研究,此二药有降低血尿酸水平的作用,早期消除过多的血尿酸,以提高预防效果。又如巨细胞病毒感染易导致流产,中药蛇床子有对抗此种病毒的作用,因此,在治疗漏胎患者时,可以检测其是否感染此种病毒,若有感染,方中适当加入蛇床子,可以提高防治效果。再《素问·至真要大论》中的"必先五胜,疏其血气",亦为内伤伏气疾病之治疗纲领。如《难经》之泻南补北和张仲景之治疗肝虚,当先实脾,是既病防变。在先期防治方面,必须遵循藏象学说,早期治疗,减轻病情,防止病变,提早康复。

(四)内伤伏气学说运用

伏邪的气性不同,每与机体的不同组织、器官有亲和性,人体之肌肤、孔窍、腠理、筋膜、脏腑、气道、液道、津道、水道、血脉、经络皆可为其藏匿之所,其邪久久潜伏于人体之内各种不同组织、器官导致疾病。例如:水痘乃因水痘毒邪潜伏于血液而后发;火带疮毒邪伏藏于经络而后发;疟疾系子孢子随蚊虫唾液注入人体,迅速侵入肝细胞进行潜隐性裂体增殖而后逐渐演变为疟原虫而发病;伤寒、副伤寒之湿热毒邪必先由饮食入伏于小肠;泄泻必先由饮食毒邪入伏于大肠;咳嗽乃因毒邪入伏于气道;淋证因湿热毒邪伏于肾与膀胱水道而后反复发作;慢脾风发痉因毒邪入客于奇恒脑腑等。随人体内环境阴阳属性的差异,伏气致病表现亦有阴阳之别。伏气致病不单为温热病,还包括诸多内科、儿科、皮肤科等的杂病,都是伏气致病说的内容。内伤伏气致病说可广泛运用于多学科、多病种。如内科之痹证、痛风、风弹曳、风痱、中风、痫证以及咳嗽、泄泻、胆石病、石淋、真心痛、胃脘痛、黄疸、水肿、癃闭、消渴、紫癜、肿瘤等;某些妇科疾病如乳癖、痛经、漏胎、肌瘤、囊肿等,都有先期防治的实施机会。

十二、湿热伏邪新说

伏气最早源于《黄帝内经》中有关春温发生的"伏邪（气）温病"之说，《伤寒论》提出"伏气"可作为单纯病因。吴又可的《温疫论》始泛化伏邪概念，扩大病因范围，论述邪气伏藏，逾时而发病。《温热逢源》为伏邪专著，认为伏暑化温（亦有伏温化热）内陷于手足厥阴发痉厥、昏蒙等证，伏暑夹湿内陷太阴发黄疸、肿胀、泄利等证。《伏邪新书》中有"感六淫而不即病，过后方发者，总谓之曰伏邪，已发者而治不得法，病情隐伏，亦谓之曰伏邪"，进一步扩大了伏邪范畴。吕文亮教授强调在学术上应重视"内伤伏邪"的临床应用研究。在湿热伏邪的认识方面，他拓宽了伏邪学说的应用范围，结合内伤杂病患者反复发作、遇诱因发作的特点，他认为内伤杂病病情反复的原因在于余邪未净，潜伏于内，遇诱因则动。因此，他将外感潜伏、逾时而发的伏邪学说内涵进行延伸，提出"内伤伏邪"，临证挖掘出湿热伏邪理论。湿热潜伏，胶结于体内，难以速清，缠绵难愈，成为湿热伏邪；湿甚则阳微，热甚则耗阴，正气暗亏，更加无力驱邪外出，则致湿热伏邪深藏久稽，每遇诱因则再发。他认为湿热伏邪具有郁热、耗阴、瘀阻、潜伏、缠绵的特点，因此，对该类病证确立扶正、透邪、除邪的治疗原则，着重"非透不尽""一面泄热，一面透邪"。发病期治以清透湿热，佐以活血通络，扶正透邪；缓解期注重扶助正气，治以健脾养胃，酌情清热化湿，理气活血；结合四时阴阳变化加减化裁，使久羁深伏之湿热外出清解。此外，吕文亮教授认为湿热伏邪与一般脾胃湿热证之湿热病邪停留气分、流连三焦不同，湿热伏邪稽留日久，由气入血，与血搏结，湿热酿毒挟瘀，以致血络瘀阻。因此，湿热胶结，难分难解深伏于内，病程缠绵。平时，湿热内伏，机体可无明显症状，每遇诱因，则症状显现。

湿热伏邪理论的临床具体应用很广，例如，吕文亮教授应用湿热伏邪理论治疗反复发作的慢性胃炎，治以清透湿热，佐以活血通络，扶正透邪，从而改善患者的顽固症状，降低发病率。在幽门螺杆菌相关性胃炎中，幽门螺杆菌作为脾胃湿热证型胃炎的重要致病因子,可以提出幽门螺杆菌为湿热致病因子的假说,此种湿热病邪从口腔、消化道而入,伏藏胃络,日久湿热蕴阻,或致气机中阻,或致热郁损络,形成诸证;或者慢性迁移。湿热伏邪理论被广泛应用于现代临床各系统疾病中,如以湿热疫毒久伏肝络论治慢性肝炎肝纤维化等;以伏邪学说阐释湿热疫毒久伏肝络,损伤经络,久而阴液耗损,血脉瘀滞,或血络因损形成离经之瘀血的病机转化,较好地解释了慢性肝炎肝纤维化的病理过程;以风痰湿热伏邪阻肺作为耐药菌肺炎的基本病机,其遇感触发,故确立治法为益气养阴、化痰疏风、祛湿清热。

十三、湿热致瘀论

《伤寒论》指出:"瘀热在里,身必发黄。"唐容川在《血证论》中强调"病水者,亦未尝不病血也",叶天士的"久病入络"亦说明湿热为患可致血分病变。湿热致病日久,则湿性蕴结,三焦壅滞,气机升降失常,以致血行不畅,或湿热日久伤络,营卫不通,血脉不荣,导致脉络瘀滞。吕文亮教授根据《伤寒论》《血证论》中的有关理论,以及《丹溪心法》中的"血受湿热,久必凝浊"等观点,结合临床上湿热病证在病理发展过程中的常见瘀血证候,提出"湿热致瘀"概念,对湿热病发展过程中出现的瘀阻、络损等病理变化进行了概括。

吕文亮教授指出"湿热致瘀"的形成机制有以下三条。①因湿致瘀:因湿致瘀系指外湿和内湿引起气机阻滞,产生瘀血,形成湿瘀交阻的湿邪致病途径。②湿热互阻致瘀:湿热类温病中,湿阻与气滞可引起血行不畅,以致血液易聚致瘀;而湿热中的热邪亦可煎灼血液为瘀,又可阻滞湿邪的消散与气的运行。因此,血瘀亦是湿热类温病的基本病理表现之一。③湿热伤血致瘀:湿郁不化,热不得宣,热邪内郁,由气伤血,血分郁热,热伤血络,离经之血成瘀,或湿热化燥,深入营血,血败成瘀。湿热证不同阶段均有瘀血征存在。通过胃镜可观察到,消化性溃疡患者的胃黏膜主要表现为充血、水肿、炎性变性溃疡形成,吕文亮教授指出这种胃黏膜的病理改变,与脾胃湿热证的湿郁日久、损伤血络、湿热致瘀的病理变化是相吻合的。该理论的提出，带来了湿热病治疗思路的创新，即在治疗湿热病时可灵活运用活血药，截断湿、瘀之间的恶性病理循环，提高湿热性质疑难病诊治的疗效。

湿热致瘀论在临床上也得到了很好的应用，例如，在慢性乙型病毒性肝炎的治疗中，初期即从湿热挟瘀着手，以清化湿热、疏肝理气化瘀、调理脾胃为法。慢性肝炎肝纤维化病情迁延反复，初则湿热，久则化瘀入络，最终形成"湿热瘀毒蕴结肝脾"，临证以清化湿热配以化瘀解毒法作为基本治法，及时阻断肝纤维化进程。将"湿热致瘀"理论用于高血压、慢性咽炎、胃癌的治疗，临证配伍活血化瘀药，可促进胶着之湿热邪去症消。湿热和瘀血是慢性肾病的常见病理因素，湿热通过多种途径致瘀导致病程缠绵。糖尿病、肾病肾纤维化的发病机制与湿热致瘀相关，提倡治疗全程贯穿清热利湿化瘀。

十四、湿热疫毒论

中医疫病治疗原则为审因、审机论治。关于新冠肺炎的中医认识，中医学对病因的推断基于"受本难知，因发知受"观点，以审证来求因。因此，在理论推断之外，采用循证医学研究方法，基于大样本临床研究新冠肺炎患者早期症状学特点，得出病因结论，这是审因论治的基础。温病发病十分强调体质决定致病因素的易感性，也重视因时、因地、因人而异。从临床疾病发生实际看，新冠肺炎属于疫病范畴，是时疫，比较适合运用外感疫病学说分析。大多数新冠肺炎病例的病因属性和病机特点相似。新冠肺炎早期虽然有寒湿阻滞，但寒湿化热是常态，初期病位在肺、脾，立足点应以"湿热疫毒"为主。因此，应用外感疫病学说的辨证方法，分析新冠肺炎这种湿热疫病发病过程中出现的寒、热、喘、瘀、脱、虚病机演变，临床表现的湿毒、热毒、瘀毒等不同证候特征，归纳其病因、病机、证候规律，是一个研究重点。

在对新冠肺炎证候规律进行认识的基础上，吕文亮教授拟治则以分消湿热疫毒、宣肺化湿、宣畅气机为主，开展早期、进展期治疗是减少危重症、降低病死率的关键。新冠肺炎发展演变以"湿毒化热"为主线,并非"热毒夹湿",所以应重视湿邪的祛除,治以透表散邪,芳香化浊避秽,调理肺脾气机,以给邪毒出路。从新冠肺炎的症状分析,早期的呼吸困难,应与湿热疫毒损伤肺之气阴及疫毒、湿热壅肺阻闭肺窍有关,所以"祛邪为第一要义"。一是早诊断,早进行中医药治疗。二是重祛邪,新冠肺炎为感受湿毒疫疠之邪,故应宣肺透邪、宣畅气机以分消湿热疫毒,要贯穿治疗始终。三是防传变,识机用方,药先于病,以阻止传变,防范邪毒对心、肾及其他脏器的损伤。"辨证论治、一人一方"是中医理想的用药模式,但疫病大规模流行时难以实现,因此在针对基本病机的基础上,以中医药疗效为判断标准,灵活使用国家中医药管理局组织研发的系列通治方阻断轻型向重型转变,这既是临床需要,也是研究新冠肺炎证候规律这一科学问题的关键。

十五、肾病分期论治学说

巴元明教授指出慢性肾病的病机为本虚标实。本虚,以肾虚为根本,涉及肺、脾等诸脏;标实,为湿浊、瘀血、浊毒,相兼为病。病程日久,迁延反复,耗伤肾气,阴损及阳,阴阳俱虚。

肾病具体分期论治如下。

早期:肾病多虚,阴虚多见。根据朱丹溪《格致余论》中"夫以阴气之成,止供给得三十年之视听言动,已先亏矣",《黄帝内经》中"年四十,而阴气自半也",以及"肾主虚,肾病无实"等理论,巴元明教授认为"肾病多虚"。在"肾藏精,精属阴""肾主水,水属阴""肾应冬,冬属阴"等理论指导下,巴元明教授认为"阴虚多见"。他提出慢性肾病早期"肾病多虚,阴虚多见"的学术理论。治宜滋补肾阴,以六味地黄丸化裁。

中期:气阴两虚,湿热内蕴。壮火之气衰,壮火食气,壮火散气。肾病早期在阴虚的同时,或使用激素、免疫抑制剂等纯阳之品,或治肿太过渗利,出现津液耗损。阴虚日久,虚火炽盛,耗损精血津液,蚀耗元气,以令气虚。脾气亏虚,气化不利，不能传输运化水液湿浊。肾主水，为水之下源，肾病日久，开阖失度，水湿停留，终致湿浊内蕴，或再感受外邪，内外相引而致湿热内蕴。叶天士《温热论》云："若苔白而底绛者，湿遏热伏也，当先泄湿透热，防其即干也。"基于此，巴元明教授提出慢性肾病中期"气阴两虚，湿热内蕴"的学术理论。治宜益气养阴、清热利湿，以参芪地黄汤合国医大师梅国强教授经验方四土汤加减。

晚期：阴阳俱虚，浊毒瘀阻。肾病晚期形成阴损及阳、阳损及阴的阴阳互损、阴阳俱虚的病变。《素问·调经论》中的"孙络水溢，则经有留血"明确指出血瘀与水肿的相互关系。湿浊日久，蕴结成毒。"久病入络""久病必瘀"；瘀血内阻致气血皆虚，气虚则帅血无力，血滞加剧，瘀毒互结。基于此，巴元明教授提出慢性肾病晚期"阴阳俱虚，浊毒瘀阻"的学术理论，强调气血水同治，标与本兼顾；顾护胃气，通腑泄浊；平衡阴阳，以平为期。治以自拟肾康方，用熟大黄通腑泄浊。

十六、疾病"四平衡"学说

《素问·上古天真论》中有"上古之人，其知道者，法于阴阳，和于术数，食饮有节，起居有常，不妄作劳，故能形与神俱，而尽终其天年，度百岁乃去"，《素问·三部九候论》中有"无问其病，以平为期"。疾病康养形式多样，无论什么疾病，都以调节平衡为标准。所谓"四平衡"理论，即情志平衡、饮食平衡、运动平衡、阴阳平衡。

1. 恬淡虚无，情志平衡

情志与脏腑的关系，在生理方面，《素问·阴阳应象大论》中有"人有五脏化五气，以生喜怒悲忧恐"。在病理方面，《素问·阴阳应象大论》指明"怒伤肝""喜伤心""思伤脾""忧伤肺""恐伤肾"，《素问·举痛论》提出"百病生于气也"。《素问·上古天真论》中有"恬淡虚无，真气从之，精神内守，病安从来"，"恬淡虚无"是指生活淡泊质朴，情志平和宁静，外无物质的诱惑，内无情志的烦恼，物我两忘的境界,强调内心清静安闲没有杂念,情志平衡。

2. 谷肉果菜,饮食平衡

《素问·脏气法时论》中的"五谷为养,五果为助,五畜为益,五菜为充,气味合而服之,以补精益气",强调食物多样,谷菜为主。《素问·五常政大论》中的"谷肉果菜,食养尽之,无使过之,伤其正也",强调谷肉果菜、饮食平衡。

3. 劳逸结合,运动平衡

《黄帝内经》说"久视伤血""久立伤骨""久行伤筋",强力举重则伤肾,要求不能过劳;《黄帝内经》又说"久卧伤气""久坐伤肉",要求不能过逸。以上强调劳逸结合,运动平衡。

4. 培元固本,阴阳平衡

"培元固本,未病先防"的思想非常重要。在临床中,应根据脏腑、气血、阴阳变化适当地进行调节,达到阴阳平衡。

十七、"七淫"病因学说

熊魁梧创造性地提出了"七淫"病因,在传统六淫的基础上又增加了一个"毒"。《素问·生气通天论》中有"清静则肉腠闭拒,虽有大风苛毒,弗之能害"。熊魁梧认为风为百病之长,居六淫之首,《黄帝内经》既把风与毒并列,并将风列为病因,而毒又何尝不能列为病因呢?《灵枢》有"痈疽"专篇,而痈和疽皆是毒之为病。《外科正宗·痈疽原委论》指出:"痈者,壅也,为阳,属六腑,毒腾于外……疽者,沮也,为阴,属五脏,毒攻于内。"毒在自然界中普遍存在,其感人而致病,亦不是孤立的,与其他致病因素一样,每多兼感。如夹风者为风毒,夹寒者为寒毒,夹热者为热毒,夹湿者为湿毒,夹燥者为燥毒,夹火者为火毒,具有强烈的传染性而可致人死亡者为疫毒。至于外伤或烫伤之后,导致腐烂化脓者,亦皆属于毒的范畴。

十八、病证合辨说

李培生教授认为，自古至今治伤寒者，大多强调辨证，而忽视辨病。他认为《伤寒论》之研究，既应强调辨证，又应重视辨病。何谓病？即《伤寒论》中之太阳病、阳明病、少阳病、太阴病、少阴病、厥阴病也。何谓证？如脉浮、头项强痛而恶寒，发热为太阳病。在太阳病脉证的基础上，或已发热，或未发热，必恶寒，体痛，呕逆，脉阴阳俱紧者，名为伤寒。若见无汗而喘，为麻黄汤证；若不汗出而烦躁，则是表寒里热，为大青龙汤证；见无汗而干呕咳喘，是表寒里饮，为小青龙汤证，等等。临证之时，辨病必须审证，审证又须辨病。李培生教授谓此乃《伤寒论》之主要特色，亦是仲景"见病知源"之关键所在，与后世见证治证、头痛医头者大有不同。如下利一证，从症状看，当属于肠，与太阴阳明有关。但从六经衡之，三阴三阳之病，都可导致下利，其病机治法均有不同，不容相紊。所以仲景诊治疾病，重在辨病与辨证相结合。

十九、六经传变说

六经分证，病机变化错综复杂，证候表现多种多样。在复杂的病变中，《伤寒论》根据证候交替、此起彼落之特点，有"传""不传""转属""过经""转系""转入"等词，李培生教授认为不应在各词上找问题，而应从证候中寻症结。盖疾病之传变与否，从病因病机综合分析，取决于病邪的微甚、正气的盛衰、治疗得当否，以及护理是否适宜、患者有无宿疾等。如患者正气较旺，病邪轻微，虽得表病，亦不内传。故曰："伤寒三日，三阳为尽，三阴当受邪，其人反能食而不呕，此为三阴不受邪也。"若在疾病发生和发展过程中，治疗失当，则证候多变，病势易于内传。故太阳中、下二篇中，误用汗吐下后转为变证的条文，实占大多数。又有服桂枝汤，服已须臾，啜热稀粥一升余，以助药力，温覆令一时许，遍身漐漐微似有汗者益佳。若护理失当，汗出如水流漓，此在阳虚之体，则易漏汗亡阳，如桂枝加附子汤证；若属阳盛之体，汗出过多，又能形成热盛伤津，如白虎加人参汤证。又如阳明蓄血证，病因本有久瘀血；阳明燥屎证，病因本有宿食，说明某种疾病的形成，又与宿疾有关。判断疾病传变与否，当从多方面考虑，而不可拘泥于日数。

二十、六经辨证重视气化说

李培生教授认为，自明代以来，注《伤寒论》者，不下数百家，师承授受不同，仁智之见各异。而宗气化学说者，唯张志聪、陈念祖、唐宗海等，用天人交感之至理，揭躯体幽微之奥秘，对于深究仲景学说而期为世所用者，自有真实之价值。

仅就近顷而言，李培生教授谓戾气病相对减少。然从所治大江南北之内科肠胃疾病来看，实以湿热证居多；若肝胆疾病，则多见火化，故用药一涉辛温燥烈，则容易使病机向坏的方面转化，此与阳明、厥阴不从标本而从中见之化，有相暗合者。是知气化一说，求诸临床，征之可信，用事实可以说明。然探讨六经不能偏执一隅，须把六经证候与脏腑、经络、气化、部位等有机结合起来进行研究，方为全面。

二十一、临证辨治抓主症说

《伤寒论》是中医学史上第一部理法方药完备、理论联系实际的临床医学著作，其不仅为外感病立法，而且兼论内伤杂病及其他疾病，并在此基础上，创立了六经辨证论治体系。一千多年来，《伤寒论》一直对中医临床各科起着重要的指导作用，故被后世医家视为"众法之宗，群方之祖"，奉为圭臬，尊为医经。《伤寒论》中的许多条文，即类似于医案，蕴含仲景心法和创意，反映了其临床经验和学术特色，启迪思维，给人智慧，各种医案间的相互交融铸就成一部不朽的伟大临床医学著作，同时也反映出汉代及汉代以前的医学成果。李家庚教授认为，辨识伤寒，若不从临床入手，则成无源之水，无本之木，凭空说事。李家庚教授认为，临床上只要抓住疾病的主症，围绕主症进行辨证，再结合体质等因素分析，掌握疾病的本质与发展规律，便可做出正确的诊断和治疗。例如《伤寒论》之少阳病，其以"往来寒热、胸胁苦满、默默不欲饮食、心烦喜呕"和"口苦、咽干、目眩"为小柴胡汤之主症，在外感热病过程中，只要见到其中一部分主症，则说明邪犯少阳，枢机不利，即可辨为小柴胡汤证。如"呕而发热者，小柴胡汤主之"原载于厥阴病篇。厥阴病唯恐阳退阴进，而致下利呕逆。今呕而发热，则知少阳有热，胆胃气逆，是脏邪还腑，病从厥阴转出少阳，则可用小柴胡汤治疗。因此，症状是辨病与辨证的前提，无症则无以谈病，无病则无从辨证，病、证、症三者是相辅相成、不可或缺的关系，了解和掌握疾病的症状（亦称病候），对于临床辨病、辨证和辨脉，进而合理地立法、处方、用药，具有十分重大的实际意义。据此，李家庚教授曾主编《张仲景症状学》一书，可供参考。

二十二、六经研究重"实质"说

六经实质即六经的理论基础，是学习和研究六经辨证的重要问题，古今许多研究《伤寒论》者，对此做了大量研究和探讨，各自从不同角度提出不同见解。大体而言，有经络说、脏腑说、气化说、部位说、症候群说、综合说等，以及西说东渐后参入的一些新学说，如应激学说、体质学说、巴甫洛夫学说、黑箱理论、模糊理论等，见仁见智，互有发挥，但各有其片面性。李家庚教授认为六经是指太阳、阳明、少阳、太阴、少阴、厥阴，因六经之中，又分手足二经，故六经总领十二经络及其所属脏腑。人体发病，涉及六经所系脏腑、经络、气血、阴阳、津液、精神的生理功能和病理变化，又与人体抗病能力的强弱、病因的属性、病势的进退缓急等诸多因素有关。但其核心，无论是在正常生理情况下，还是在非正常病理情况下，总以脏腑、经络、气血活动为基础，它是物质的、有实的，而非虚无的、缥缈的。是以六经实质的探究，须从"实质"入手，抓住六经各经中的病脉证治，察外知内，求其本源，从临床实际出发，结合各种有益学说，正确理解并灵活运用六经辨证,方能寻求在理论研究上有大的突破。

二十三、疾病有病、证、症三层次说

《伤寒论》中六经及霍乱、阴阳易差(通"瘥")后劳复各篇,皆有"辨……病脉证并治"名目,此乃学习《伤寒论》之入门向导,亦是《伤寒论》的灵魂所在,而学者往往匆匆略过,却在末节上找线索。李家庚教授认为,何谓病?《伤寒论》之太阳病、阳明病、少阳病、太阴病、少阴病、厥阴病;《金匮要略》之百合病、黄疸病、水气病、胸痹病等皆是也。疾病之产生,缘于病因及正虚邪入,其整个过程充满邪正斗争、阴阳失调的矛盾变化,又表现为若干特定的症状和各阶段相应的证候,有一定的发病规律。何谓证?如"脉浮、头项强痛而恶寒"为太阳病,在太阳病之基础上,或已发热,或未发热,必恶寒,体痛,呕逆,脉阴阳俱紧者,名为伤寒。若见无汗而喘,为麻黄汤证;若不汗出而烦躁,是表寒里热,为大青龙汤证;若无汗而干呕咳喘,则是表寒里饮,为小青龙汤证,等等。证之出现,是疾病在各种因素(如环境、体质、心理及治疗等)综合作用下患病机体整体反应特性的概括。而构成病与证的基本要素,则是疾病所反映的症状和体征,即所谓"症"。因此疾病之确立,包含病、证、症三个层次,而三者之中,症又显得尤为重要。症是人们认识疾病的航标或纽带,它指引医生识别和区别具体的病证,并成为中医辨证的主要依据。

二十四、骨伤手法为本说

何成礼诊病以"四诊""八纲"为基础,他根据伤部症状,通过触摸、测量了解伤情,并结合 X 线检查确定骨折、脱位的部位和类型,从而采用不同的治疗方法。他认为治疗骨伤应以手法为本,《医宗金鉴》正骨心法中的摸、接、端、提、推、拿、按、摩乃整复手法之要旨。在长期临床实践中,何成礼除了对"八法"的操作要领、应用范围及作用了如指掌,并绘制成图外,还摸索总结出独具特点的牵拉、扶正、夹挤及摇晃等手法，同"八法"互相融合，施用于临床。

牵拉法是矫正骨折、脱臼后伤部出现重叠错位，伤肢缩短变形的一种方法。分为顺牵、抗牵、横牵和提牵四种，例如矫正肱骨髁上伸直型骨折，在顺牵、抗牵的同时，在骨折近端用一横带向后水平牵拉，牵拉时要先轻后重，逐步持续用力，直至包扎固定结束。横牵法可避免加重肘部组织的再损伤。

扶正法是矫正长骨骨折或脱臼、伤肢变形放不端正的一种方法。在牵拉的同时，将伤肢由逆到顺扶放端正。上肢应以肩髃穴、曲池穴、合谷穴三穴直线相对应为扶正标准，下肢以腹股沟横纹中点、鹤顶穴、解溪穴直线相对应为扶正标准。其扶正标准在有无 X 线检查的条件下，都不失为检查患肢力线是否恢复的一种方法。

夹挤法适用于成人肌肉丰厚部位的骨折的矫正，例如股骨干骨折，单纯用手力不足以使之复位，则须用双前臂进行夹挤复位。术中根据断端移位方向，分别采用内外夹挤法或前后夹挤法。

摇晃法用于整复大关节脱位。关节脱位后，患者心情紧张，关节周围肌肉收缩。在单纯牵拉不能使之复位时，医者用双手握住伤肢，在牵拉的同时以轻微动作进行摇晃，使骨头松动即可复位。如髋关节、肩关节复位时多用此法。

二十五、局部整体兼顾、内外治结合论

何成礼认为骨伤科疾病主要为外伤所致，但伤有内外之分：外伤者伤筋、伤骨、伤皮肉，内伤者伤气、伤血、伤脏腑。外伤易引起脏腑、气血病变，所以在运用药物治疗时，应根据患者伤情轻重、体质强弱及受伤时间长短，在外伤内损并重、局部整体兼顾的原则指导下辨证施治，配合使用内治法。处方用药既吸收了前人经验，又总结出许多常用验方。骨折早期严重伤损出现气滞血瘀生热、热盛耗津，舌苔黄腻或苔黄燥，脉象浮数等的患者，治宜活血化瘀、消肿止痛、清热解毒，常用方如加味桃红四物汤。骨折中期瘀肿消散后，治宜补养气血、滋阴益肾，以促使骨折愈合为主，方用加味八珍汤。骨折后期，关节多有屈伸不利、筋骨萎弱等。病在上肢,治以舒筋活络为主,佐以祛瘀止痛,方用舒筋饮;病在下肢,治宜滋阴补肾,强筋壮骨,常用健步虎潜丸。老年体弱者骨折后出现规律性午后潮热,多为营血受损、气血两虚、瘀热骨蒸所致,治宜清营血瘀热,退虚劳骨蒸,方用加味清骨散治之。何成礼治疗开放性骨折伴软组织大面积缺损,创面感染,骨骼外露且久治不易愈合者,也有独到经验。他认为这些病证久治不愈是"初期有腐肉,肉芽受浸淫,脓毒未排除,腐肉祛不尽,新肉难生长,皮肤不得生"的结果,拟定出"初期祛腐毒,中期肌肉生,后期可敛皮"的治疗法则。他分别配制了祛腐生肌散、收敛生肌散和生肌玉红膏,经过长期临床使用观察,创面愈合快、瘢痕少、质软近于正常皮肤。

二十六、甲状腺类属于奇恒之腑

甲状腺形态独特,牢固地附着在气管上,随吞咽上下移动。左新河教授认为,甲状腺不像五脏六腑处于胸胁腹里之内,与脑、髓、骨、脉等奇恒之腑相类似,不在胸腹腔内。甲状腺是人体最大的内分泌腺,分泌甲状腺激素,又具有浓集碘化物的能力,是摄取细胞外液中碘化物的重要器官,藏泻统一与奇恒之腑颇一致。甲状腺作为奇恒之腑,与五脏密切相关,主生长发育、碘的储藏、精微运化、情志活动、骨骼坚韧。

二十七、甲状腺病从肝论治

关于甲状腺病,左新河教授提出,疾病治疗要注重肝经,从肝论治,从痰、从瘀、从虚、从火毒、从风诊治。

甲状腺位于颈前部,足厥阴肝经沿喉咙之后,向上连于目系,肝脉连接了甲状腺与眼,肝开窍于目,受血而能视,目之所以能视,依赖于肝精、肝血之濡养和肝气之疏泄。络脉是气血运行的通道,也是病邪侵入的通道,气血津液输布障碍,津凝为痰,痰、气、瘀交阻于眼络,发为甲状腺相关性眼病。肝郁化火,或外感病邪,热毒内侵,火毒入血络,瘀阻脉络则致病顽恶缠绵难愈。肝气疏泄失常,肝失条达,风为阳邪,风气通于肝,肝开窍于目,肝风内动,上犯于目,发为甲状腺相关性眼病。故甲状腺相关性眼病病位在目,病本在肝,痰、瘀、火、风等是主要病理因素。

自身免疫性甲状腺炎多因正气亏虚、痰瘀互结所致,属正虚痰瘀,治以健脾益气、化痰消瘿,常用黄芪、防风、鬼箭羽、穿山龙、浙贝母等经验方药,既能有效改善症状,又能病证结合,调节免疫功能,取得较好疗效。

二十八、甲状腺病从伏邪论治

格雷夫斯病在常规治疗后易复发,TRAb 和甲状腺肿是复发的主要因素,多由劳累、情绪失常等因素诱发。左新河教授提出,痰瘀内伏是复发的根本因素。亚急性甲状腺炎多有上呼吸道感染的前驱症状,感受风热之邪而不立即发病,1~2周出现颈前肿痛、发热等,乃外风引发内在之伏风而发病。桥本甲状腺炎以 TGAb、TPOAb 水平显著升高为主要特征,起病隐匿,缠绵难愈,符合伏邪致病特点。甲状腺病多以甲状腺肿大或肿块为主要症状,尤其是不伴有甲状腺功能改变的疾病,如甲状腺腺瘤、甲状腺腺瘤囊性变等,临床辨证无全身症状可辨,就局部症状而言,视为有形之痰是常理,因此,化痰法是治疗甲状腺病的基本方法。

荆楚医学流派

第二章

荆楚地域的名医大家

第一节　1840 年以前的医家

一、整理编次《伤寒论》的太医令：王叔和

王叔和，名熙，山东高平人，晋代的医家，具体生卒不详，《后汉书》《三国志》《晋书》等史书中并没有王叔和的生平记载。西晋皇甫谧在《针灸甲乙经》中较早记载其名，其后《太平御览》引高湛《养生论》的话透露出王叔和是山东高平人。王叔和对《伤寒论》研究颇深，精通养生的道理，性格比较沉静，喜欢著书立说，考核遗文，采摭群论，撰著成《脉经》十卷，编次《张仲景方论》，编为三十六卷，大行于世。这在《隋书·经籍志》中也有记载，《隋书·经籍志》可谓较早提及王叔和及其撰著的正史。因正史无传，加之年代久远，后世对其生卒、籍贯、生活经历、墓葬地，何朝为太医令，何以能编次《张仲景方论》等均有疑问，虽有多方研究，但未有定论。据现存的遗迹及史料，王叔和出生于高平，该地现有山西高平市和山东邹城市之争，其墓葬地亦有湖北襄阳和麻城两处。但可以肯定的是，王叔和出生于北方，主要生活于南方，在荆楚大地行医、讲学直至终老。更值得庆幸的是，其著作能够流传至今，蕴藏于其中的学术思想及临证经验，极大地推动了中医学术发展并丰富了中医临证实践。

综观历代史书、医书、类书，署名王叔和的医籍有的系王叔和所撰，有的系托其名，有的为王叔和原创，有的为编次张仲景所论，有的传承至今，有的早已亡佚。其中确有其书且传承至今的主要有两部，即王叔和编次的《伤寒论》及其所撰著的《脉经》。王叔和编次的《伤寒论》，十卷，22 篇。其中卷二的伤寒例、卷七至卷十的辨汗吐下宜忌，共 11 篇，后世大多数医家认为并非张仲景原作，往往删而不录，故人们如今所见《伤寒论》，仅为除此 11 篇及辨痉湿暍病以外的 10 篇内容。《脉经》，十卷，98 篇。前九卷合计 97 篇，阐述脉形脉法，平三关、人迎、奇经八脉病，论五脏六腑脉候主病，辨三部九候脉证，诊五脏六腑气绝证候，诊

四时相反脉证，诊损至脉证，诊百病死生决，论张仲景扁鹊华佗诊脉要诀，论十二经脉病证，论病可与不可发汗吐下灸刺等治法，论杂病证并治，论妇人、小儿病脉证治等。第十卷不分篇，为手检图三十一部。

唐宋以降，尊东汉张仲景为医圣，奉其著作《伤寒杂病论》为医书之圭臬，《伤寒杂病论》成书后，因东汉末年连年战乱，兵荒马乱，不久即散佚。该书中有关伤寒病证的内容，经王叔和搜集、整理、补充和编次，而成《伤寒论》一书，自此薪火相传，直至今日。此外，王叔和收集《黄帝内经》《难经》，以及扁鹊、张仲景、华佗的医学著述，结合自己的心得体会，撰著成《脉经》，该书极大地充实了中医的诊断方法，全面总结了魏晋以前脉诊经验，奠定了脉学发展的基础，被尊称为古七经之一。此两部著作承前启后，成就非凡，且流传后世，深受历代医家的重视。王叔和于伤寒、杂病、妇人病、小儿病等各有发挥，诊疾精于切脉，辨证强调脏腑虚实，具有鲜明的学术思想特色。

王叔和既尊崇《黄帝内经》，又结合张仲景的临证实践，同时参合己见，从而对伤寒的认识更为全面、具体。他秉承《伤寒论》的六经辨证思想，又将张仲景诊治杂病时脏腑辨证的方法糅合其中，并非如后世医家那样往往将张仲景六经、脏腑辨证割裂，可谓深得张仲景之真学。《伤寒杂病论》中，伤寒与杂病同论，而且是"先论后方"的体例，这一现象在约 800 年后北宋林亿等校定的《金匮要略方论》中可得到体现。王叔和编次的《伤寒论》中，很多条文有论有方，附方于论，方证同条，张仲景治伤寒 397 法、113 方即蕴藏其中。经王叔和整理、编次后，时医诊治伤寒更为便捷、效用，不再出现"或有证而无方，或有方而无证，救疾治病，其有未备"的情形，而且促使张仲景诊治伤寒的临证经验形成了"理法方药"的完备体系，凸显了基于因机证治齐备的六经辨治伤寒学术思想。王叔和这一看似简单的体例重新编次，却对后世中医学术发展产生了深远的影响。因"江南诸师秘仲景要方不传"，唐代孙思邈及至晚年才得见《伤寒论》，即视之为珍宝，辑集其要妙，收之于《千金翼方》，并加以著录，采用了"方证同条，比类相附"的方法，将《伤寒论》所有条文，分别按方证比类归附，使之以类相从，条理清楚，可谓对王叔和"附方于论"重新编次《伤寒论》的进一步发展。宋代朱肱、清代柯琴等均继承这一研究方法,明清方有执、喻昌等更是据此发挥为"三纲鼎立"之说。该说本想批驳王叔和编次不当,欲重订《伤寒论》条文之次序,还王叔和未编次前条文之本来方位,但不经意间恰恰表明,王叔和采用"方论同条"重新编次《伤寒论》,使得张仲景原著中的脉论方证浑然一体,成为后世诸医更好地学习、理解张仲景方论的基础。在传承张仲景伤寒之学方面,王叔和具有奠基性的重要作用并取得了非凡成就。

王叔和整理《伤寒杂病论》,重新编次为《伤寒论》,使仲景之学得以流传后世,可谓功高无双,泽被后世。后世医家皇甫谧、林亿、严器之等给予王叔和非常高的评价。明末清初张遂辰注解《伤寒论》时,认为王叔和编次的《伤寒论》虽卷次略有出入,而内容仍是长沙之旧,其谓:"是书仲景自序原为十六卷,至叔和次为三十六卷,今坊本仅得十卷,而七八卷又合二为一,十卷仅次遗方。先后详略,非复仲景、叔和之旧矣……大抵因三阳王氏义例云。"同时,张遂辰依成无己注本,篇卷次第及成氏注文一仍其旧,其称:"仲景之书,精入无伦,非善读,未免滞于语下。诸家论述,各有发明,而聊摄成氏引经析义,尤称详洽。虽抵牾附会间或时有,然诸家莫能胜之,初学不能舍此索途也,悉依旧本,不敢去取。"其尊王(叔和)赞成(无己)之看法十分鲜明,且影响其弟子张志聪、张锡驹等,成为明清维护旧论、首肯王叔和的代表医家。当然,对于王叔和编次《伤寒论》,或有人认为王叔和编次失真,损毁了张仲景原著原貌,或有人认为唯六经证治属仲景原文,其余皆为王叔和添入,因而提出诸多异议。总的来说,对于王叔和重新编次《伤寒论》,部分医家能够放眼大局,对其评价以肯定为主;也有部分医家仅从自身研究角度出发,对其大肆批评,甚至攻击。其中喻昌之评未免失之偏颇,他只看到王叔和编次不足的一面,而忽视了其成就的一面,如果没有王叔和的编次,《伤寒论》难以流传至今,也根本谈不上后世的研究和讨论了,至于王叔和某些编次上的不足及增入部分内容,从历史角度看,似也不可过于苛求古人。

学术方面,王叔和明确提出了四时正气为病与时行疫气为病的区别。他指出何为四时正气,论述了伤寒、温病、暑病等发病,均属四时正气之为病。时行疫气明显有别于四时正气。王叔和又阐述了四时正气为病与时行疫气为病治则亦有别，虽尚未论及其治法如何有殊，但能够提出此观点，较之前人已属重大的突破了。王叔和所论四时正气之序，感而即病之伤寒，伏气所发之温病与暑病，时行疫气之寒疫与冬温，新感激发伏邪之温疟、风温、温毒与温疫等，为后世医家辨别伤寒、温病所尊崇，尤其所倡"时行疫气"为病说，唐代孙思邈、宋代庞安时均从之并有所发挥，对明清温病学说的形成亦有深远影响。

脉诊是中医诊法的重要内容。秦汉之前，切脉诊病早已较多地运用于实践，积累了较为丰富的脉诊经验。王叔和确立"寸口诊脉法"，时至今日，它仍然有效地为临床所用，王叔和可谓功不可没。他归纳二十四种脉象，改变了《脉经》出现之前脉名繁多、脉象描述繁杂、脉象所主病证不统一、脉诊较为混杂的局面。《脉经》并非单纯描述脉象，在确定脉名、形象地描述脉象的基础上，他运用中医藏象、经络理论等阐述脉理，参以证候，辨别病、证，指导治疗，将病脉证治结合起来，形成因机证治的系统模式，脉诊在其中占有重要地位。

脏腑辨证思想源于《黄帝内经》，经《难经》之滥觞，张仲景变化而发挥于临证，至王叔和则又进一步发展。脏腑辨证的基础是脏腑病机学说，以脏腑为纲，专题进行病机分析者，大致以王叔和为开端，其功绩不容忽视。王叔和所撰著《脉经》，除脉学及整理张仲景方论外，还列专题阐述脏腑病机理论。《脉经》卷六将《黄帝内经》《难经》《伤寒论》中的许多理论结合病证进行总结和归纳，使脏腑病机学说更趋向系统化。该卷列五脏六腑十一节分述，以脏腑为纲，以虚实为目，分析疾病发作轻重与时间、传变转归、症状表现、情志变化、经络病变等，形成了系统的脏腑病机学说。他通过脉诊，辨别属何脏腑所特有之脉象，还可辨别脏腑特有脉象之虚实，继而进行脏腑虚实辨证。虽是论脉，但以虚实为目，阐述了五脏六腑之病机及病证。王叔和将变化多端的脏腑疾病进行归纳，从脏腑虚实两端，阐述了脏腑虚证、脏腑实证及脏腑虚实夹杂证，并论述了其各自的脉证，奠定了脏腑虚实辨证的基础。《脉经》形成了以脏腑为纲、虚实为目的脏腑病机学说，并以之为基础进行脏腑辨证，较以前的医著无疑前进了一大步。王叔和的尝试虽然十分可取，但也存在不少问题，如证候的归类尚显条理不清，脏腑寒热辨证也未能有足够的反映等。

临床方面,王叔和编次的《伤寒论》、撰著的《脉经》对伤寒、杂病的脉证并治,师法张仲景,条分缕析,完整地传承了张仲景运用六经辨证诊治伤寒、运用脏腑辨证诊治杂病的经验。他对妇科病证治疗经验独到。《脉经》卷九论述妇人病,其体例与《金匮要略》基本相同,依妇人妊娠病、产后病、杂病顺序,但其内容不仅将《金匮要略》基本囊括其中,而且增加了很多有细致观察、独到认识的丰富内容。他详解妊娠脉象,还明确了妊娠逐月分经养胎法,明确了妊娠一月至十月当养之经,阐述了十二经中手太阳、少阴不养之理,并特别指明妊娠禁灸刺当月当养之经。经《脉经》论述后,妊娠逐月分经养胎之法渐趋完整,后世得以继承并发展,成为中医养胎安胎的重要内容之一。此外,王叔和还提出"激经""居经""避年"等名称。他基于《伤寒杂病论》,在探讨妇人病的脉证并治方面,有很多发挥,如观察到妇人出现激经、居经、避年等,补充张仲景之未逮。王叔和诊治妇人病,以继承张仲景经验为主,但也不乏证治的补充。王叔和首次详述五崩证候,后世陈自明、张景岳、沈金鳌等在所著书中均有引载。

王叔和的处方,往往针药并用,尤其善用针灸。《脉经》治疗寸、关、尺三部常见脉象所主的证候,均采用方药与针灸并施,而且明确提出施针的补、泻手法。可见,王叔和临证重视针灸、善于针灸。《脉经》卷六论述十一脏腑经脉循行、脏腑经脉病证治,从选取的针刺穴位来看,均遵循循经取穴的原则。《脉经·平三关阴阳二十四气脉》中讨论两手寸、关、尺六部脉阴阳虚实的脉象及其主病,并针刺治疗。首先运用两手寸、关、尺六部脉分别对应相应脏腑之气,然后根据六部脉阴阳虚实辨别相应主病,最后确立针刺治则、取经。针灸宜忌:《脉经》卷七有病不可灸证、病可灸证、病不可刺证、病可刺证四篇,专门论述不宜灸、刺的脉证及误治后的变证,以及可用灸、刺的脉证及针刺取穴,示人以章法,启迪了后学。

总之,王叔和编次《伤寒论》,撰著《脉经》,为传承张仲景之学做出了重要贡献。他注重伤寒研究,倡时行疫气为病说,总结并发展脉学,推动脏腑辨证发展,均既继承前贤之论,又创新发展,极大地促进了中医学术思想的进步。王叔和诊治伤寒、杂病等,师法张仲景,亦不乏新意阐发,尤其在妇人病的脉证并治、针药并用方面，尤多创见，让人耳目一新。

二、精研伤寒、推论温病的大家：庞安时

庞安时（1042—1099 年），字安常，自号蕲水道人。北宋蕲州蕲水（今湖北浠水）人，是我国北宋时期著名的伤寒学家之一。他家境富裕，"家富多后房，不出户而所欲得"，家庭环境使他"尚气任侠，斗鸡走狗，蹴鞠击球，少年豪纵，事无所不为，博弈音技，一工所难而兼能之"，他自幼颖慧，读书过目辄记。其父以医为业，在父亲的影响下，庞安时少时就喜爱医方，每问其父，其父以《脉诀》授予之，但他看后认为《脉诀》"不足为也"，自己私下又独取黄帝、扁鹊等脉书读之，不久就能"通其说，时出新意，辩诘不可屈"，其父知道后甚为惊叹。庞安时未满 20 岁即患病，耳近半聋，遂专力于医学。凡医学中，自神农黄帝经方、扁鹊《难经》、皇甫谧《针灸甲乙经》，以及经传百家之涉及医学道理的书籍，他都通读之，并能够融会贯通，深得其中要领，后悬壶于世，治病十愈八九，尤以善治伤寒而名闻当世。

庞安时不但医术好，有奇功，而且和蔼近人，乐于施舍，对前来求治的患者，不仅为他们治疗疾病，还为远道而来的患者"辟邸舍居之"，并亲自为其送去汤药、膳粥，病者愈后，方才送回家，如果不能治愈，也实话告之。有的患者为了感谢他的治疗，持重金来谢，庞安时都只收取一部分作为医药费，故苏轼有"庞安常为医，不志于利"之语。庞安时与苏轼、张耒、黄庭坚等文人交往颇多，关系甚厚。庞安时在苏轼谪居黄州时，常常与他互相访晤，同兴而游。苏轼曾于黄州东南三十里的沙湖买田时，不幸患上疾病，听说麻桥人庞安时善医而治，于是前往求医，这是两人的首次见面。庞安时以针刺治疗，不久疾病得愈。疾愈以后，他们二人同游清泉寺，寺中有东晋书法家王羲之的洗笔泉。泉水甘甜，下临蕲水县东之兰溪，他们二人于此吟诗剧饮，尽兴而归。苏轼还曾有"余以手为口，君以眼为耳，皆一时异人也"的戏语，这是因为庞安时病耳聋无听，而苏轼只能写字以示的缘故。苏轼亦懂医，二人常讨论医学，并多有书信往来。苏轼曾赠

予庞安时圣散子方,此方是他苦求而得之于眉山人巢君谷(蜀人巢谷),并以此方比作孙思邈的"三建散",而赠给庞安时。这些都说明了他们二人感情深厚。宋代大文学家张耒听了庞安时讲述脉法后,曾发出"听其议博而不繁,妙而易晓"的赞语。张耒曾有诗赠庞安时:"德公本自隐襄阳,治病翻成客满堂,懒把穷通求日者,试将多病问医王。一丸五色宁无药,两部千金合有方。他日倾河如石鼓,著书犹愿记柴桑。"

庞安时对张仲景的《伤寒论》有很深的研究,其中有很多新见解和发挥,诚如马端临《文献通考》所载:"安常能与伤寒说话。"其用心三十余载,广寻诸书,反复参合,著有《伤寒总病论》一书,全书共六卷,前三卷论述伤寒六经诸证,后三卷载暑病等热病。实能发仲景未尽之意,而补其未备之方。庞安时的著作还有《难经解义》《主对集》《本草补遗》,可惜均已佚,现仅存《伤寒总病论》一书。庞安时"年五十八而疾作",时值门人弟子请他自视其脉象,然而他却笑着说:"吾察之审矣,且出入息亦脉也,今胃气已绝,死矣。"于是他摒弃药饵而拒绝服用,后数日,与客谈笑间而逝于蕲水山中,时在 1099 年。同年,葬于蕲水龙门乡佛图村。庞安时娶妻陈氏,育有二男三女。生前弟子 60 余人。后世为了纪念他,将他的住处改建成"药王庙",庙门额有"洞天福地"四个字,庙内设有庞安时与苏轼二人对语的塑像。每逢节假日,浠水人民都要到庙中烧香拜礼,以示对这位名医的纪念。

学术方面,庞安时提出寒毒致病说。他在《伤寒论·伤寒例》的基础上,阐发广义伤寒的病因及病机。他认为导致伤寒(狭义)、温病、热病、中风、湿病、风温等病的共同外因是"寒毒"。"寒毒"虽然侵及人体,但是否成病,则取决于正气的状态。"勇者气行则已"指正气强盛足以抵抗"寒毒","怯者则著而成病"指正气虚弱不能抵御"寒毒"则会发生疾病。他提出了伏气温病的问题,进一步指出伏气有伏寒与伏热的不同,所谓伏寒即非时有暴寒而中人,伏毒气于少阴经,始虽不病,旬月乃发,便脉微弱,法先喉痛似伤,次则下利喉痛;所谓伏热乃冬月温暖之时,人感乖候之气,未即发病,至春或被积寒所折,毒气不得泄,至天气暄热,温毒乃发,则肌肉斑烂也。他提出广义伤寒的概念,即泛指外感病。庞安时通过大量的临床观察，发现人们所处地域不同及素体差异往往决定着外感病的病机转变。他说："一州之内，有山居者为居积阴之所，盛夏冰雪，其气寒，腠理闭，难伤于邪，其人寿，其有病者多中风中寒之疾也。有平居者为居积阳之所，严冬生草，其气温，腠理疏，易伤于邪，其人夭，其有病者多中湿中暑之疾也。凡人禀气各有盛衰，宿病各有寒热，因伤寒蒸起宿疾，更不在感异气而变者。假令素有寒者，多变阳虚阴盛之疾，或变阴毒也。素有热者，多变阳盛阴虚之疾，或变阳毒也。"

庞安时还提出天行温病论。他在《伤寒总病论》中专设一卷，以论天行温病。首先，他认为天行温病的病因系感异气而发，"异气"亦称"乖气""疫气"；其次，他明确指出该病的发病特点是大则流毒天下，次则一方，次则一乡，次则偏着一家；同时系统论述了四时自受乖气而成腑脏阴阳温毒证治，即春有青筋牵，夏有赤脉攒（拂），秋有白气狸，冬有黑骨温，四季有黄肉随，治亦别有法。庞安时辨治温疫五大证，在继承《千金要方》所论的基础上，又有所补充。他在治疗中始终以"热"为核心，以"毒"为重点，处方中则以重用石膏为特色。他确立的清热解毒、辛散温毒之法，为后世医家治疗温疫开辟了一条新的途径。庞安时指出："凡温疫之家，自生臭秽之气，人闻其气……邪气入上元宫，遂散百脉而成斯病也。"可见他在当时已认识到疫病的传染系经空气传布，由呼吸而入。庞安时还重视用药物预防疫气流行，诚如他所说："天地有斯害气，还以天地所生之物，以防备之，命曰贤人知方矣。"在《伤寒总病论》中，他列举了"疗疫气令人不相染"方，体现出他论温病而着重预防的思想。此外，他还提出尺寸阴阳脉象论。庞安时在脉诊上有自己的独到之处，他将《灵枢·终始》和《难经·三难》的"人迎""寸口""尺""寸"诊法结合起来，灵活运用。

临床方面，他提出要辨证论治，灵活化裁方剂。庞安时对广义伤寒的治疗，可谓学宗仲景，却又善于变化，往往因时因地因人而异。他特别指出："桂枝汤自西北二方居人，四时行之，无不应验。自江淮间地偏暖处，唯冬及春可行之。自春末及夏至以前，桂枝、麻黄、青龙内宜黄芩也。自夏至以后，桂枝内故须随证增知母、大青、石膏、升麻辈取汗也。若时行寒疫及病人素虚寒者，正用古方，不在加减矣。夏至以后，虽宜白虎，详白虎汤自非新中暍而变暑病，乃汗后解表药耳，以白虎未能驱逐表邪故也。或有冬及始春寒甚之时，人患斯疾，因汗下偶变狂躁不解，须当作内热治之，不拘于时令也。南方无霜雪之地，不因寒气中人，地气不藏，虫类泄毒，岚瘴间作，不在此法，治别有方也。"庞安时虽然提出了广义伤寒的概念，但是他亦指出温病与伤寒的治疗迥然，明确了温病的治疗不同于伤寒，由于暑病、湿温、风温等证与伤寒（狭义）的临床表现各异，治疗当另立别法，庞安时所论对明清温热理论的形成产生了一定的影响。庞安时在治疗外感病方面，还积累了不少宝贵经验。他说："凡发汗，须如常覆腰以上，厚衣覆腰以下，以腰足难取汗故也。半身无汗，病终不解。凡发汗后，病证仍存，于三日内，可二三发汗，令腰脚周遍为度。若病不解，便可下之。设令下后不解，表里邪亦衰矣，足观脉证调治，七日内可期正汗为善也。发汗后不可再行汗者，始发热恶寒，今不恶寒，但倍发热而躁；始脉浮大，今洪实，或沉细数；始惺静，今狂语；此胃实阳盛，再行汗药即死，须当下之。有人始得病变阳盛之证，须便下之，不可拘日子浅深次第也。病三日以上，气浮上部，填塞胸膈，故头痛胸中满，或多痰涎，当吐之即愈。"

总的来说，庞安时研究《伤寒论》，并不被仲景所囿，他结合自己的临床经验，着重探讨了广义伤寒的病因病机，认为各种伤寒的发生，是外因"寒毒"所致，内因人体正气（即卫阳之气）虚衰，所谓"勇者气行则已，怯者则著而成病"。他把"冬受寒毒"作为广义伤寒的总病因，认为冬受寒毒之后，有即时发病者，有不即时发病者。同时，他指出天行温病是染受"异气"所致，这种"异气"具有流行性和传染性，它与感受"寒毒"之邪而发生的伤寒，在病因上有根本的区分，故两者的治疗亦异。庞安时根据《千金要方》所载治疗温疫的方剂，结合自己的临床经验，创制和化裁了许多治疗温疫的新方，大剂量地采用清热解毒之品，尤其善用石膏，为后世温病学派的医家（如余师愚等）所效法。庞安时在当时的社会历史条件下，提出天行温病与伤寒的鉴别方法，不仅避免了两类疾病的混淆，对后世温病学派的形成和发展也起到了先导作用。

三、求真务实、勇于创新的中医大家：李时珍

李时珍（1518—1593 年），生于蕲州（今湖北蕲春）。李时珍的祖父是草药医生，父亲李言闻是当地名医，曾任职太医院。李时珍出身于医生世家，自幼热爱医学，并不热衷于科举，他曾三次应乡试，均不第，故决心弃儒学医，钻研医学。李时珍 23 岁随父学医，医名日盛。嘉靖三十年（1551 年），李时珍被楚王聘为王府的奉祠正，兼管良医所事务。之后，李时珍又被推荐到太医院工作，授太医院判职务。任职 1 年，便辞职回乡。"东璧堂"是李时珍于嘉靖三十七年（1558 年）从太医院还乡后创立的堂号，李时珍辞官返乡后坐堂行医，致力于对药物的考察研究。李时珍治学思想的最大特点是求真务实、勇于创新。李时珍在"渔猎群书，搜罗百氏"的基础上，十分注重实地观察研究。他跋山涉水，亲历湖北、湖南、江西、江苏、安徽等地，诚心诚意地向药农、樵夫、猎人、渔民等请教，从多方面获取知识。李时珍以"物以类聚，目随纲举"为宗旨，创立了"从微至巨""从贱至贵"的分类方法，将药物按照自然属性分为水、火、土、金石、草、谷、菜、果、木、服器、虫、鳞、介、禽、兽、人 16 部，以此为纲，下属 60 类目，纲举目张，非常清晰，这是当时世界上最先进的药物分类方法。后来英国生物学家达尔文创立生物进化论，在他的《物种起源》中引述了《本草纲目》的 9 个条目。李时珍的分类方法亦比瑞典植物学家林奈的生物分类法早了将近 200 年。李时珍在论述药物时，采用校正、释名、集解、正误、修治、气味、主治、发明、附录、附方等体例，对每味药物进行了详细的考证和阐述，书中引经据典，对药物的历史、形态、效能、方剂，叙述甚详。"发明"项尤为可贵，集中了李时珍的临证经验和实地考察结果，体现新发现、新经验、新见解。

李时珍的著作有《本草纲目》《濒湖脉学》《奇经八脉考》。《本草纲目》为本草学、博物学巨著。李时珍在数十年行医及阅读古典医籍的过程中，发现古代本草书中存在不少错误，故决心重新编纂一部本草书籍。他从 35 岁开始编写《本草纲目》，以《证类本草》为蓝本，参考了 800 多部书籍，多次离家外出考察，

经过近 30 年的长期努力，于万历六年（1578 年）完成《本草纲目》初稿，时年 61 岁。此后他又用 10 年做了三次修改，前后共计约 40 年。万历二十一年（1593 年），《本草纲目》刊刻行世。《本草纲目》全书共 52 卷，载药 1892 种，其中植物药 1094 种，余为矿物药及其他类药。李时珍新增 374 种药物，书中附有药图 1109 幅，方剂 11096 首，有 8000 多首是李时珍自己收集或拟定的。该书不仅总结了 16 世纪以前的药学理论，而且发掘出前人的很多真知灼见，将前贤的用药经验升华，形成了更重要的理论。李时珍提出了新的药物分类方法，系统记叙了各种药物知识，丰富了本草学内容。《濒湖脉学》系脉学著作，一卷，撰于嘉靖四十三年（1564 年）。鉴于世传《脉诀》中错误和缺漏之处较多，李时珍结合其父李言闻的《四诊发明》，参以诸家之说编成此书。书中前半部论述了 27 种脉的脉象、鉴别和主病，均编成七言歌诀；后半部为脉诀，系李言闻根据宋代崔嘉彦的《脉诀》删补而成，比较全面地论述了有关脉学的多种问题。全书论脉简要，易学易用，故流传甚广。《奇经八脉考》为经脉专书，一卷。书中李时珍对前人有关奇经八脉的论述进行了考证，对每条奇经的循行和主病等予以总结和说明，并提出了自己的见解。李时珍把阴维脉和阳维脉作为一身之纲维，订正奇经八脉所载穴位为 158 穴。

学术方面，李时珍发展了脏腑辨证理论。自金元以来，由张元素开创的以研究脏腑病机及其辨证为中心的医学课题，经过几代人的不断充实和发展，到明代中后期已逐渐成为我国医学中的一个重要流派，即后人所称的易水学派。张元素提出"古方今病，不相能"的独特见解，主张"自成家法"，创立新说。李时珍在《本草纲目》序例第一卷中，盛赞张元素的这个观点。李时珍不仅接受易水学派的学术观点和医学思想，还在自己的著作中充分发展这一学说。他在《本草纲目》凡例中指出："旧本序例重繁，今止取神农为正，而旁采别录诸家附于下，益以张、李诸家用药之例。"接着在序例第一卷中，他整篇录用了张元素的脏腑虚实标本用药式，并扩充增补张元素的引经报使药，从而丰富了药物的归经学说。李时珍从辨证论治的角度出发，以脏腑病机为依据，切合临床的实际运用，对有关方剂进行释义阐述，从而充实了脏腑辨证用药的内容。李时珍的这种医学思想，源于张元素的脏腑病机学说。

李时珍遥承张元素的学术思想，还表现在他对"百病主治药"的研究上。李时珍以脏腑病机为依据，对常见内伤杂病中寒热虚实、气血盛衰诸证，做了比较精辟的研究。在《本草纲目》中，他通常首冠以病名病证，其次分析病机、脏腑气血虚实、寒热盛衰，再示以治疗法则，后出以药物处方。在对各病证病机进行分析后，均出以治法、方药，凡此种种，以病理为纲，以治法为目，以病统法，以法统药，进而以药带方，将理法方药有机地联系成一体，这与张元素的脏腑病机学说的研究方式是一脉相承的。这对充实、发展易水之说，具有积极的作用。

李时珍还补充了李东垣的脾胃学说。他在论脏腑生理病理中，尤重脾胃对人体的后天作用，他强调脾胃在人体生理活动中的升降枢纽作用。他指出："脾者黄宫，所以交媾水火，会合木金者也。"人体气机升降运动正常，有赖于脾胃的功能协调。脾胃的升降功能失常，尤其脾的升发功能受到抑制时，若饥饱劳逸，内伤元气，清阳阻遏，不能上升，就会影响全身各部，即中气不足，清阳不升，则头为之倾，九窍为之不利。这种五官不利之病证，是中气不足、升发之机失常而导致的，故应用升阳升气之品治之。李时珍对脾胃升降枢机的认识和李东垣同出一辙，所以他高度称赞李东垣的脾胃学说，特别强调脾的另一特性，即"土爱暖而喜芳香"，认为以芳香之气，升助脾胃，使升发之气上达而通养九窍。总之，芳香之气，助脾胃也。脾胃之腐熟水谷，有赖于肾阳之温煦。肾温土暖，生化健运正常，故"土喜暖"。他强调脾土喜暖的特性，又初步提出脾肾之间的相互关系。李时珍非常重视这种调节功能，强调脾胃用药的升发作用。如升麻引阳明清气上行，柴胡引少阳清气上行，这些都是脾胃引经要药。

升和降是运动法则中的两个方面，若降而不升，则中气下陷；若升而不降，则会造成气逆、气滞而不能达到阴平阳秘的局面。李时珍在《本草纲目》及《濒湖脉学》中对阴阳学说进行了发挥，有着精辟的论述，他论药先别阴阳，并认为某些药物阳中有阴，阴中有阳；他还注重体用，除列述王好古、张元素、李杲所述外，还补入了自己的看法，更将卦象、阴阳、五行结合起来。他从八卦日为阳、月为阴、火为阳、水为阴的易学观点，认为水"其体纯阴"，又按八卦之坎卦为阳卦的易学观点,指明"其用纯阳"。他指出,细辛为气之厚者能发热,乃阳中之阳;丹砂生于炎方,禀离火之气而成,体阳而性阴,故外显丹色而内含真汞,其气不热而寒,离中有阴也;其味不苦而甘,乃因火中有土。可见,他在治疗上也体现阴阳对立、相反相成的观点。李时珍在脉学方面也以阴阳区分脉象,在《濒湖脉学》中将脉分为阴脉、阳脉。他根据阴中有阳、阳中有阴之理,又将脉分为阴中阳、阳中阴等,既作为对比,又容易区别。其每一脉下皆有提要,以归属性类。浮、数、实、长、洪紧、动、促为阳,沉、迟、涩、虚、短、微、缓、革、濡、弱、散、细、伏、结、代为阴,滑、芤、弦为阳中阴,牢为阴中阳。此外,他对于脉之主病亦多以阴阳来说明。

李时珍认为人体脏腑经络整体相关,不能割裂,生病亦不能片面对待,必须整体观察,人体除内部密切相关外,与外在自然亦密切相关,必须把天、地、人作为一体统一思考。李时珍在这方面的思维可体现在两个方面。第一是天人合一。李时珍继承了《黄帝内经》提出的"天人相应"的医学思想,强调人与自然的关系,十分重视七情致病。他不仅重视内在之情志致病,对于一些疾病,也不忽略外感与内伤相结合。在用药方面,李时珍提倡随时气规律,以顺应自然。此一用药法象,从人身为一小宇宙与自然界这个大宇宙相关相通着眼,透过气机升降以符合生长化收藏之自然生机。对于脉象,他认为,天不足西北,阳南而阴北,故男子寸盛而尺弱,肖乎天也;地江满东南,阳北而阴南,故女子尺盛而寸弱,肖乎地也。这种说法也是从人与天地相通的观点出发的。第二是四诊合参,全面辨识病证,确立治法,因病处方。对于用药应从全面出发,但又要掌握其特点。李时珍认为药物有七情,相反适足以相成。药性相须则起协同作用,药性相反,则有拮抗作用,有的病证需要拮抗而产生疗效,也就是相反适足以相成也。李时珍认为世界万物都是在不断地运动变化着的,绝对不能孤立静止地看待。他还认为随着时间的推移、地域的变化,药物的性质也在不断改变。他非常赞同李东垣的"随证用药"法则,认为诊治疾病妙在配合得宜,药病相对。他很佩服张元素之"古方今病,不相能"的见解,盛赞张元素之"深阐轩岐秘奥,参悟天人幽微,言古方新病不相能,自成家法"。在使用药物过程中,李时珍认为用药要掌握分寸，用量要恰到好处，这就要有一定的法度。在用药方面必须严格掌握不同药物的分量和比例，除前述随季节而有一定比例、随病情体质而有轻重外，也要注意物极必反及相互转化之理。李时珍认为煎药亦有法度，合理煎药是提高疗效的重要环节，他强调煎药时，不同功用的药物要采用不同煎法，以发挥最佳效果，但总以合乎一定法度为要。

宋明理学倡导太极学说以来，医家亦在人体中寻找人身之阴阳，明代名医遂一一倡导新说，列命门学说另作新解，有些虽未明指命门即为人身之太极，但其所论亦与周易之太极模式相暗合。李时珍在对前贤医话的研究中，阐发了某些基础医学理论，其中较为突出的是在论述胡桃、补骨脂的治疗作用时，提出了新的命门学说，如他指出胡桃为"命门三焦之药"（《本草纲目·果部第三十卷·胡桃》）。李时珍不仅在理论上阐发了胡桃和补骨脂的药理作用，还结合了肾与命门的生理作用。李时珍还由此提出了自己的命门学说，即将命门、三焦与脑三者结成一体，不同于《难经》"左肾右命"和三焦"有名无状"的观点，以为其不知原委体用之分。李时珍认为命门下通二肾，上通心肺，贯属于脑，以及肾、命门藏精血，肾命不燥，精气内充，这显然与明代诸家的命门学说有所不同。命门的病理变化主要有命门火旺和命门火衰之证：对于前者，李时珍主张"法宜壮水以制火"，多用黄柏、知母、地骨皮、生地黄、牡丹皮、玄参等；对于后者，则用"助阳退阴"之法，多用附子、乌头、肉桂、胡桃、仙茅、淫羊藿、补骨脂等。

历代医家对奇经八脉颇多收获，李时珍因感"八脉散在群书者，略而不悉"，故对此详加考证，撰成《奇经八脉考》。他尊经典之旨，采百家之长，参临证实践，对八脉的循行路线及腧穴均做了详尽考证、整理和补充。该书一反以往著作多以督、任二脉作为奇经八脉的纲领之说，而将阴维脉、阳维脉作为八脉之纲，这不仅可从该书的编排体例上看出来，在论述时也明确了这一点。李时珍对奇经八脉理论进行了阐发，亦形成了奇经八脉中关于何者为纲领的一家之见，并进一步明确了阳维、阴维二维脉职司表里营卫，乃气血之维系。《奇经八脉考》对所载腧穴进行考证，详加订正或删其重复，另外还补充了一些腧穴。《奇经八脉考》的另一特点在于末尾的释音部分，对人体解剖结构名称、疾病及症状名称等做出详细的解释，为初学者提供了较大的学习便利。对于前人论述难以定论者，李时珍往往采取客观的态度。总之，《奇经八脉考》集前人对奇经八脉的有关论述，详加考证，对每条奇经的循行和主治病证予以总结和阐述，旁征博引，丰富了奇经八脉理论，补充了经络学说。全书内容丰富，说理透彻，论证翔实，为后世医家所赞赏。

临床方面，李时珍注重辨证，顾护元阳。李时珍在《本草纲目》中采用了相当的篇幅引述张元素及其传人李东垣、王好古等人对有关药物性味及药物功效的论述，其中大部分是药物性味与脏腑之间的联系，药物升降浮沉的应用法则，以及适应四时发病的治疗规律。李时珍以脏腑病机为依据，对常见内伤杂病中寒热虚实、气血盛衰诸证，分条论治，做了比较精辟的研究，体现了以脏腑病机为中心，探讨疾病的发生和发展与辨证施治、立法用药的联系的学术思想。对于一些内科重症、难治之症，李时珍认为其多由脏腑气血功能失调、元气耗竭、阳气衰微所致，李时珍十分注重促使人体元气元阳的恢复。

李时珍内科学术思想的另一个重要特征，就是重视脾胃在后天的作用。脾胃为人体的元气之根，脏腑百骸有赖其煦养，脾胃健旺，元气充沛，则正气存内，邪不可干，百病不生。脾胃功能的盛衰、枢机作用的强弱，又直接影响和决定机体自身气机升降运动的规律，这一规律在人体的生理衰老过程中，发挥着重要的作用。李时珍提出人体衰老过程与脾胃功能，升降规律，枢机作用之盛衰、强弱和发挥的程度有着密切的关系。其对抗衰老和老年疾病的治疗，以及老年人的养生等有重大指导意义。脾胃之治，关键在于健运生发，以药物之升降浮沉，来调整脏腑气机运动，重建脏腑平衡。李时珍非常重视这种调节作用，强调药物的升发作用。通过这些升发之品，升发脾气，清升浊降，维持清阳出上窍、浊阴归下窍、清阳发腠理、浊阴走五脏、清阳实四肢、浊阴归六腑的正常升降运动。人参、黄芪等培补元气，温养脾胃，有益于中上，然亦有赖于升发药的协助，使之发挥更大的作用。升和降是运动法则中的两个方面，任何一方偏胜偏衰，造成不平衡的状态，都可酿成疾病，不适当地强调其中一个方面，而忽视另外一个方面，都有悖于李时珍"升降有序"的脾胃理论。

　　李时珍对内科急症治疗也进行了精辟论述，提出通关开窍，急则治标，为中医内科急症治疗的发展起到了积极的推动作用。李时珍认为，对昏厥猝死等危急症应认真察辨。若见微阳犹在，一息尚存，只要有一线生机，务必立即救治，并主张先通其关，而达到其人自苏的目的，可以应用一系列外用开窍方药，如石菖蒲、白矾、细辛、皂荚、梁上尘等，为末以吹鼻通关开窍。这些方药均以开窍通关，急则治标为主，法精谨而灵活，味多单而力专，药平淡而功殊，方便而效速。李时珍熟谙阴阳升降之理，不仅善于使用升发之法，而且善于使用降泄之法，每以通利二便之剂治疗痼疾，常获殊功。其法本于张仲景、张子和，而又有所变通。李时珍每师其意，治疗肿胀、秘结、积聚、泄泻诸证，在辨证精确的前提下，使用猛药峻剂，立竿见影。综其特点，大致有三：一是通因通用，二是注重利气，三是通上泻下。至于通上泻下之法，则每用于水肿，李时珍常用深师蒌术丸，每奏良效。

　　人体是一个有机的整体，外之皮毛与内之脏腑通过经络联系，息息相通，内服药可治疗体表的疾病，外用药亦可治疗内在疾病。因此，李时珍在内科疾病方面十分重视内病外治法，注重辨证用药，并积累了丰富的临床经验。李时珍大量应用熨贴法、针灸法、药浴法、药枕法等 30 余种外治之法治疗休克、中暑、中风、消渴、癫狂、腹痛等内科疾病。这些在民间广为流传的内科疾病外治之法，对今天的内科临床仍有重要的指导意义。

　　李时珍在临证治学之时，参前人论述，悉心体验，精心思考，融食物疗法（食疗）于内科疾病治疗之中，并多有创见。古人早有医食同源之论，说明饮食与医疗的关系十分密切，食物具有四气五味，各有所偏，食物疗法适合人体复杂多变的内科疾病，因而李时珍更是匠心独运地将食疗用于内科疾病的治疗，把食疗作为重要的治病手段。《本草纲目》中记载的常用食物或药食两用之品共计 500多种。药粥疗法也是李时珍十分推崇的一大食疗方法。李时珍采用几十种药粥治疗了 100 多种内科疾病，足见其高明之举。食疗在《本草纲目》中的论述十分丰富，诸如药酒疗法、药茶疗法、药膳疗法等，有 20 多种，均为李时珍治疗内科常见疾病的简便快捷之法。

李时珍尤为重视"未病先防""不治已病治未病"。李时珍深感未病先防之重要,对一些内科传染病,他倡导采用多种预防措施,这充分说明李时珍对传染性流行性内科疾病的认识十分透彻。李时珍收集具有预防传染病作用的中草药 100 多种,并科学地总结了煮沸消毒、烟熏避疫、汤浴除疫、内服防疫等多种预防措施,这是对祖国医学的伟大贡献。

总的来说,李时珍是一位高明的医药学家,他的著作中载有很多医案,是其本人治病之记录,他将药物学上的成就灵活运用到治疗学上,对中医学术的发展做出了巨大贡献。李时珍所著的《本草纲目》是一部内容丰富、影响深远的医药学巨著,纠正了以往一些本草书中的错误,提出了新的药物分类方法,系统论述了各种药物知识。17 世纪,《本草纲目》被译成拉丁文传入欧洲,此后又被译成多国文字传播于世界,产生了重大影响。李时珍的《奇经八脉考》使奇经八脉理论得到了进一步发展,并为奇经八脉的辨证运用提供了借鉴。李时珍以卦喻药的方法被后世医家陈修园、唐宗海等继承发挥,其药物分类方法也被后世本草编著者运用,其命门学说对张介宾、赵献可有启发,为后世温补之法开阔了视野。

四、精通养生的儿科大家:万全

万全(约 1499—1582 年),号密斋,祖籍豫章(今江西南昌),湖北罗田人,明代著名儿科和养生学家。万全祖先八代以儿科相传,并以诊治妇科疾病、儿科疾病、痘疹而著称于世。其祖父、父亲皆精通儿科,远近闻名。万全因不得志于八股,于是师承祖传,从事医学事业。万全治学善于总结经验,著书立说,撰写专著,临证主张以望色为先,问诊次之,主要问其好恶、曾服何药,脉症相参,做出诊断,而且处方时告诉其方药功效。万全的著作是《万密斋医学全书》,其中儿科专著有《幼科发挥》《片玉心书》《育婴秘诀》《痘疹心法》《片玉痘疹》。

万全师承家学,遥承钱乙,并结合临床实践经验,深入探讨小儿的生理特点与病理变化特征,总结小儿疾病发病原因,为辨治儿科疾病打下基础。他提出小儿的生理特点为形气未充，气血未定，易寒易热。小儿的脏腑功能不完全，正气不足，外则易受外邪入侵，内则易受饮食所伤，加之父母爱子心切，生活调摄不得要领，往往是"爱之愈深，害之愈切"。他告诫人们："若要小儿安，常受三分饥与寒。"小儿的病理特点，万全总结为心肝常有余、肺脾肾常不足。小儿生长发育迅速，如草木萌芽，生机勃勃，是由于肝主生发功能旺盛，这种功能状态在生理上称为肝常有余。若肝之生发之气太过，易致肝气横逆、肝阳上亢、肝火上炎等病理变化，临床多见高热动风等阳实证，这是病理状态下的有余之象。临床上，小儿常心肝风火同化，实热动风之证多见。小儿乃纯阳之体，感邪后易从热化。同时小儿神气怯弱，邪易内陷心包，导致心火上炎，心火与肝风交相煽动，耗伤真阴，筋脉失养而动风。小儿肺脏娇弱，藩篱不密，卫外功能较差，六淫疫疠之邪易从口鼻或皮毛而入，影响肺卫，出现咳、喘、痰、哮等小儿常见病症状。小儿脾主运化功能尚未强壮，肠胃软脆，易饥易饱，兼之饮食失时失节，或寒温失调，或不恰当用药，则更易损伤脾胃，出现呕吐、腹胀、厌食或不食、泄泻、慢惊、疳证等脾胃症状。肾之精气是人体生命活动的根基，小儿处于生长发育时期，肾之精气相对不足，而无有余，发生的病变也多以禀赋不足为特征。万全论述了小儿为纯阳之体，生长发育旺盛，故而"阳常有余"，病则"易实"；同时，相对其纯阳之体，小儿也常阴不足，不能满足生长发育需要，易出现阴虚动风等。万全在陈无择三因学说的基础上，将小儿病因分为三大类。穿衣不慎或感受外邪致病为外因。乳贵有时，食贵有节，小儿不能自制或家长失于调护，极易导致乳食失节，谓之内因。客忤、跌仆及水火烫伤，此为不内外因，多由家长监护不力所致。

优生是优育的基础，父母精血充沛又是优生的重要前提，因而万全撰写《广嗣纪要》以总结种嗣注意事项，分析不孕无子的常见原因、保胎与胎教、妊娠疾病治疗、育儿方法等，对后世优生优育颇有启发。万全引《褚氏遗书》中男女结婚必须达到一定的年龄，并补充说老夫配少女或老妇配少男虽也可有子，但不是最佳选择；反对同族内男女结婚；指出女有螺、纹、鼓、角、脉五不宜，男有生、犍、变、半、妒五种病，均难结胎而有子。万全认为种子之前，男子应注重保精，女子则贵在养血。保精应房事有节，不可纵欲，调神全形，使精盈而溢，而慎神荡形乐，勿令未满即泻，否则精竭阳痿；养血当交接有度，心情舒畅，豁达开朗，月事才能时下。这实际上就是孕前调养之法。此外，他还提出男女交合种子不但要心情舒畅，情投意合，还应选择最佳的受孕时间与交合地点，则"男女情动，彼此神交，然后行之，则阴阳和畅，精血合凝，有子之道也"，否则"交而不孕，孕而不育，疾病日生"或"不唯令人无子，且致夭也"。万全总结了交媾种子"三虚四忌"之禁，主要有忧怒悲恐，醉饱劳倦，风雨雷电、大寒大暑，恶劣环境，病体方愈，"其交勿频"，以及弱男弱女或少男少女等。他还分析了富贵之人与贫苦百姓种子之不同。万全提出月事不调，精血不旺，举而不坚，甚或阳痿，遗精早泄，均可影响种子，虽交不孕，虽孕不成。万全主张男子当益精节欲，女子宜养血调经。万全在《育婴秘诀》和《万氏女科》中详述了孕期胎养与胎教方法。他主张妊娠期间应戒房事，调喜怒，淡滋味，适起居，慎医药。

小儿出生后需要细心护养。万全提倡母乳喂养，强调节乳食，勿过饥过饱，做到"乳贵有时，食贵有节"。穿衣应随气候变化而增减，衣服宜薄而不宜厚。反对过分饱暖和溺爱，要受三分饥与寒，不能深其居，简其出，过于周密，要多到户外活动。万全强调应对幼儿进行早期品德与礼貌教育，"遇物则教之，使其知之也"，培养其好学精神。万全不拘于前人"小儿无七情之伤"观点，明确提出，小儿也有情志所伤，因此应注重精神调摄，防止大惊卒恐伤及神志。小儿若无病，切忌服药；即使患病，亦忌乱投，否则危害甚大。因而他告诫说："小儿周岁有病者，勿妄用药，调其乳母可也。不得已而用，必中病之药。病衰则已，勿过其则也。"更不能"信巫"和"求鬼"。另外，万全主张以剪刀放火上烧后断脐，且脐带未落时，不可频浴，否则易患脐风。

万全十分重视养生，总结出寡欲、慎动、法时、却疾养生四法，并列方110余首，载药240余种，为妊娠女性、婴幼儿至百岁老人提供了一套完整的防病治病、强身用药的方案。正如《养生四要》所云："养生之道，只要不思声色，不思胜负，不思得失，不思荣辱，心无烦恼，形无劳倦，而兼之以导引，助之以服饵，未有不长生者也。"万全将寡欲列入养生第一要义，寡乃节制之意，欲指食欲和性欲；

寡欲并非绝谷休妻，而是顺应人性，节制食欲和性欲，以尽天年。万全主张食不过饱，食必兼味，不宜偏食，不宜多饮；喜嗜之物，不可纵口；宜薄五味，因膏粱厚味，毒甚于鸩；不食香美、炙煿之品。万全还提出晨起早行，不可空腹，宜服糜粥，或饮少量醇酒，以有利于养生。他提出婚嫁不宜过早，房事要有节度，不可纵欲，不可乐极。他还告诫说房事过多容易伤筋，导致阳痿不举，施泄过多易伤精而导致阴虚，阴阳俱虚则精液自出。形神活动应动静适度，不可过极，才能有利于养生，否则暴喜、暴怒、暴恐、过哀、过思等可损伤心、肝、肾、肺、脾而影响情志，心神难静；久视、久卧、久坐、久立、久行等五劳可损伤血、气、肉、骨、筋而影响形体。万全主张采用打坐、调息的方法。万全所论的打坐方法与传统方法不同，是根据自身实践体会总结出来的，他认为打坐不仅限于静坐，不应"如聋哑痴呆一样全然不思外界事理"，而是"将一件事，或解悟精义，或思索某首诗文"，亦能静下来，收到传统打坐所不能获得的益处。此外，他还提出根据气候季节变化，调整生活起居，以顺应天地四时变化，人体阴阳和则气平，乖则生病。他告诫说，夏月不可多食瓜、桃、冰之类，冬月不可多食辛燥炙煿之物。万全主张养生应当积极防病治病，以"不治已病治未病"为宗旨，提倡"与其病后才服药，弗如病前能自防"，反对有病"不即求医，隐忍翼瘥，至于病深，犹且自讳，不以告人"。临证应根据病情，"虚则补之，实则泄之"，"中病即止，勿过其剂"，防止损伤正气。最后，万全告诫说："善养生者，当知五失。不知保身一失也，病不早治二失也，治不择医三失也，喜峻药攻四失也，信巫不信医五失也。"

临床方面，万全认为，人以脾胃为本，且小儿脾常不足，加之饮食不节，极易损伤脾胃，而"脾胃虚弱，百病蜂起"。因此治疗"小儿久病，只以补脾胃为主，补其正气，则病自愈"，并强调"调理脾胃者，医中之王道也"。万全根据小儿特点，处方以药味少、药量小、灵活变通、喜用丸散膏丹为特色，并配合小儿推拿治疗小儿疾病。他根据祖传经验和自己的临床实践，总结出了 100 多个家传经验方，寓神效于平凡之中，如安虫丸、玉枢丹、牛黄清心丸等一直受后世医家所喜爱。他提出无病不可服药；一旦患病，偏寒偏热之剂不可多服，用药贵在平和，勿犯小儿生生之气。万全反对滥用攻伐之品，慎用金石之品。因为小儿脏腑娇嫩,形气未充,易为虚实,而攻伐之品多为苦寒药,可损阳败胃。金石之品辛热走气以耗阴,使小儿伤阴化热而滋生病端,亦当少用。

总之,万全一生致力于儿科疾病的理论研究和临床实践,总结和积累了大量的理论和临床经验,为后世留下了许多宝贵的精神财富。在养生理论上,他从寡欲、慎动、法时和却疾四个方面进行了简明扼要的论述,并结合自己丰富的临床经验和体会提出了独到的见解。他还从儿科理论中发展了优生优育的理论。这些理论都深深影响着现代的中医儿科、优生优育及养生。

五、立痰火新论的中医大家:梁学孟

梁学孟,字仁甫,别号玄诣山人,明代医家,竟陵(今湖北天门)人。梁学孟初治儒学,专于经书,达到"耳不知有器哗,目不知有形"的程度,在乡里小有名气。梁学孟由于素体虚弱,再加上读书废寝忘食,以致患痰火病卧床不起,后得同邑儒医鲁先生精心调治,时过年余方有起色。然而其体质仍差,稍涉寒暑旧病即发。这段经历,使他对医学产生了浓厚的兴趣,即兼读轩岐医书,并向鲁先生请教。适逢邻居家有间即将坍塌的茅草屋,鲁先生喻曰:"汝不观邻之圮屋乎?苟补辑之未周,绸缪之未固,偶罹风雨,即欲免于罅漏,曷可得焉。必覆以茅茨,涂以泥饰,既慎且固,而后疾风骤雨不足虑耳,唯子之病亦然。"此意为要想不旧病复发,必须平日就注意调养固摄身体。鲁先生并授予其一药方,嘱其按证加减服药,梁学孟归家后,即遵医嘱,依方对治,并单居一静室,澄心端坐,不摇神,逍遥乎广漠之野,彷徨乎尘垢之外。次年果痊愈,精神亦佳。此时他已懂得许多医学知识,但还未达到融会贯通的地步,用他本人的话来说,即"六经之虚实未审,药性之温凉未辨,仅仅株守《局方》,欲变而通之无由也"。在谋求功名的过程中,梁学孟结识了既精儒学又通医学的两个人——李学使及王庸。三人共同切磋学问,在医学上大有长进,尤其对痰火病有独特体会。然而梁学孟仕途不顺,始终未有大的建树,志向逐渐转为医学。不久,一位方士拜访他,说:"子明于医而暗于脉,是令盲者辨色,聋者审音,所称隔靴爬痒者也。"于是面授他方脉机宜。从此梁学孟放弃了求取功名的念头，专心学医。

经过若干年的实践，梁学孟对内科杂症，特别是痰火病的治疗，颇有心得。病家用他的方药，每试辄效，很快闻名遐迩。万历三十年，瘟疫大行。一人患疾病，医生以泻药大下之，结果泄泻不已，饮食不下，垂危之甚。其舅着手准备后事，来询于梁学孟。因其随身携带所服中药，梁学孟顺便捡看，乃五苓散，当即在药内加防风一钱、羌活五分，嘱仍继服。服药一剂泻即止，次日清晨即进稀粥，渐渐痊愈。几日后，一位友人来访梁学孟，经询问乃知即前医者。友人曰："前某依方用五苓散，服药不效。旋得公药，一服而瘳，愿购其方。"梁学孟直言相告曰："即前药内加防风、羌活耳。"友人踌躇不信，梁学孟解释说："子不观奥室之湿地乎，天日未见何由得干，必开户启牖，令风入而始干。羌活、防风乃风药也，《内经》所谓风胜湿者此也。五苓散只能渗湿耳。"听后友人茅塞顿开，再三叹服梁学孟的高超医术。

梁学孟以"火"立论，尝谓十二经之病，火居大半，人道暴亡多为火证。其积20余年经验所编撰而成的《痰火颛门》为痰火证治专书，颇具影响。全书共四卷。卷一总论痰火宜忌、死症、调理、病因病机、脉理运气及证治大法等，计四十九篇。卷二、卷三各论分述诸气、失血、咳嗽、发热骨蒸、子午热、传尸、自汗、盗汗、惊悸怔忡、梦遗、赤白浊、五淋、胁痛、咽喉痛、泄泻等病证治。卷四辑录了梁学孟三十余篇医论，致力于阐发脉诀、岁时气运、亢害承制、病机十九条、六经传变、五脏虚实补泻、病治逆从反佐、杂症用药节略等有关医理，并附历代名医治验及其本人临证有效病案，以备后学者研究揣摩。书中有关药性认识，特别是归经、引经诸药性，分散于各卷、各节之后。卷一有火病各经药性主治，卷二有诸气主治药性、失血各经药性主治、失血分经引用便览、咳嗽分经便览、发热各经药性主治、骨蒸虚实五脏六腑并十二经药性主治，卷三有汗症药性主治、梦遗赤白浊淋症药性主治，卷四有按脉用药脉理简易指南、杂诊用药节略。各节又分若干条，分列若干单味药，供组方、加减使用。书中内容多为经验之谈，包括引经之药，亦非悉遵前人，研究归经、引经理论尤应参看。明代陆世科得到此书，细阅之后大加赞赏，认为其论不专痰火，就火一症而贯穿十二经之病，若通此法，则足以瘳天下厥疾，故再次刻印时更其名曰《国医宗旨》。可见该书切合临床实际，对后世医家多有裨益。此论痰火专著比明代龚居中的《红炉点雪》早问世20余年。

学术方面，梁学孟宗《黄帝内经》大旨，撷取李东垣、朱丹溪诸家精要，提出人之病，以痰火为患居多。他深入剖析痰火成因，着意发挥十二经痰火病状，指出各经皆有火，而相火为害尤烈，痰火为病，弗泥一脏，反复申明"淡味养阴"之理，详列调理脾胃诸法。梁学孟认为痰火之治，宜谨守其法。若痰火动，先治其火，却治其痰；若痰急，则始治其痰，复治其火。治不离脾胃，攻不伤正气，诸病论治，不落窠臼。他阐述痰火证治颇有独到之处，于诸病中博采众方，参合己验，融会贯通，推陈致新。梁学孟对药性理论也颇有心得，且多有独特见解，如论三黄，性本大寒，乃谓黄连性热，而令人心闷；黄柏性燥，而铄人真阴；黄芩寒中有热，令人肺痿。附子性本大热，乃谓其性温中有寒，能峻发五脏之阴，殊失本草原旨。梁学孟认为痰属湿，乃津液所化，是津液败浊之产物，痰之为物，无处不到。因此，梁学孟十分重视痰的辨证与治疗。关于痰的辨证，梁学孟远较前人系统详明，他根据自己的临床探讨心得，发现了痰游溢各经、为病不一、千状万态、不可枚举的病证特点。因梁学孟之言，颇符临床实际，很快受到医家重视，和他同期的明代医学名家龚廷贤所著的《寿世保元》即节取之。

梁学孟治痰重视理脾、顺气。他认为痰之动，湿也，主于脾，故脾胃为痰之总司；周流一身以为生者，气也，善导痰者，必先顺气，因此，他治痰常用丹溪法，以二陈汤为主，并针对痰病病因的风、寒、热、食、郁、虚等予以加减。他发择火之含义，提出补虚、泻实、护中。火有生理与病理、外火和内火之分，又有君火、相火及脏腑之火之别。梁学孟认为十二经之病，火居大半，因此，他致力于火的研究。在丹溪"相火论"、东垣"阴火论"等学术思想的启迪下，他对内火颇多发挥。一是补充了丹溪相火发源于肝肾，是人身之动气，相火妄动为贼邪的论点，强调了君相二火之间的关系，他改称君火为"天火"，相火为"人火"，认为"肝肾之阴，悉具相火，是人而通乎天者"，如"人心听命，彼五火将寂然不动，而相火唯有裨补造化，以为生生不息之运用"，若上焦天君失职，心火蔓延，相火猖獗，二火相煽，则出于脏腑，而为贼邪。二是较详尽地阐明了火与气血的关系，他认为"人之正气，与血相配，血行脉中，气行脉外；灌溉百骸，循环无端，此为生生不息之妙用也，人唯诸所动乱劳伤，乃为阳火之化，神狂气乱，五志厥阳之火起焉"，并提出了"诸气皆属火""诸血俱作热"的论点，从而完善了脏腑阴阳气血失调导致内火病变的机制，并为临床诊治另辟蹊径。

对于内火病变的辨证与治疗，梁学孟除指出脏腑火病各异，治宜对症酌方，选药如黄连泻心火、黄芩泻肺火、石膏泻胃火、柴胡泻肝火、知母泻肾火外，还十分重视内火的虚实辨治。他说："凡治火病，宜究虚实，虚者补之，实者泻之。"饮食内伤，七情六欲，气盛似火，此为有余中不足，当以甘苦之剂，凉而和之；阴虚火动，骨蒸潮热，此为不足中有余，当以甘苦之剂，滋阴降火；若饮食劳倦，内伤元气，真气下陷，内生虚热，此为不足之火，宜用甘温补剂，其热自退。此外，更值得提出的是梁学孟治疗内火之证，反对纯用苦寒泻火之剂，提倡用甘草缓其力，他认为"脾胃者土也，乃人身之所以为本者也，今火病而泻其土，火固未尝除，而土已病矣！"他还强调："治火病，以理脾为主，此真诀也。"这不仅体现了梁学孟时时注意顾护脾胃的思想，也是他治疗火病的心得所在。

对于痨瘵一病，他提出从痰火论治，调治颇有心法。关于痰火之名义，梁学孟之前，很少有人论及。梁学孟首先对痰火进行了说明，但细析所论，则重在论述痨瘵一病。痰火的成因，梁学孟认为是多方面的，如人饮食有节，起居有常，不为七情所伤，不为色欲所迷，则津循其轨，火调于适，而不患病。反之，将息失宜，调摄无术，则发病，而其中又以二十以内少年之士、茂年苦读之人及淫欲无度者多见。梁学孟认为痰火与阴虚火旺、五脏相互影响、瘵虫传染有关，但就病位重点来说，则认为在肺肾二脏，故其强调肺肾亏虚，下无根本，阳气轻浮，必有盗汗发热咳嗽之病。于痨瘵病机，可谓具体而微。梁学孟认为失血、咳嗽二症，乃痰火之吃紧处。因此，对于痨瘵，他十分重视失血、咳嗽的辨治。他主张用滋阴降火、补肾清肺、理脾养胃法治疗痨瘵。在痰火的调理方面，梁学孟重点阐发了"淡味养阴""安养心神"之理。他认为淡具有自然中和之味，有养阴补胃之功；心生凝滞，七情不安，易致阴火炽盛。他强调："调和脾胃，使心无凝滞，或生欢欣,或逢喜事,或天气暄和,或食滋味,或见可欲事,则爽然无病矣！盖胃中元气得舒展故也。"其理论不仅对癀瘵调理多有发挥,且于临床有指导意义。

总的来说,梁学孟一生淡泊名利,勤奋务实,将实践与理论结合,注重继承和创新,是我辈学习的楷模。梁学孟早年修习儒学,后放弃功名,潜心研究岐黄之术,经过若干年的临床实践,对内科杂症的治疗颇有心得。梁学孟素来信奉金元医家诸学说,他宗《黄帝内经》大旨,撷取李东垣、朱丹溪诸家精要,创造性地提出痰火为病的论治方法。他撰写的内科著作《痰火颛门》,对后世影响颇深。此外,梁学孟对药性理论也颇有研究,他不是一味继承前人对药性的论述,而是结合实践经验,提出自己的独到见解。

六、精研药理的本草学大家:刘若金

刘若金(1585—1665 年),字用汝,号云密,晚号蠡园逸叟,时人称云密先生,明末清初著名医药学家,湖北潜江人。云密先生以名进士官至司寇,值明季丧乱,杜门高尚,以至殁身,而其后半生所以销岁月而葆天真者,精力皆萃于《本草述》一书,以为救济苍生之助。竟陵(今湖北天门)人吴骥在《本草述·原序》中评价"故司寇潜江云密刘公,道德洽闻,以刚肠直节名于海内"。天启五年(1625年)刘若金中进士,官至刑部尚书,明亡后隐居不仕。"生平于书无所不读,而尤笃好轩岐之学","自云不侫壮而多病,以医药自辅,看题处方,良用娱慰"(《本草述·原序》),明亡后刘若金以轩岐之学自娱,在潜江城西之玛昌湖畔的别墅蠡园书室"喟然轩"中,杜门谢客,竭三十年之力撰成《本草述》一书。《本草述》共32 卷,载药 480 余种,80 余万字,是继李时珍《本草纲目》之后又一部本草学专著。甘鹏云评价《本草述》云:"乡先生治本草学者,明代凡二家:一为蕲州李东壁氏,一则公也。"他将云密先生与东壁先生同论。他又指出:"李氏《本草纲目》取材至博,论者或议其未能精深,而公之《本草述》从其善而纠其违,遂成一家之言,则精之至矣。"《本草述》一书以《本草纲目》为基础,取其精粹,深入义理,对后世本草学的发展做出了重要贡献,后人张奇辑《本草述录》、杨时泰辑《本草述钩元》均节录本书而成。刘若金治学可谓专于岐黄，至精至简。后人将潜江刘若金与浠水庞安时、罗田万全、蕲春李时珍合称为"湖北四大名医"。

刘若金所著的《本草述》，竭三十年心力而成，为卷三十有二，是在《本草纲目》基础上删繁就简而成。《本草述》选药480余种，对每味药物详加考订论述，更切合临床实际。现代《中药学》教材中的药物几乎全都收录在《本草述》一书中，现代常用药材与《本草述》相吻合，说明《本草述》选择的药材是临床所习用者，一些生僻或荒诞的内容较少收录，这与当时一些卷帙浩繁的本草书明显不同。书中每药之下所列气味、主治、附方、修治等项，对临床均有直接指导作用，方便实用。如山草部所收录药物有甘草、黄芪、人参、沙参、桔梗、荠苨、萎蕤（玉竹）、知母、肉苁蓉、锁阳、天麻、苍术、白术、狗脊、巴戟天、远志、淫羊藿、玄参、地榆、丹参、紫参、黄连、黄芩、秦艽、柴胡、前胡、防风、羌活、独活、苦参、升麻、延胡索、贝母、白茅根、龙胆草、细辛、白前、白鲜皮、贯众、白头翁、紫草、白薇、胡黄连、仙茅、白及共计45种，基本都是临床所常用者。历代本草专著对药物的编排，有按功效分类者，有按药物自然属性分类者。但是就分类的合理性与排序的科学性而言，即使是李时珍的《本草纲目》，也未能做到尽如人意。在《本草述》中，刘若金采用了按药物自然属性分类的方法，同时对李时珍及前人明显的疏漏误排之处，在一定程度上做出了调整。比如果之味部，《本草纲目》列胡椒于吴茱萸、食茱萸之前。刘若金考虑吴茱萸、食茱萸皆属椒类而产于中土，胡椒则来自舶上，遂将果之味部的顺序变更为蜀椒—吴茱萸—胡椒。同时将食茱萸附于吴茱萸之后，秦椒（花椒）附于蜀椒之后。经此调整后，同一部类药品的主从关系、等次关系、土产与舶产关系均有章法可循，检索功能与实用价值也在不增加篇幅的情况下得以增强。类似的例子很多，虽只是重新排列药品前后次第，却能反映出刘若金对药物分类的问题进行了深入的思考，对后世学者创立更新的药物分类方法不无启迪。

为了使后世学者更好地领会药物性质功效，刘若金选取适当的医案来举例说明。如为了说明信石乃大热之药，能针对阴凝寒湿痰浊而获效，在信石的"愚按"部分，刘若金云："故以此味治痰、如痰喘齁鮯，诚为的对，第皆因于寒湿，固非火热之痰也。愚昔年曾治一小子,大获奇效。盖既为大热大毒之药,则宜以救偏至之疾,如寒痰湿痰是也……盖溃阴凝之坚,非必藉阳毒之厚者不可也。"他用过去治验的案例来说明,以使后世学者能更好地体会信石去寒痰湿痰之功效。除了用亲历案例来说明药物的特性外,刘若金也常选前代医家的案例来说明。这种医案举隅以示药物功效的方法直观、深刻,切合临床,能使后世学者对药物之功效认识更深刻,更能体会临床之应用,为临床立法、处方用药提供了思路。刘若金之于本草学药理研究,实旁征博引,匠心独具。如论石膏,他首宗丹溪先生对药物命名之论,又结合石膏之功效,指出世人将方解石作石膏之误,辨析药材;引《名医别录》、张洁古、李东垣三家之言论石膏之气味;借诸本草、方书论石膏之主治,历数诸家在临床中对石膏的运用来阐发石膏之功效;之后又加上自己的按语,不但分析了石膏的特性功效,而且通过分析明确指出了其适用范围。

　　总的来说,刘若金被后人誉为"湖北四大名医"之一,与其所著《本草述》一书对本草学的重要贡献密不可分。其所著《本草述》以《本草纲目》为基础,从临床实际出发,精研药理,选取其中切合临床实用的药物择优成书。该书内容简约、精专,实乃由博返约、切合临床之佳作。《本草述》在药物排序上的创新,对药性药理的论述,结合临床医案的方式,实乃匠心独具,对后世本草学的发展及后人学习药物学知识做出了重要的学术贡献,在药物学发展史上占有重要地位。

七、"叶开泰"第六代传人、医药融通大家:叶志诜

　　叶志诜(1779—1863 年),号东卿,晚自号遂翁、淡翁,湖北汉阳人,清代中晚期著名的学者、藏书家、金石学家,也是"叶开泰"第六代传人。叶家原籍徽州府黟县,于明初迁往江苏溧水塔山渡。在明代中后期,因湖北汉口逐渐成为豫、鄂二省的集散地,叶家看到了其中的商机,1637 年,叶文机随精通医术的父亲前往汉口,恰逢长江流域瘟疫盛行,叶文机竭力医治,救人无数,深得老百姓的尊敬,

并受到了驻军简亲王的资助，在汉口镇鲍家巷口租赁一店屋（"叶开泰"药店），悬壶应诊。

在过去，叶家乃当地的名门望族，自叶志诜之祖父叶廷芳（叶文机之曾孙）开始，世代为官。叶廷芳，官至诰授中宪大夫，晋赠光禄大夫、建威将军。叶志诜之父叶继雯，字云素，世人称之为云素先生，乾隆年间进士，官至给事中。乾隆年间，与陈诗、喻文鏊并称文坛"汉上三杰"。叶志诜在家族的影响下，从小就展现出不同于常人的风采。《续辑汉阳县志》中的《叶志诜传》曾对叶志诜有过以下描述：叶志诜生有殊恣，素称显业。侍其父给谏公，京师朝夕承庭训，于书无所不窥。闳览博闻，人罕测其涯。这充分显示了叶志诜的聪慧过人。后来，叶志诜还师从翁方纲、刘墉等学者，学习金石文字，但其入仕做官之路却充满了坎坷，叶志诜多次参加科举考试却屡不中第，最后在嘉庆九年（1804 年）以贡生身份入翰林院，历任国子监典簿，主掌印章、监务、章奏文书等，兼署监丞、博士典籍，充国子监则例馆提调，后充国史馆分校、治河分校，仕至兵部武选司郎中。在任职期间，他常被人称赞"清识秉正""两袖清风"，受到老百姓的尊敬和爱戴，后于花甲之年返乡。

道光二十八年（1848 年），叶志诜已经年近古稀，他来到其子叶名琛任职的广东，在此养老。虽然已经到了暮年，叶志诜仍然笔耕不辍，没有一丝懈怠，《汉阳叶氏丛刻医集二种》就是在这个时期开始，陆陆续续地被刊刻，后来因为广东变乱，叶志诜重新回到了家乡，他生平所收藏的文字古器因无法带走而荡然无存。同治二年（1863 年）叶志诜卒于家中。叶志诜博闻强识，不仅在诗文方面小有成就，还精通书法，成为著名的金石学家，著有《平安馆藏器目》一卷、《平安馆碑目》八卷、《高丽碑全文》八卷。除此之外，叶志诜还精于养生，亦通针灸，辑写了颇多医学书籍。

叶志诜虽然不是因医学而闻名，却与医药有着千丝万缕的联系。他出身于世医之家，通晓医理。其先祖创立的"叶开泰"药店，本着开万世之太平的宗旨，严格按照炮制要求，研制出了无数的优良药方，如参桂鹿茸丸、虎骨追风酒，在湖南、江西、陕西等地颇受欢迎，也远销港、澳地区，甚至海外。叶志诜乃"叶开泰"第六代传人,虽然他将大部分精力投入在仕途上,但是对于"叶开泰"药店的重大事宜还是会参与过问,如《汉口夏志》中记载:"汉阳祖遗药店,司会计者干没至巨万,志诜为弥缝而善遣之。"所以叶志诜与医药间冥冥之中就有着很多联系。叶志诜曾在《咽喉脉证通论》的序言中写道:"余试其方屡效,并制牛黄丸授病者,已二十余年。"这表明叶志诜曾经为患者诊治疾病,并且取得了很好的疗效。有相关史料记载,叶志诜暮年时期到广东养老时,其子叶名琛为他修建了长春仙馆,馆内供奉着吕洞宾、李太白二仙,叶名琛为其父修道扶乩,还在仙馆旁边修建了药圃以供他种植一些药物,可以看出叶志诜对医药的浓厚兴趣。在叶志诜晚年时期,他所编撰的《汉阳叶氏丛刻医类七种》开始刊刻,主要包括《神农本草经赞》《观身集》《颐身集》《绛囊撮要》《信验方录》《五种经验方》和《咽喉脉证通论》。其中《神农本草经赞》为叶志诜所著,《观身集》和《颐身集》为叶志诜编选,合编为《汉阳叶氏丛刻医集二种》,此外还重刊了《绛囊撮要》《信验方录》《五种经验方》和《咽喉脉证通论》四种书籍。

《神农本草经赞》以清代学者孙星衍所辑的《神农本草经》为基础,将其全部内容收录进来,然后对其中所提到的每一种药物都给出四字一句的赞语,并自引诗赋本草释出其典,赞、注内容涉及药物的释名、性味、效用,对阅读本草之人来说简洁明了。此书将药物分为上药、中药、下药,其中上药为君,主养命以应天,无毒,多服久服不伤人,欲轻身益气不老延年者,本上经;中药为臣,主养性以应人,无毒有毒,斟酌其宜,欲遏病补羸者,本中经;下药为佐使,主治病以应地,多毒,不可久服,欲除寒热邪气破积聚愈疾者,本下经。"叶开泰"药店研制的成药大多来自此书的上经和中经,所以有关"叶开泰"药店研制成药中的一些具有特色而功效显著的药物介绍可见此书附注。著名的医家裘庆元编著《珍本医书集成》时,就将《神农本草经赞》收录其中,还给予了诸多的赞语:"《神农本草经》原本甚少,叶氏以别出心裁,用古博文字,每首撰成四言赞文。尤恐后人费解,又自加诠注,令读其书者,别饶异趣,于古经自然熟记不忘矣。"叶志诜在编撰本草书籍方面功不可没,为后人理解本草提供了很好的帮助。此外,在管理"叶开泰"药店时,叶志诜将其了解的本草知识充分运用在成药研制之中,如制成了参桂鹿茸丸、八宝光明散等著名的药方。古语有"以史为鉴"，"叶开泰"
药店的后身健民集团很好地诠释了这一句话。健民集团一直秉承着"健天下，
民为贵"的堂训，积极研制中成药，为广大人民谋福利，其中以龙牡壮骨颗粒的
研制最为轰动，获得了"全国儿童生活用品新产品金鹿奖"。龙牡壮骨颗粒由黄
芪、党参、白术、茯苓、山药、麦冬、龟甲、五味子、龙骨、牡蛎、鸡内金、大枣、甘草
等药物组成，具有健脾和胃的功效，对小儿多汗、夜惊、食欲不振、消化不良、发
育迟缓具有治疗作用。龙牡壮骨颗粒上市以来畅销几十年，临床上应用广泛，
可用于预防和治疗小儿佝偻病、软骨病、儿童反复呼吸道感染、原发性骨质疏松
症、功能性消化不良、小儿汗证等，为治疗儿童消化和骨关节疾病做出了巨大的
贡献。

　　《观身集》和《颐身集》两本著作均是叶志诜将一些医家的医学文献综合而
成，《观身集》以"观"为主，所选取的文献主要与穴位、经络、脉象和骨骼相关；而
《颐身集》则以"颐"为主，主要选录的是颐养身心的气功和导引一类的文献。
《观身集》刊刻于咸丰三年(1853年)，主要收录的是明清时期关于人体生理解剖
方面的四本医学著作，其中包括陈会的《全体百穴歌》、沈金鳌的《脉象统类》、沈
绂的《十二经脉络》和沈彤的《释骨》。其中《全体百穴歌》记载了十二正经和任
脉、督脉的腧穴，如任脉的穴位歌诀："任脉中行正居腹，关元脐下三寸录。气海
脐下一寸半，神阙脐中随所欲。水分脐上一寸求，中脘脐上四寸取。膻中两乳
中间索，承浆宛宛唇下搜。"这些穴位歌诀不仅给出了腧穴的位置，还朗朗上口，
易于理解记忆。但是其中记载的十二正经和任脉、督脉上的腧穴大多位于上肢
和下肢，只有少数记载了位于躯干的腧穴，例如足太阳膀胱经中提到了位于腰
背部的肺俞、肝俞、肾俞，足厥阴肝经中位于胸胁部位的章门、期门，以及任脉中
位于前腹部的关元、气海、神阙、中脘、膻中、水分。虽然与现代《经络腧穴学》中
记载的穴位相比，有许多遗漏之处，但是这本著作概括了大部分常用的腧穴，并
且用"歌体"的形式展现，便于人们记忆。同时，《脉象统类》中关于很多脉象的
记载也具有一些临床意义。在文章的开篇，脉象就被总归为"浮、沉、迟、数、滑、
涩"，根据这些脉象就可以分辨表里阴阳、冷热虚实、风寒燥湿、脏腑气血。书中

还对相应的脉象做出了高度凝练的解释,例如文中曰:"盖浮为阳、为表;沉为阴、为里;迟为在脏,为冷、为虚、为寒;数为在腑,为热、为燥、为实;滑为血有余;涩为气独滞。"这就将脉象与阴阳、脏腑、寒热、虚实结合起来,使得医者在临床诊脉时有一个大致的方向,不至于将阴阳和寒热混淆而谈。

《颐身集》最早由两广总督署于咸丰二年(1852年)刊刻,后来光绪三年(1877年)又有萧山华莲峰重刻本,人民卫生出版社曾于1982年9月将《颐身集》与他书合集出版,但是并未署叶志诜之名,也没有提到两者之间的关系。《颐身集》包括《摄生消息论》《修龄要指》《勿药元诠》《寿人经》《延年九转法》。《摄生消息论》不分卷,元代丘处机撰,其内容按照春、夏、秋、冬四季,以天时季节,结合五行生克、脏腑学说讲述生活起居、摄身保健,以达到防病治病的目的。《修龄要指》由明代冷谦编撰,讲述四时调摄、起居调摄、延年、却病、长生以及八段锦、十六段锦医疗体育和导引等,其中有论有歌,简易明了。《勿药元诠》由明代汪昂所著,先讲述养生总论,再介绍调息之法、小周天、一秤金决等,后针对诸伤、风寒伤、湿伤、饮食伤、色欲伤等病证提出相应的保健养生法。《寿人经》由清代汪晟所著,内容包括调理脾、肺、肾、肝、心的五脏诀,以及坐功诀、长揖诀、导引诀,每个歌诀只有百字左右,简单而容易理解。《延年九转法》是由清代方开所创的一种养生术,方开本人坚持此法练习,使得身体强壮,年过百岁,后人描述其"多力声如钟,七尺挺坚,撼之若铁",这充分显示了此类功法具有很好的强身健体功效。所以当时有很多人效仿方开,练习"延年九转法",收到了良好的效果。这种功法主要是通过按摩胸腹部相应的腧穴,起到刺激经脉、促进气血运行的作用,特别适合脾胃虚弱且平时有食欲不振、腹部胀满、便秘等症状的老年人。明清时期,涌现了许多医家和著作。只有阅读了大量医药书籍,对医学有充分的了解,并且具有个人独特的医学理念,才能在千千万万本医学著作中选择出优秀而又具有特色的文献,这也间接显示了叶志诜博学多识,精通医理。

叶志诜还对四本医书进行了重新刊刻,包括《绛囊撮要》《咽喉脉证通论》《信验方录》和《五种经验方》。在这四本医书当中,《五种经验方》实则由叶志诜的祖父叶廷芳所编选并刊刻。《绛囊撮要》刊刻于咸丰三年（1853 年），主要介绍了 405 种中药和 473 个方剂（其中包括附方 177 个），主要摘取的是医家的已验之方，分为发表、清热、泻下、利水、止汗、理气、止痛、温里、补益、安神等 27 类。该书署名为清代的云川道人，根据其中的自序，推断该书成书于乾隆九年（1744 年）。叶志诜对这本书进行了刊刻，并且在此书的结尾写道："此册相传得自江南，甘肃岷州学署有刊板。诸方皆经前人试验有效。然须选择真药，修合如法，无不痊者。"其中"选择真药""修合如法"与"叶开泰"药店的经营理念不谋而合。"叶开泰"药店在甄选原材料时十分考究，例如选用鹿茸时，只挑选东北梅花鹿的关茸；制造参桂鹿茸丸时，要选购一等石柱参、正安桂和马钲茸，铺以高丽参；制造八宝光明散时，所选用的麝香必须选购杜盛兴的，冰片则一定要求选用百草堂的。此外，在炮制的时候也严格按照配方和操作规程，如制药酒，必须浸泡两年以上；每年入冬熬胶，时间长达两个月，除每种胶要用上等的原料外，其中的龟甲浸泡透以后，要一块块刨去黑壳皮，又经日晒夜露，消除腥味。这些都充分体现了"叶开泰"药店制作药物的过程十分严格细致，而这些经营理念与"叶开泰"药店的管理者是密不可分的。叶志诜作为"叶开泰"的第六代传人，他在刊刻的医书中也充分体现了重视药材质量和炮制的观念，在管理药店时也将之付诸实践过程之中。

《咽喉脉证通论》相传为宋代时异僧所撰，总论咽喉诸证的诊断要领和治疗大法，并且记载了锁喉、重舌、气痛、乳蛾等 18 种咽喉疾病的诊治、用药以及丸散验方。根据叶志诜的序言，他所依据的是该书于道光七年（1827 年）在广州的重刊本，即仁和许乃济刻本。叶志诜认为该书之方屡有效验，但是他来到广州之后，发现"广州书肆竟无知者，刊版散失久矣"。为了让更多人了解这本医书，叶志诜趁着刊刻《五种经验方》之际，重刻《咽喉脉证通论》。

《信验方录》（附《续信验方》）系咸丰四年（1854 年）由两广总督署刊刻，作者署名为卢荫长。该书大约成书于 1804 年，是一本颇具有实用价值的方书，共收载了临床各科民间验方和成方约 200 首。此书在清代流传颇为广泛，版本也较多，其中粤东抚署于道光十年（1830 年）便曾刊刻。由于叶志诜未有相关的文字记述,所以其刊刻的原委及依据版本不详。

对于《五种经验方》这本医书的刊刻,有一些学者认为是由叶志诜来完成的,实则不然,这本书后来被证实是由叶志诜的祖父叶廷芳所编选并刊刻的。《五种经验方》主要是《痢疾诸方》《疟疾诸方》《金创花蕊石散方》《疔疮诸方》和《喉科诸方》5 种医书的汇编,于乾隆四十三年(1778 年)编选而成,道光三十年(1850 年)粤东抚署与咸丰三年(1853 年)两广总督署先后刊刻两次。书前有叶廷芳自序,称《五种经验方》或切于人生所易犯,或拯人于不及防,或挽回于至危且急而至于死,俱不必诊脉案病,便可投药,其方虽出于古本,皆屡试屡验而无误者。这明确表明了这些验方疗效显著,能够救人于危急之时,并提出在遇到危及生命的疾病时,不必细细诊其脉、辨其证,直接用验方急救其命,而后再辨证审因,慢慢调治,也就体现了"急则治其标,缓则治其本"的治病原则。《续辑汉阳县志》中直接提及了叶志诜对"叶开泰"药店的管理,"汉镇祖遗药店('叶开泰'药店),司会计者干没至巨万,志诜为弥缝而善遣之"。即使对贪污钱财的"叶开泰"药店员工,叶志诜也只是"善遣之",并不狠狠报复。这是一种将贪污视为病态的救治观点。叶志诜当时是朝廷五品京官(郎中),但也在公务之余遥控店务。

叶氏家族因"叶开泰"药店的巨额收入和子孙世代为官获取了丰富的资产,成为当地的名门望族。由于席丰履厚,叶氏家族贾而好儒,纷纷将商业资本转化为文化资本。叶志诜之父叶继雯家藏图书八万卷,他与当时迁来北京朝贡的朝鲜燕行使者多有交往。而叶志诜本人也遗传了其父收藏的爱好,酷爱藏书,搜罗古今图书甚富,其藏书楼名为"平安馆",撰有《平安馆书目》。藏书印有"叶志诜即见记""居汉之阳""东卿校读""师竹斋图书""淡翁印""叶印志诜""淡翁""东卿过眼"等。众多的收藏作品中,以孤本方书《自在壶天》最具特色。"自在"是一种佛家用语,"壶天"典出《后汉书·方术传》之费长房故事,颇有医释道合流之意。通过考证方书中的钤印,得出本书除被叶志诜收藏过外,还被汪启淑和邓之诚等名家收藏过,足以证明其收藏价值。《自在壶天》有五卷,为中医方书类著作,半页九行,行二十字,白口,此书抄于康熙年间,而成书年代应该更早，此其具有"历史文物性"。根据《中国中医古籍总目》和文献调查，该书目前仅存此孤本，现藏于天津中医药大学图书馆。《自在壶天》的著者佚名，抄录者孙继朔，字亦倩，新安人，生平不详。根据孙继朔序，其寓居广陵（今江苏扬州），偶于友人秘籍中得见《自在壶天》一书，惜乎篇残简断，检而读之，喜其博取而精备。因借录成帙，置列几案，以为救人之针筏可耳，但不识集此书者为何时人，且姓字里居俱湮没而无传，想亦家世相传而善精岐黄之学哉。元代戴良作《丹溪翁传》，记其师朱丹溪所言："士苟精一艺，以推及物之仁，虽不仕于时，犹仕也。"这句话是指治病救人所立之功，等同于居于庙堂为国效力之功，即"医以活人为务，与吾儒道最切近"也。《自在壶天》记载了一千二百多首方药，其作用也是十分显著的。

当然，叶志诜的收藏远远不止这一本医书，还有各种各样的书籍、古董、字画。叶志诜文化底蕴深厚，曾获皇帝嘉奖，在《续辑汉阳县志》中有这样的描述："十六年（1811年）恭值仁宗巡幸五寮，以军机子弟不与，召诜进献画册、颂册，特拜文琦之，赐奉旨入文颖馆行走。二十四年（1819年），恭逢六旬万寿，编写千字文诗祝禧，并邀宸赏。"这些收藏品就寄放在其藏书馆内，即"平安馆"，而关于"平安馆"的由来和改修还有一段丰富的历史：叶志诜之父叶继雯，在宣南最早居住于孙公园内，后来迁居于不远处的虎坊桥。这是一处较大的宅院，曾经在此居住过的名人不计其数，有清代名臣监察御史张惟寅和大学士刘权之、王杰等人，后来此处归叶继雯。著名的叶氏家族藏书地"平安馆"就在此处，后来此宅传与其子孙叶志诜、叶名沛、叶名琛等人，最终叶氏后人将此邸宅的大部分捐为会馆，后又在曾国藩的主持下经过一番修整，成为如今非常有名的位于北京市西城区虎坊桥三号的"湖广会馆"。由于有许多清代名人在此处居住过，所以"平安馆"周围的人文氛围特别浓厚，这与其收藏的众多文物是遥相呼应的，都具有很深的文化意蕴。

叶志诜学识渊博，不仅在医学、金石、收藏方面颇有成就，还精通书法。叶志诜书法工隶、楷，其隶书法度严谨，结字安和，用笔工稳，其波磔笔画较温润，笔意浑厚，气象拙朴，汉隶韵意甚浓，但是突破意识不明确，故自我面貌不明显。

其小楷清逸娟秀,不失神韵。应该说"叶开泰"药店有了如此精通中华文化的领航者指导,自然会成为中国一流的名企。《续辑汉阳县志》中记载:"善书法,湖北黄州东坡赤壁有其85岁(虚岁,去世前当年)时所书的'一笔寿'字石刻嵌于左壁。"叶志诜书法作品甚多,主要有《简学斋文集》《平安馆诗文集》《稽古录》《识字录》等。金石学是指中国古代传统文化中的一类考古学,主要研究的是前朝的铜器和碑石,特别是其上的文字铭刻和拓片。金石学早在汉代就已出现,经过宋代和清代发展达到高峰。《续辑汉阳县志》中《叶志诜传》曰:"絜师翁覃溪学士刘石奄栩国,肆力金石文字。凡三代彝器及古篆籀源,流漆以图。籍贯穿六书,搜剔辩证,剖释无滞。虽郑夹际、赵明诚未能过也。"这说明叶志诜师从翁方纲和刘墉等著名的金石学家,对于金石的研究和剖释十分深入,能辨其源流,剖析毫芒,其成就也是有目共睹的,并著有《湖北金石录》《平安馆金石文字》《金山鼎考》等金石类书籍。这些古物的研究和相关著作,体现了叶志诜在金石方面的天赋和造诣。叶氏家族虽然世代为商,经营管理着"叶开泰"药店,同时也全面培养叶氏子孙在医学、文学、收藏、考古、为官等方面的能力,使其为商却不拘泥于商,更好地使叶氏家族发扬光大、名垂青史。

古语有云:"不为良相,便为良医。"而"叶开泰"药店"医而仕则优",从第四代开始,"叶开泰"每一代传人皆为官,他们饱读诗书,才华横溢,与民为善,造福社会,缔造了"既为良医,又为良相"的传奇。叶志诜身为"叶开泰"的第六代传人,自然从小就被严格要求,对优良的中华传统美德耳濡目染,他做官时将造福社会发挥到了极致。《续辑汉阳县志》中《叶志诜传》曾描述道:"戊申(1800年)、乙酉(1825年),楚大水,汉阳西北乡堤卑且薄,闸堰皆废。城东南濒江田庐,恒苦涨缮堤则无力。志诜坐绅者筹议,首行捐资。事乃毕,举既成闾邑,始获奠安。"此段主要讲述的是汉阳发大水时,叶志诜和其他官员商议如何筹集款项来救灾济民,"在其位,谋其政";叶志诜作为父母官,无时无刻不心系着老百姓,体现了他崇高的品德。叶志诜的善举还广施于人,曾经居住在京城的一个官宦家,因家境衰败,只好卖女给别人家做童养媳,叶志诜知道后,花重金将该女子赎回,并视为自己的孙女,待该女长大后,叶志诜亲自为她择亲婚配。此外,《叶志诜传》中还写道："黄州郡郭西南青云塔,形家谓今楚人文所系,岁久颓（颓）圮,志诜自诸大府筹费重修科目,于是大振汉阳。城西石榴花塔重脩,亦捐资助成,以表清芬。又约都人士首捐资,采访节孝,凡辟壤无不循得,千余人为之请题,旌表建坊他济贫孤,救饥困,施殆不胜计。"可见,叶志诜除了在天灾降临于汉阳时救百姓于水深火热之中,还通过召集各路人士来筹集资金,以便修缮青云塔、石榴花塔,使汉阳的人文古迹得以完好地保存下来。如今,汉阳因古琴台、晴川阁、归元禅寺等名胜古迹和历史名地而吸引了大批的游客,促进了当地的经济发展。以此推之,当时叶志诜筹资修缮各种古老的城塔,也在一定程度上推动了当地的经济和文化发展。

总的来说,回首叶志诜的一生,少年时就被称为"生有殊姿,夙称慧业",又师从一流学者翁方纲和刘墉,后又科举入仕,任国子监典簿,为百姓父母官而尽职尽责。其在暮年之时,没有丝毫懈怠,忙于编撰各种医书,并研究金石,勤练书法,收藏了众多珍贵的书籍、古董和书画,虽然已到古稀之年,仍然广交诗友,诵明月之诗,歌窈窕之章。他这一生虽忙碌,但也获得了巨大成就,完成了一幅伟大而璀璨的人生画卷。

第二节　1840—1949 年的医家

一、提倡扶助阳气的中西汇通大家：王和安

王和安,字秉钧,民国时期湖北省郧西县人,生卒年及生平事迹多无从考证。

王和安潜心于仲景之学,且精于临床。民国初年在汉口设有医寓,是当时著名的经方派大家,享有盛誉。1929 年 2 月,余云岫提出"废止中医案",激起了全国中医药界的抗议,王和安积极参加到维护中医的队伍中。迫于多方压力,南京国民政府最终放弃了"废止中医案"。为了自强,也为了中医药的继续发

展,中医界又向南京国民政府请愿,希望能成立"国医国药特别管理局"和"国医国药整理委员会"。1930 年 5 月,"中央国医馆"获准成立,作为湖北省汉口市中医代表的王和安,受聘担任国医馆的理事。1933 年 4 月,湖北省成立了国医分管,同年 7 月,王和安受湖北省国医馆的推举,着手筹办汉口中医医院,与冉雪峰等筹办湖北中医学校,共同为荆楚中医的生存与发展做出了重要贡献,并成为当地中医界的中流砥柱。

王和安一生精研仲景学说,主要著作有《金匮要略新注》与《伤寒论新注》。王和安中医经典功底深厚,精熟传统伤寒注疏,广征博采,在他的《伤寒论新注》中,共引用四十多位医家之言,近 250 处,主要集中于唐容川、吴谦、程应旄、程知、陈修园等医家的著作。曹炳章在《历代伤寒书目考》中谓《伤寒论新注》"用科学论理发明",张锡纯在《医学衷中参西录》中引用王和安对《伤寒论》的见解不下十处,其后,范中林等医家亦有引用。王和安对《伤寒论》的整理与探索,成为民国时期中西医汇通思想的重要篇章,在当时颇具影响力。王和安的主要学术观点与唐容川一脉相承,以中西医汇通的观点和方法来注释《伤寒论》。他提倡中医科学化,即要以科学的方法来整理、发展中医学。在民国时期轰轰烈烈的中医抗争求存运动中,王和安不但为维护中医事业的发展做出了贡献,而且在发扬和整理中医学术上颇有建树。然而他的著作与学术成就几乎被历史的尘埃所湮没,《全国中医图书联合目录》与《中医文献辞典》等多无收载,但是他的许多学术思想值得我们学习和研究。

王和安身处民国时期,当时西方医学在中国大地已经逐渐传播开来,王和安虽然立足于中华传统文化与中医学,但是他并不故步自封,也不排斥西方文化与西医学,相反,他主张吸取西医的精华来补充中医的不足。他主张中西医互通互补,认为仲景重气化而略形质有其历史原因,而后世医家因循守旧走入歧途,借用哲学理论穿凿附会,乃至精义晦而不显,成为玄学。他认为中医重气化,西医重形质,中西医是同一事物的两个方面,二者是可以相互沟通的,他说:"谈中医者重气化,谈西医者重形质……气化即形质之气化,形质即气化之形质,形上形下,为物不二。西医之精者必进言气化,中医之神者何尝离乎形质耶？"他明确表示，中西医只是观察角度和研究重点不同，不存在对立，可以沟通并互补，在较高的层面上更需要这样的互补。他认为，《伤寒论》后世的注家脱离人体形态结构，存在穿凿附会之弊端，而西医对人体的功能变化的认识存在不深不透之弊端。因此，他认为，医者一方面应"由器识道"，力求运用西医解剖、生理、病理等基础学科知识阐明仲景伤寒学说之机理；另一方面应"因道识器"，尝试运用仲景伤寒学说推演补充西医生理、病理机制，乃至解剖结构。他提出要借助近代西方医学的解剖、生理、病理知识来解释《伤寒论》的六经各证。他常从中西医汇通的角度来分析六经的实质和传变。他认为六经是十二经络中同名的手经和足经，在《伤寒论新注》中，他不仅于六经要义各篇首叙同名经络之循行络属，还努力将经络落实到人体解剖结构，并以此来解释六经的生理和病理现象。

寒温之争在中医发展史上一直存在，王和安无论是在理论上还是在临床上均持重阳气、扶正气的思想。他强调阳气对生命活动的重要性。他认为元阳决定人的寿命。他还认为水谷精微的吸收利用必须依赖阳气的作用，疾病的病因、病机和治疗与阳气息息相关，甚至取决于阳气，疾病的产生始于阳气虚弱。他指出杂病绝大部分属于寒湿，病情轻重亦由阳气盛衰来决定。因此，在治疗中，他擅于以温热之法来治疗疾病，并好用大剂量的附子来扭转病机。王和安虽重视阳气，但是并非偏执，他非常重视阴阳互根互用的关系。他的这种重阳理论与用药风格在当时的中医界产生了一定的影响，其后擅用大剂量附子的医家范中林在"太阴证泄泻"医案中就引用了他的论述，可见王和安对范中林的学术思想及临床用药风格也产生了很大的影响。

重视固护正气，这是中医学说的一个重要内容和特征。这一点在王和安的学术思想里有充分体现。王和安认为张仲景的辨证处方均以正气为着眼点，桂枝汤即是以扶正托邪为立方目的。他以正气学说来解释中医对生理、疾病及治病愈病过程的认识。他认为疾病能否痊愈，取决于人体的自愈能力，药物的主要作用是扶助人体自愈能力，医生也应当根据人体自愈能力的强弱确定治则。他指出："用药治病，非药力果能愈病也，凡人身有病，各以性灵作用，正与邪搏，具有自愈能力,此能力各依另因有强弱,施治者即以药力扶助自愈之能力以胜邪,其用法之先后缓急,治本治标,全视乎正气可能胜邪之程度,所谓审机也。如此节外症治里,以不扶里阳,不能胜外病也。仲景论难治死症,皆以正气胜邪之程度为准。解此义乃可读圣书。"在中医近代化与科学化的进程中,王和安关于正气学说的凝练和总结,对中医学术的发展具有重要贡献。

　　总之,王和安一生潜心研究仲景之学,并且精于临床,是近代著名的经方派大家,享有盛誉。为了捍卫中医,他参与反对"废止中医案"的抗议活动,与名医冉雪峰筹办湖北中医学校,为荆楚中医的生存与发展做出了巨大贡献,成为当地中医界的中流砥柱。王和安立足于传统中医学,并不故步自封,也不排斥西方文化与西医学,主张吸取西医之精华来补充中医的不足。他重视固护阳气,认为疾病的产生始于阳气虚弱,这种重阳理论与用药风格在当时的中医界产生了一定的影响。他重视扶助正气以祛除邪气,认为张仲景的辨证处方以正气为着眼点,疾病能否痊愈,取决于人体的自愈能力,药物的主要作用是扶助人体自愈能力,医生应当根据人体自愈能力的强弱确定治则,这个内容已经成为中医学说的一个重要组成部分。

二、德艺双馨、桃李遍天下的中医大家:蒋玉伯

　　蒋玉伯(1891—1965年),字成瑞,湖北枣阳人。蒋玉伯自幼随父学医,同时接受新式学堂的教育。1906年毕业于枣阳县高等小学堂,继而赴武昌求学。1921年3月,经友人介绍至北京图书馆从事编辑工作,颇受新文化运动的影响。1923年他在北京考取中医开业执照,1927年迁回武昌专业从事中医工作。1933年秋,湖北国医专科学校迁至武昌北城角,蒋玉伯任该校教务长兼内科和药物学教授。1938年8月,湖北国医专科学校停办,他携全家返回枣阳县,创办了私立复兴中学,任该校董事长。1939年12月,日寇迫近枣阳,他激于民族义愤,经旧友介绍随军看病,曾任伪均县和竹山县县长,共一年。他深感当时军政官员相互倾轧,派系斗争激烈,非一般人所能为,遂于1941年7月辞职,迁家至

郧阳，专行中医业。1945 年抗日战争胜利后，他迁回武昌行医。1951 年起，蒋玉伯曾先后担任武汉市卫生局中医考试委员会委员、武汉市中医学会主任委员、中央人民政府卫生部中央卫生研究院专门委员、湖北省政协委员、湖北省人大代表，并被特邀参加第三届全国政治协商会议，列席了第三届全国人民代表大会。1955 年 1 月，蒋玉伯任湖北省中医进修学校第一副校长。1960 年 9 月任湖北中医学院副院长。蒋玉伯著述颇丰，主要著作有《中国药物学集成》《针灸疗法经穴证治备考》《内科学讲义》《妇科学讲义》等。

蒋玉伯幼年受其父蒋鹏程（系县粮行经纪人兼业中医）的影响，立有学习中医之志。他在《中国药物学集成》自序中写道："余自束发受书，鉴于国医之衰微，即有志于斯道，每于课余之暇，辄读医书，不忍释手。"在原北京图书馆任编辑期间，蒋玉伯如饥似渴地涉猎很多医学著作，并做了大量的读书笔记，为日后成为著名的中医学家奠定了深厚的理论基础。任竹山县县长时，正值当地瘟疫流行，他一边为官断案，一边为民治病，求治者络绎不绝。尔后，他根据疫情开了两方：一方用以预防，另一方用以治疗。他令人抄成"布告"，张贴于城门，深受当地百姓的欢迎，在他辞官离开竹山县时，送行者队伍长达一里多。

蒋玉伯为自己立下"出门看病，进门看书，治病救人，其乐无穷"的不逾之规，他不畏严寒酷暑，潜心攻读医学著作，刻苦钻研医学理论，精心为人治病。他广罗博采，善取各家之长，触类旁通，历经十余寒暑，四易其稿，所著的《中国药物学集成》一书，三十五万余言，不仅引用了古今中外医学著作及参考资料达96 种之多，而且记述了个人的临床体会。1935 年，该书由国药研究社出版后，受到当时中医药界的盛赞。上海市国医公会负责人盛心如为其作序曰："《中国药物学集成》一洗旧时流弊……可谓博而约，简而赅，浅而显，用而切，诚为将兵之韬略也……医者可备为肘后"。

"年令有志学无志""健在不休死后休"，蒋玉伯为中医事业奋斗终生，逝世前不久，他还在孜孜不倦地读书、整理、撰写个人医案，以留给后人。蒋玉伯从切身的经历中认识到，一个国家、一项事业之兴旺，必须致力于人才的培养。

1933 年，他在担任湖北国医专科学校教务长期间，充分发挥了办学之才干。

他治校强调一个"严"字,狠抓一个"管"字,并极力提倡艰苦创业的精神。他经常勉励学生"要珍惜学习机会,学好本领,为继承和光大中医事业,为四万万同胞服务"。他十分重视临床教学,强调理论联系实际。他要求教师授课时,尽量运用典型病例进行直观教学,以帮助学生巩固所学的理论知识。他在学校开设了1个门诊室,由教师轮流带学生临床见习,并要求学生做到眼到、口到、耳到。门诊室每天接诊患者三五十例,既是临床教学的课堂,又是为社会服务的场所,深受学生和患者的欢迎。为了帮助学生开阔视野和扩大知识面,他在办学经费十分有限的情况下,重视学校图书馆的建设。曾在该校就读的武汉同济医科大学(现为华中科技大学同济医学院)的夏幼舟老师回忆:"当时该校的医学著作齐全,参考资料丰富,可说是应有尽有。"

湖北国医专科学校自创办至1937年共招收学生七届,193人,这在当时来说是一个很可观的数据,这为湖北省中医事业的发展做出了不可磨灭的贡献。蒋玉伯担任湖北省中医进修学校第一副校长和湖北中医学院副院长期间,已年逾花甲。他除了担负大量的临床任务外,还经常深入学生之中,指导他们的业务学习。蒋玉伯一生培养了成百上千名学生,这些学生继承了他为中医事业献身的精神,发展了他的学术思想,在各自不同的岗位上为中医事业做出了贡献。湖北中医学院已故教授黄绳武,是全国著名的中医妇科专家,当年就读于湖北国医专科学校。黄绳武教授曾说:"我之所以能在中医妇科学方面有所造诣,应感谢先师蒋老的指点。"像黄绳武教授这样的事例不胜枚举。

蒋玉伯善于取古今中外各家之长,融会贯通,取其精华,弃其糟粕。他在《从中医阴阳学说探讨人生理病理和诊治规律》一文中指出:"阴阳学说含义甚广,义理幽深,变化无穷,既为人之根蒂,又可以指导临床实践,掌握治疗规律。"他还告诫医者"必须穷究此中奥妙之理"。

在临床实践中,蒋玉伯不存在门户之见,不持骑墙之说。对待前人经验,他既择其善者而从之,又有个人创见。他重视中西医双重诊断,主张辨证与辨病相结合,按中医的理法方药进行治疗,这在当时是难能可贵的,他常说:"治病之法,有虚实寒热,气血上下之分,透得其情,按脉审证,依法立方,则治一病之法,可以旁通治诸疾，故方贵简约则熟练而力专，繁多而散漫而力薄矣！"

　　蒋玉伯不仅擅长内科、妇科，而且擅长针灸，治疗中，他常"针药相济"，速取奇效。蒋玉伯还根据前人的经验和个人长期的临床实践，探索出一些有规律性的针灸疗法。例如，胃痛者取足三里、梁丘；心脏病者取神门、通里；咳喘、胸痛者取太渊、鱼际、孔最；肝区痛者取行间，配阳陵泉；脾区胀痛者取阴陵泉；大肠病腹中切痛者取巨虚、上廉；小肠痛者取巨虚、下廉；膀胱病，小腹偏肿而痛，以手按之即欲小便而不得者取委中；肾脏绞痛者取涌泉配肾俞等。上述疗法应用于临床，均能取得较好的疗效。

　　蒋玉伯不仅精通医理，而且对药物学的研究颇深。他说："医知病理，而不知深究药物，不能收十全之功，古人之用药如用兵，则药物之重要可知矣！"因此，他主张方与药，似合而实离，常于临诊自立处方。他又说："若夫按病用药，药虽切中，而立方无法，谓之有药无方，或守一方以治病，方虽良善，而其药有一二味与病不相关者，谓之有方无药。""故善医者临证，必先审证求因，辨证论治，法定方来"，"凡立一方，分观之而无药弗切于病情，合观之而无方不本于古法，然后用而不效，则病之故也，非医之罪也"。临床治疗中，蒋玉伯常以单方单药取效，例如他用白蔹治疗妇女阴中肿痛、赤白带下；用慈姑治疗恶疮肿块，内服、外敷均可；对内外痔、脱肛、痔漏、红肿流脓者，用木鳖子煎水熏洗，收效颇捷；用玉簪花根捣汁敷治乳痛等，用之颇验。

　　蒋玉伯继承和发扬了中国历代名医的高尚医德思想，用毕生的精力留下了许多动人的范例。蒋玉伯一生接诊的患者成千上万，其中有孙中山、董必武、王任重等重要人物，更多的是一般老百姓。不论是国内各阶层人士，还是国际友人，他都能做到一视同仁，"普同一等"。他在《对孙中山病状之研究》一文中写道："余告中医应诊者，宜考察精确，审慎处方，标本兼治，勿养痈贻患，以误病者，而贬损中医之价值。"对于前人的经验，他注重在批判的基础上继承，做到既继承又有创新。如在药物研究方面，他认真查阅了《神农本草经》及历代本草著述，从汉代张仲景的《伤寒论》到清代徐灵胎的医书十六种，从中医学著作到日本汉医经验方，以及《俚俗药方集》《国书集成》《汉法医典》《汉药实验谈》《动物学》《植物学》《矿物学》《万国药方》等，著成《中国药物学集成》一书。他在该书自序中写道："吾国之药物，始于神农本草，历汉唐宋，代有著述，至明之李时珍集本草大成。而本草一书，素乏善本，考各家所论药性，非简而寡要，即博而庞杂，臆说附会，舛瑕百端，或偏于五色配脏，或杂用腐败秽物。既不明化学之原理，复不合卫生之主旨。"

蒋玉伯为民治病，哪怕是在重病垂危之际，也不懈怠。1965年初，蒋玉伯因长期积劳成疾，患重病在家休养。当时的湖北省卫生厅为此写了一张"布告"，张贴于他家院门首，以谢绝前来求治的患者。但患者仍不断求诊，蒋玉伯来者不拒，带病工作直至生命最后一息。蒋玉伯将毕生精力都奉献给了他所热爱的中医事业，医德高尚，死而后已，备受人们的爱戴。

总之，蒋玉伯是一位德艺双馨、桃李遍天下的中医药界楷模。他重视中医教育，致力于中医教育事业，培养了大批中医药人才，为全国中医药事业的发展做出了重要贡献。他重视临床，一生致力于为患者服务，精于内科、妇科，临床治疗主张针药并用，对针灸、药理都有深入研究。他临床经验丰富，主张审机与审病结合，对同一种疾病的治疗，因病机不同而疗法不同；主张辨病与辨证结合，给予合理治疗。

三、中西结合、不拘一格的中医大家：张梦侬

张梦侬（1896—1977年），原名炳丞，字宏彪，著名中医临床家，湖北名医。1896年9月6日，张梦侬出生于湖北汉川，六岁至十五岁在私塾读书，"经过邓、魏、彭、李、金、夏等六位老师指导，其中四位会中医"。经学馆塾师的9年熏陶，他打下了坚实的古文基础，这有助于他广泛阅读历代医学家的著作，从医信念弥坚。

1922年，16岁的张梦侬师从当地名医安林士，学习抓药、抄方，随师侍诊，并在老师的指导下，先后研读了《针灸甲乙经》《针灸大成》《医宗金鉴》和《针灸心法要诀》等，6年后学有所成。1929年，张梦侬来到湖北的大商埠汉口，一边

访友拜师，遍访当地名医，一边为患者诊病疗伤。1932 年，张梦侬北上，他来到河南郑州，除学习当地名医的经验外，还通过考试，获得当时官方颁发的开业执照，并改名为"梦侬"。1932 年，张梦侬被《郑州通俗日报》民众顾问版聘为中医顾问，并任郑州国医公会理事。"七七事变"后，张梦侬赴西安并在当地组建义务施诊所，为广大群众治病。之后，张梦侬应陕西省私立国粹中医学校穆少卿校长之聘，任该校讲师。因当时缺少正规教材，他根据自己的行医经验，广泛搜集资料，编有《诊断学纲要》一书。

1949 年，家乡父老多次敦请张梦侬回乡，以造福乡梓。张梦侬遂携家眷返回乡里，继续行医报答乡亲。1955 年，湖北省人民政府专门抽调张梦侬到湖北省血吸虫病防治所，任主治医师，同年被聘为湖北省血吸虫病防治委员会暨研究会委员。1958 年，湖北省卫生厅又抽调张梦侬至湖北省中医进修学校任教（1959 年该校升级改名为湖北中医学院）。张梦侬为该校中医进修班、师资班、西医离职学习中医研究班学生及本科生讲授"黄帝内经""难经""中医儿科"等课程，并任"黄帝内经"教研组组长。当时中医教材不足，张梦侬又编撰了《儿科辑要》《四诊八纲》《产后临证医案》等教材和辅导资料。

张梦侬注重临床资料的积累，坚持记录医案，留下的医案有 40 余本。从1972 年至 1974 年经再三修改斟酌，写成《临证会要》一书，于 1975 年由湖北省革命委员会卫生局列入"卫生丛书"出版，1978 年湖北中医学院科研处组织人力修订此书。2007 年 6 月，张梦侬的文献研究课题组从张梦侬家人及弟子手中获得张梦侬未曾公开发表的遗稿 3 本，其中有 2 本为张梦侬的手迹：一本名为《肠痈验案自叙》，记录了肠痈病案 20 余则；另一本张梦侬未题名，课题组将之暂命名为《张梦侬临证拾遗》，记录了结胸、脏躁、哮喘、水肿等病案 50 余则。还有 1本由张梦侬孙辈抄录他的遗稿《论咳嗽》和《诊治纲要》并整理而成，这是张梦侬对中医基础理论的系统认识和整理。这些宝贵的文献资料现均珍藏于湖北中医药大学校史馆。

在临床上，张梦侬善于将古代名医经典之方与民间单方、验方合用，治疗各种疑难病；他还擅长针药并用，快速解除病痛。在理论上，他敢于突破经典的束缚,中西合参,辨病与辨证相结合。他还熟谙本草,通达药理,随证创制新方;用药独辟蹊径,救危急起沉疴,屡见奇效。

张梦侬学医之初,乃私塾老师引进门,并通过博览群书对中医整体观、阴阳五行学说及辨证施治理论有了一定了解。他知识渊博,做人踏实,深谙"学海无涯""天外有天,人外有人"的道理。他认为作为一名医师,要不断地学习,不耻下问,博采众长,还要善于动脑筋,继承创新。他不被所谓经典或正统所束缚,他认为"中医典籍,汗牛充栋,然重复者多,有所发明或独树一帜者较少,故既要广读又要会读,善取人之长,补己之短"。他刻苦钻研中医古籍,熟读先贤名著,《黄帝内经》《难经》《伤寒论》《金匮要略》等均能背诵如流;《温病条辨》《医宗金鉴》《济阴纲目》《外科正宗》《肘后备急方》《和剂局方》等均能析解其奥秘。翻开他生前藏书,但见圈点密密麻麻,眉批比比皆是。剖析考证、演绎笺注者有之,申述新义、对古人"不苟同"者亦有之。

张梦侬认为,中医的很多绝技、灵丹妙药都流传于民间,外行人之所以觉得中医很神奇,是因为中医能治疗很多疑难疾病,而且看起来微不足道的中草药、针砭之术,施用后的效果让人不可思议。他既熟读中医经典,向各地名医学习,同时广泛求教于民间草医,搜集各种单方验方、土方土法,汲取精华,融为己用,逐渐形成自己独特的医疗风格。张梦侬习惯收录自己诊疗的各种病案,并将心得和分析附后,文字生动,记录详细,读之如身临其境,对后学者十分有裨益。

张梦侬不仅好学,而且会学。他求学拜师,从来不问老师的出身,只要对方有一技之长,他就虚心拜师求学。学会之后并不是死搬硬套,而是琢磨其中的窍门,再与自己的经验相结合,创造出更新的方法和理论,形成自己独特的理、法、方、药思想。他求知欲很高,爱与同道交流经验。他十分痛恨以往医生"同行相轻"的陋习,对医者各藏秘方绝技不相外传也非常抱憾,他认为这是造成中医许多宝贵经验失传的根本原因。他本人对于任何求教者,从不隐瞒,还热心地手把手地教。他曾说:"我教会他使之能起沉疴、救夭折,这是'胜造七级浮屠'的好事,何乐而不为!"

经过多年的求学和临证经验积累,张梦侬形成了自己独特的医疗风格,被人誉为"名医""神医"。即使医名鼎盛,求医者无数,他仍然认为学无止境。只要有时间,他就会阅读各种医籍,凡有民间单方、验方,均收录验证,乐此不疲。他在晚年的教学中,不仅对学生言传身教,还十分注重学生自学能力的培养,力图将自己的学习理念教给学生。他常说:"我们不是铁喉咙,迟早要谢世,你们要以书为师,常读会看;以能者为师,不耻下问,这样才能集众人之长为己用。"他注重理论与临床相结合,教育学生:"学习医理,贵在能用,不要搞花架子,只练嘴巴,要把它变成治疗病人的本领。"

张梦侬的临床治疗方法不拘一格,他从不分古方、时方,只要用之有效,名家之法他用,民间单方、验方他也用,甚至针法、灸法和方药同时使用。如他治肠痈之方,曾仿仲景之法。他自述:"在初步治疗本病时,投以大黄牡丹皮汤和苡仁附子败酱汤两方,斟酌其宜,小心谨慎地试用,疗效显著。"对中医精粹的失传,他十分痛惜。他在《肠痈验案自叙》中写道:"临证有所感悟,方开始笔录,传一得之愚,不致散佚……未能将治法推广,其原因有二,一因将验案向同道中介绍时,闻者疑信参半,有的讽刺为故意炫耀,因是不敢多谈;一因略具科学常识的医家和病家认为,只有西医手术剖腹切除其盲肠部分,才算根治,如用中药不能收效,小则贻误病机,大则妨害生命,因之使良法良方见弃,实为遗憾。"

张梦侬研探学问,主张百家争鸣,摒弃门户之见,并认为中西医各有所长,应互补长短,共同发展。鸦片战争以后,近代西方医学进一步传入中国,与明末清初西方医学刚进入中国,中西医学交流情况有所不同,此时已经走上实验医学道路的近代西方医学,作为一门崭新的科学技术,对中国传统医学产生了极大的冲击。医学界对中医药学的发展前途、中医药学与近代医学的关系有着不同的主张与见解。张梦侬认为,中医学需要倾力发展,才能发挥其优势,同时他认为西医亦有其长处,故主张在继承发展中医药的同时还应与近代西方医学的学者合作,积极促进中西医学相互交流,共同发展。

20 世纪 30 年代末,张梦侬与西安名医沈反白、顾惺天及牛润泉等中西医同仁组织了"医余自由座谈会",共同研究中西医之结合点,取长补短,以提高临床疗效。张梦侬调至湖北中医学院工作后,有时临床带教,他除讲中医外也讲西医,而且与西医临床医生合作十分融洽。在湖北中医学院任教期间,他主动担任了西学中班的教学和指导工作。他身体力行,系统地学习了西医知识,直到古稀之年,仍能背诵西医生理、解剖知识,连随他学习中医的西医专家也惊叹地说:"张老师的西医基础知识记得比我们学西医的都熟。"临床上,他常运用西医的检查方法诊察疾病,如实验室诊断、超声波诊断等,各种检查方法所得结果,均作为诊病参考。他的著作《临证会要》以及《肠痈验案自叙》和《张梦侬临证拾遗》中的诊断病名,凡经西医明确者,均用西医病名或中西医病名并用。

张梦侬在临床教学中也善于将古人的诊疗方法与现代医学知识融会贯通,他认为老师要把真本领教给学生,不仅要讲理论,而且要教给学生实用的本领。他讲课形象生动,广征博引,饫闻新知,从不"照本宣科"。他在教授学生时,甚至将自己作为教学的案例,如他老年时患有心脏病,不顾自己年迈体弱,在讲"诊法"课中的"结""代"脉时,他特地走下讲台,让学生轮流摸他的脉,再解释什么是"结",什么是"代"。在讲到"慢脾风""百日咳"(顿咳)时,他结合临床,一一仿效患儿的体态,将慢脾风患儿"睡眠半开半合、似醒非醒,手时一摆,头时一摇,脚时一掷"的种种表现模拟得惟妙惟肖,又将顿咳的表现模仿得"绘声绘色",直咳得"面红耳赤,颈脉青紫怒张,气不得续接而突然发出类似鹭鸶叫的换气声",方才罢休,让学生有了贴切的感性认识,然后才是理论上的总结。

临床方面,张梦侬常常针药并用治疗疑难、危重病证。20世纪20年代,南方农村流行一种"痧胀"病,系暑湿秽浊、恶毒邪气侵入人体,气血瘀滞所致。患者出现肢厥、面青、脉伏等症状。许多医生误诊为"阴寒证",投以理中汤、四逆汤之类,十治十死。张梦侬获悉某乡下老人会用瓷片、针刺放血治疗本病,便虚心求教,及时学会了"刮痧""揪痧""掐痧"等民间治疗方法。然后,他又参阅古人医著,与民间疗法综合,研究出"针刺舌下两青筋""针刺两肘弯青筋"等急救技术。通过长期临证实践、摸索,他又将这些方法发展成针刺曲泽、委中放血疗法,凡遇类似急重症患者,先用此法急救,待患者清醒后,再用药物调理。张梦侬用这种针药并用的方法救活了不少疑难重症患者。

张梦侬还善于将中医经典与民间土方、土法相结合,同时结合现代医学的先进技术，并通过临床反复实践改进，逐渐形成自己独特的诊疗方法。他在早年编写的《诊治纲要》中，记录了结合自己的临证经验，在中医"四诊"中补充的特殊诊断方法。如他在望诊中提出：望眼，如婴儿病，白睛出现青色，当提防惊风、抽搐之证；如病之未愈，白睛两角泛黄色，这是将愈之先兆；再如病时两眼向上窜视，或左右一边斜视，或两眼圆睁不闭，定是脑部疾病。望鼻，若鼻准色暗而冷，歪向一边，为预后不良。望耳，如发热小儿，两耳冰冷，耳背后有红筋纹如细丝，为麻疹先兆。望口，如口唇焦干，上起黑皮粘连，揭之则出血，以水润之则平复，此中焦饮食停滞成积之征。望齿，如齿光无垢，为火盛津伤而津液未竭，而齿虽有垢，但色如槁灰，为胃肾津气两竭，兼夹湿浊之邪。他的临床绝技是"观人中，察子宫"，以此诊察女子不孕症，这是他研读《黄帝内经·灵枢》后结合一些星相书而悟出的，并已通过临床反复验证。他用经方配合生鹅血治疗食管癌的方法，据说得益于古代小说故事的启发，临床十分有效。

　　张梦侬学医伊始，从塾师背诵中医经典，所以他的中医基础理论功底深厚。但他并不因此沉溺于经典条文之中而被经典束缚，他十分善于总结前贤的经验并加以创新。他认为，患者的病情不可能完全按照书本发生，有些病可能前人闻所未闻，或者认识不足，要靠医生自己来解决。所以，他既重视经典理论的阐发，又重视临床实际应用。他在总结某种疾病的规律时，总是"从前人诊疗本病的理法方药中，寻出它的规律，简括对比，再结合自己的临床体会，把它条分缕析，叙述于后"。他认为，有些理论前贤论述繁多，实难掌握，只有知其要点，善于吸取、总结他人和自己的临证经验，举一反三，才能治好许多难治之症。

　　张梦侬临证擅用经方验法，且师古不泥，多有创新。张梦侬善于用烧盐兑童便催吐之法，有时还用鹅毛探吐。他认为，在邪盛病笃、病情急迫之时，先用探吐之法可救其急。张梦侬曾用这种疗法救治了西医束手无策的许多疑难病患者，甚至救活了不少气绝濒死的患者。张梦侬善于创制新方新法，用药独特，配伍灵活。他创制新方主要有三个特点：于多方之中，取其精华，合于一方，以令其适合新的病证；依据病因病机随证制方；通过总结前人经验并结合自己的临床经验，拟定方剂。

张梦侬精通中药四气五味及组方奥秘，常能以一方化裁变通为数方，化繁为简，辨证治疗各种疾病。张梦侬自幼熟读诸子百家之书，对"药食同源"和中医"治未病"的理念十分熟悉。而且，他从民间学得的许多单方、验方中也有不少药膳疗法。比如他用鲫鱼治疗咯血、用鲜猪肚煮白术治疗胃病、用鲜白茅根煮茶饮治疗肺结核等，既使用药物治疗，也采用食疗方法，还蕴含防病复发、寓防于治的中医"治未病"思想。这些以食物入药的方法，既有前人的名方，也有老百姓居家常用土方、验方。张梦侬尽为所用，随证拈来，不仅治愈了许多顽症痼疾，还教给病家许多食疗方法和防病治病的知识。

张梦侬一贯主张"治未病"的思想，他认为老年人气血渐衰，阴阳渐失平衡，尤其应注意饮食调节，起居有时。饮食应以清淡为主，切忌肥甘厚味。老年人除气血虚外，还多兼血瘀体征，适当饮保健酒可防病治病，但饮之不可过量，以经常少量饮之为宜。张梦侬对药酒的治疗和保健作用也颇有研究。他对药酒的研究，除参考李时珍的《本草纲目》外，还曾受湖北省武当山道教的药酒健身祛病方法的影响。武当山道教久负盛名，其所创药膳、药酒也广为传播，是为养生、弘教、造福于民众。张梦侬广泛搜集制酒良方，精心研究整理，逐步形成了酿制方法独特、口味绝佳、久服健身延年的药酒系列。张梦侬参考武当山药酒之法，他认为制作药酒一定要选择优质白酒、黄酒或果酒作为酒基。根据处方要求，选用优质药材，按要求炮制后，切成薄片或粗末方可使用。

总之，张梦侬一生勤求古训，刻苦钻研前人医学典籍；博采众方，广泛吸取前人经验教训；孜孜不倦，不断拜师学习医术；为人谦卑，淡泊名利，刻苦上进，以解除患者的痛苦为己任，拥有为医四德，即正确的知识、广博的经验、聪敏的直觉和对患者的同情心。张梦侬不断丰富和发展中医专长，具有勇于创新与敢于实践的精神，针药结合，一方多法，随证制方，复方多法，自成一家，在治疗疑难杂病方面屡见奇效。他倡导中西医结合，传承中医经典，不拘一格，灵活变通，著有《临证会要》《儿科辑要》《四诊八纲》《产后临证医案》等书，不仅为当时的民众祛除病邪，也为后世医学发展和中华文化的传承做出了卓越贡献。

四、推崇傅青主的妇科大家：黄绳武

黄绳武（1914—1989 年），湖北黄陂人，我国著名的中医妇科专家。

黄绳武出生于业医之家，髫龄即读医书，于 1935 年以优异成绩毕业于湖北国医专科学校，毕业后留校任教，并担任国医医药校刊编辑。中华人民共和国成立后，他先后任教于湖北省中医进修学校、任职于湖北中医学院及其附属医院。黄绳武从事中医临床和教学工作 50 余年，毕生以发掘祖国医学为己任，学识渊博，孜孜不倦，精于《黄帝内经》，旁及金、元、明、清诸家之学，熟悉历代中医典籍，善于读书，尤重临床，勇于创新，自成风格，擅长中医内科、外科、妇科、儿科、皮肤科等科，在中医内科、妇科两科造诣尤深，在妇科方面有独到之处。黄绳武曾任湖北中医学院附属医院（现为湖北省中医院）副院长、妇科主任。黄绳武治学严谨，孜孜不倦，数十年如一日，讲究实事求是。至古稀之年，鬓发如霜，黄绳武亦不知疲倦，热心树人，认真传授，对学生训勉备至，临证时每每详细分析，使学者受益匪浅，深得学生敬爱，实为后学者之楷模。黄绳武曾先后主编《中医妇科学》《中国医学百科全书·中医妇科学》，著有《傅青主女科评注》一书。

学术方面，黄绳武在长期的临床实践中对妇女的生理病理特点进行了深入研究，立法处方用药，形成了自己独特的风格。他认为妇科病是因气、血、肾、肝、脾等的功能失调，导致冲任损伤而发生的。冲任对妇科病的影响，与冲为血海、任主胞胎有关。因为冲任二脉，循行人体的下部，符合"经脉所过、疾病所生"的观点。黄绳武对妇科病的辨证注重观察脏腑、气血的功能状态，突出冲任二脉的作用，以肝、脾、肾三脏立论。同时，他又根据月经病、妊娠病、带下病的特点，治有侧重。妊娠病多从脾、肾论治，调经则注重肝、肾，而带下病又多从肝、脾着手。

妇科病的处方用药，黄绳武认为，妇女以血用事，经、孕、产、乳可耗血伤血，因而处处以维护精血为其论治核心。黄绳武说："对于温病来说，是存得一份阴液，就有一份生机，那么对于妇科病，可以说是顾护了精血，就是顾护了正气。"他明确提出了对大辛大热、大苦大寒的药物要慎用的观点，指出辛热之药伤阴耗液损血，苦寒之味既能损伤阳气，亦能化燥伤阴，主张清热不宜过于苦寒，祛寒不宜过于辛热。

黄绳武治疗不孕症，辨证重点在肾，旁及肝脾。根据《素问·上古天真论》中"女子七岁，肾气盛……二七而天癸至，任脉通，太冲脉盛，月事以时下，故有子"的论述，他认为肾是五脏中唯一主生殖的脏器，肾的盛衰与妇科病有着密切的关系，因而治疗妇科病时从肾论治，即使无肾虚，也要兼顾到肾。他在治疗不孕症时，既重在保护精血，又处处顾护阳气，认为只有精血充足才能摄精成孕，保护氤氲之气，才有生生之机。

对于痛经一证的辨证治疗，临床一般皆以"不通则痛"来概括其病机。但黄绳武认为，痛经伴随月经周期性地出现，除了用"不通则痛"的机理解释外，还应考虑其与精血有着明显的关系。因为经期经血外流，是一个耗血伤血的过程，这时的精血表现得尤为不足，其机理当是气血不足，又兼气血郁滞致痛，属虚实夹杂之证。因而对痛经的治疗，既要顺应生理之自然，注重调经，又要注意培补耗损之不足，补养精血。黄绳武根据经期耗血伤精的特点，对少女痛经多从肾论治或兼顾到肾，特别注重补养肾精，每在治痛经的方药基础上加枸杞子、山茱萸、艾叶、巴戟天等。

黄绳武辨证治病，注重扶助正气，主张"无病善防，提高体质""有病祛邪，慎毋伤正"，强调扶正培本，以期正复而邪自除，祛邪而不伤正，对于老年人和妇女尤其如此。黄绳武不仅中医药知识渊博，且重古而不泥古，还注意吸收现代医学知识，非常重视现代医学的检查和诊断，在辨证用药时，在不违背中医理论的基础上将辨证与辨病结合起来。例如，他在对多囊卵巢综合征患者的治疗中，除辨证用药外，针对卵巢包膜增厚、卵子排出不畅的病理，选加软坚散结、活血类药，从而取得满意疗效。黄绳武组方重法而不泥方，强调读懂古方，深刻了解古方的配伍法度和技巧，才能加减变化运用自如。在用药原则上，黄绳武认为，一是最忌庞杂，处方精要，使药力专一；二是熟悉药物性味，对同类药物的微妙差异要有自己的临床体会。他常说，用药如用兵，主攻方向虽明确，但用药不当亦不能取胜，必须知能善任，才能药到病除。因此，黄绳武处方遣药常深思熟虑，择其善而从之，十分注重药物配伍，不轻易加减一味药，以发挥药效而制其弊。黄绳武还总结了五脏用药经验，指导临床。

总之，黄绳武精于妇科，在妇科疾病诊疗中根据妇人的生理病理特点，强调妇科疾病的辨治应以肝、脾、肾三脏为纲，并注重冲、任二脉，治疗上以精血为治，对妇科做出了重要贡献，值得后人研究、继承。另外，黄绳武在临床治疗中还强调扶正培本，同时重古而不泥古，取古代医家的学术经验而有所创新。在临床用药方面，黄绳武强调贵在精专，要有针对性地选择更合适的药物施治，当择善而从。黄绳武针对五脏特点，总结了五脏用药经验，有效地指导临床，有针对性地选择药材，切合临床实用。

五、倡导中西结合的伤寒大家：洪子云

洪子云（1916—1986年），字元恺，著名中医学家，历任湖北省中医进修学校伤寒教研组组长、湖北中医学院伤寒教研室主任、湖北中医学院附属医院副院长、湖北中医学院副院长。

洪子云为湖北省鄂州市新庙乡洪港村人，其祖父系晚清鉴生，精于伤寒；其父除精通伤寒之外，亦谙熟温病，两人俱为当地名医。洪子云六岁始诵《三字经》，稍长即课以诸子之学，尝及诗词歌赋。再长，初由其祖父加以训导《医学三字经》《药性赋》《汤头歌括》，后由其父躬身教诲。洪子云白天侍诊于父亲身旁，晚间则博学中医典籍，对于《黄帝内经》，除要求通晓之外，其父尚规定若干精读背诵之篇。至于《伤寒论》《金匮要略》则要求整本背诵，谓之包本。温病虽非经典，然其父喜好，要求其背诵叶天士《温热论》、吴鞠通《温病条辨》。洪子云晚年回忆说："当时虽不胜其苦，及至用时方知其甜。"他常说："人生之规律，年龄随日月以逝，记忆伴年龄而衰，若非少时苦读，反复强化，则时至今日，腹中空空，一无所知矣。"洪子云小有所成后，其父云："医在广博，郁于一家，则如井底之

蛙,易有管窥之弊。"故除师承祖父、父亲之外,洪子云遍访鄂州名医,执弟子理,侍诊其旁,先后师承鄂州名医洪凤梧、叶子香、潘培之诸人,博采众家之长,揣摩典籍。二十岁时洪子云已单独坐堂行医,名闻乡里。二十二岁之时,洪子云成为当地名医。在此期间,洪子云精读《小儿药证直诀》《幼幼集成》《傅青主女科》《本草从新》《伤寒贯珠集》《伤寒来苏集》,学术成就与同期之中医已有天壤之别。后近五十寒暑,无日不读医籍,即使身陷逆境,仍执卷不辍。洪子云晚年云:"余天资驽钝,学无妙法,医术不精,鲜有良方,今能告后学者,唯'难'与'进'而已。"虽为自谦之言,亦为其成才之道也。

1955年,洪子云至湖北省中医进修学校开始系统学习中医,其间接触了现代医学知识,学业完成后留校任教,并为全国第一届西医离职学习中医研究班授课,又得以与高级西医交流,这均为他日后开展临床、科研开拓了思路。湖北中医学院成立后,洪子云任伤寒教研室主任,主编了《伤寒论讲义》。"文革"结束后,洪子云担任多个行政职务,精心组织湖北中医学院的教学工作,为推动湖北中医事业的发展做出了自己的贡献。

祖父、父亲积数十年临床经验撰写的医学文稿甚多,洪子云视为至宝。然其父去世之前,将其招至榻前,指点文稿说:"昔韩愈有言业精于勤而荒于嬉,行成于思而毁于随,学业之道,未有靠先辈而成而精者,故凡文稿,应尽行焚毁,全赖尔学之自立也。"洪子云大惑不解,痛心倍至,欲求保留。其父复云:"儿孙有用,要它何用,儿孙无用,要它何用。"即行焚毁,后其在长期学术生涯中方悟出为医之道在于自己有所悟。受其祖父、父亲的影响,洪子云所留著作甚少,其丰富的临床经验仅于传人零星收集,其留下的真知灼见仅存于他在中西医结合学习班、全国伤寒师从班所编讲义之中。曾有人向洪子云求秘方经验,他云:"未有照方书害病者,中医之要在于掌握中医之理论精髓,随证变法,则一通百通矣。"他与门人合撰《论少阳腑证》《再论少阳腑证》《略论"存津液"在〈伤寒论〉中的运用规律》《仲景胸腹切诊辨》等,发古人之所未发,为中医理论增添了新的基石。

学术方面,洪子云总结《伤寒论》存津液的规律。《伤寒论》对于扶阳气与祛寒邪诸法，分条缕析，历历在目，而存津液之旨则渗透于字里行间，潜移默化，常为人所忽视。曾有陈修园"伤寒论一百一十三方，以存津液三字为主"之说行世。近人冉雪峰亦有"一部伤寒之论，纯为救津液"之宏论，其言虽失过激，但其说可补偏救弊。洪子云将《伤寒论》存津液的规律总结为五条：祛邪谨防伤津，寓"存"于"防"；祛邪兼予益阴，邪去津存；祛邪及时有能力，旨在存阴；养阴兼顾祛邪，阴复阳平；寄存阴以扶阳，阳回阴生。上述五法论述了《伤寒论》存津液的运用规律，虽未能曲尽变化之妙，但可概见存津液在《伤寒论》中的作用与地位，似可以正世人认为仲景专从寒邪伤阳之偏见。

20 世纪 60 年代，洪子云结合临床需要，对疾病治疗进行临床研究，借用现代医学的诊断标准、疗效标准进行侧重于治疗的标准化研究。1964 年 5 月至 8 月，洪子云进行了中医药治疗急性菌痢的临床研究。100 例病例根据 1959 年全国急性传染病学术会议拟定标准进行诊断，并分为四型分别采用中医药治疗，治疗过程中用现代医学方法进行观察及判断是否痊愈。

1965 年冬至 1966 年春，武汉发生流行性脑膜炎（简称流脑）大流行，洪子云带领学生、同仁组织专门班子开展了流脑的基本研究工作。洪子云认为流脑的临床表现与中医学之瘟疫相似，该病高热燔灼，每多营血见证，热极又有热传心包及化风证情，近似暑燥疫，故采用重剂清热解毒，并佐以清心开窍、凉血息风、凉血化斑诸法治疗。其根据现代医学的诊断标准，对流脑进行中医分型论治。在医院药剂科的大力支持下，试制成流脑注射液（金银花、连翘、黄芩、生地黄、钩藤、野菊花、大青叶、赤芍、玄参），制成的 300％的肌肉注射剂在少数患者中使用，初见疗效。1967 年，洪子云被迫停止工作，但流脑注射液的研发工作在许多同志的参与下得以继续，并制成静脉注射液，用来治疗各型流脑，以及其他外感热病，取得较好效果。流脑注射液的成功研制获得了 1978 年全国科学大会奖。

洪子云临床经验丰富，尤其擅长治疗肝病。他除了继承古人的配伍经验外，还在实践中进行探索和总结，形成自己的用药思路和特色。洪子云从事中医临床工作近五十年，经验丰富，临证尤娴于运用经方。洪子云运用仲景方治病，很少搬用原方，极尽化裁之妙，这与主张运用经方不可轻易增损者相比，可谓别具一格。关于仲景用方规律,洪子云认为,必须明确辨证论治,重在辨证。所谓论治,是指在辨证的前提下,据证立法,依法制方,随方遣药。法、方、药组成了论治三环节,其中又以确立治疗大法(包括治疗原则)最为关键,故古人有"方以法立"之说。因此,有一部《伤寒杂病论》,理法不可易,而方药可不拘。不过,在仲景理法指导下,洪子云确立了一批主治方(也可以说是他的习用方),然后运用用方规律,从而使临床千变万化的病情得以应付自如。

洪子云自幼承庭训,先习儒,后习医,医学尤重《伤寒论》,旁及温病和诸家。中年以后更由于教学工作的需要而重视对《伤寒论》的研究。他结合长期的临床实践,认为《伤寒论》的辨证论治原则和方法对中医临床各科均有很高的指导意义和实用价值。他常说:"六经通,百病通。"在洪子云临证生涯中,凡遇病证与《伤寒论》所叙相合者,便放手使用仲景方药,特别是遇到疑难重症,更是首选仲景理法方药,每获良效。洪子云研究《伤寒论》,主张熟读原文,领悟精神,联系实际,融会贯通,他对《伤寒论》的许多学术见解就是这样产生的。洪子云非常重视治则、治法的研究和应用,指出处方用药必须合乎治则、治法,不能东拼西凑,也不能当"汤头医生",尤其是对疑难重症,更应"观其脉证,随证治之"。这里的"随证治之",主要是指随证立法。在此思想指导下,洪子云处方十分讲究治法,而不随意套用成方。

总之,洪子云博览群书,博古通今,探幽索微,汇通中西,精于实践,学用结合,逐渐精进,自成大家。在他近五十年的临床生涯及三十年的教学科研中,他有自己的独特体会:其一,习医者必有苦读背诵之基本功,尤以《黄帝内经》《伤寒论》《金匮要略》《温热经纬》较为重要;其二,忌读死书,俗语云"读书三年无可治之病,治病三年无可读之书",即读死书之谓也,读书务在领会精神,融会贯通;其三,注重临床运用,中医学之所以存在,非文人雅士之清玩,在于能解除人之疾苦,若不能解除人之疾苦,则中医将不存矣。学习中医重在临证,临证日久方熟能生巧,了然于胸。如是,临证、读书反复进行,自能有所获。后学者循此道,中医则后继有人。

六、精研热病的中医大家：熊魁梧

熊魁梧（1919—1998 年），原名祖清，字国光，后自己改名"魁梧"，湖北中医学院教授，享誉全国的知名中医专家。熊魁梧最先求学于蒲圻县首屈一指的"何乾太"药号的名医谢仁哉先生。熊魁梧年仅十四岁就开始了学徒生涯，不到三年的功夫，他从认药到切片，对炮制的各个环节门门在行、样样精通。在师父的指导下，配药、碾粉、炼蜜、搓丸，每道工序，各种剂型，他都亲力亲为。这一阶段他读了很多书，有中医名著经典，有各朝各代的医学著作、各家学说等。谢仁哉先生将他招至在侧，帮着抄方，学习号脉看病。进入临床后，熊魁梧更是小心谨慎，将《伤寒论》《金匮要略》《温病条辨》等各科著作及《汤头歌诀》反复研读背诵，烂熟于心，以备临床之用。在师父的悉心指导下，他进步很快，对一些临床常见病、多发病的治疗，基本上可以对症用药，效果良好。遇到疑难杂病、重病，他虚心向师父请教，观察师父如何辨证论治、选方用药，并记录在案。待患者服药后，他仔细观察疗效。对于病情的变化、药物的增减、处方的调整，他都细心体会，有不理解或想不明白的地方，向师父讨教、向同仁学习。在谢仁哉先生的用心指导和传授下，熊魁梧在中医内科、妇科、儿科等科疾病的治疗上已颇有心得。

1938 年，日寇猖狂，疫病流行。年方十九岁的熊魁梧在后方农村开设个人诊所，悬壶济世，开业行医。此后，他日夜奔走于疾疫之家，几至废寝忘食。刚到二十岁，熊魁梧即医名大震，军民纷纷就诊，门庭若市，马轿迎医者，络绎不绝。日寇投降后，熊魁梧与二位兄长重开药号。大哥主持药材收购批发，二哥经营门市部业务，熊魁梧则承担应诊和应酬工作，同时任中药同业公会主席与县商会副理事长。1948 年解放战争接近尾声，国民党到处强抓壮丁，熊魁梧不幸被强行带走。中华人民共和国成立后，熊魁梧回到家乡，仍然从事中医临床工作。不久后，通城县第一联合诊所成立，熊魁梧任所长，兼任区县卫生协会主任。四年后，熊魁梧调任湖北中医学院专职教师，举家迁至武汉。

熊魁梧医术精湛，通晓经典，擅长内科、外科、妇科、儿科各科，尤其精通疑难杂病和急性热证的治疗。20世纪70年代中期起，熊魁梧为解救民众于疾苦，在家设立公众门诊，每周3次应诊，分文不取为人们诊病，直到临终。熊魁梧在近60年的行医生涯中，无论患者身份高低，长幼妍丑，皆一视同仁，视患者为亲人，精心诊治。熊魁梧曾曰："为医者，若皆能照孙思邈之《大医精诚》告诫后人的律条事医，何虑医患哉。""不入世利漩涡，等于闲云野鹤，应作人生奉献，要像时雨耕牛"是熊魁梧的处世之道。

熊魁梧治学博闻强记，勤于临床，善于思考总结，因此在临床上能灵活变通，取得奇效。1957年调入湖北中医学院任教后，他主讲"金匮要略"，亦讲授"中医内科学""中药学"等课程。他慈善和蔼，平易近人，生活俭朴知足，为人耿直，凡学生请教问题，皆一一解答。熊魁梧具有非凡的记忆力，每每授课，从不带书稿到课堂。在给全校师训班教师上课时，每天上午4小时课程，他先将原文背诵，再遵循原文、原旨、原意，逐字逐句解读，再结合历代医家认识、经验、临床求证来讲解，其高深渊博的学识、广博丰富的经验深受学生赞赏。

熊魁梧除精通中医典籍外，对于孔孟之学亦烂熟于心，在与学生交流时，他亦常引经据典，并能与中医药结合阐发其中精髓。熊魁梧认为学医要学深、学精、学透，会变古方为今用，变他方为己方，变死方为活方。事医不但要立志成名医，还要成明医，非糊涂医。熊魁梧告诫弟子，初习医者，即求稳当，寸步难行，久之乃平庸医；初习医者，即求灵活，漫无边际，久之乃盲目医；初习医者，但求扎实，功底深厚，久之可为良医也。在谈到借鉴他人经验时，熊魁梧告诫学生，切忌道听途说，邯郸学步，生搬硬套。凡对他人介绍的某法、某方、某药治某病，均需深究。切忌一知半解，浮光掠影，浅尝辄止。要踏实求真，常学而常知不足，医学无止境。切忌理论脱离实际，不务实际，夸夸其谈。他指出辨证要切理精辟，源流俱澈；论治要不落窠臼，敢于创新。如熊魁梧应用半夏泻心汤时，但见舌苔黄白相间即用之，确有效验，突破了仲景用药之道。又如切诊中，见成年人出现弦脉，血压多偏高。若轻取重按皆有力，为收缩压、舒张压均高，可投降压药；轻取为弦，重按无力，收缩压偏高，需降压药与补虚药并用；反之，舒张压高,需潜镇药与收敛药共投。

学术方面,熊魁梧善用仲景之方。对经方的应用,熊魁梧认为关键在于切中病机,丝丝入扣,只要辨证准确,即可放胆用之。用经方者,尤要善用其法,注意方药对证。熊魁梧临证立法处方精当,治法圆机,他认为制方要严谨,加减有法,量人施用,投者求精,不可方出无名,此乃医之道也。他强调,制方时理是根基,法是原则,一张处方应具备下列要点:其一,有君臣佐使即较完整的方剂寓意;其二,配伍有法,用药有度;其三,药物加减增损不能脱离立法原则,不可有方无药;其四,切忌堆砌用药,不可有药无方;其五,能体现自身的用药特点;其六,用药不能随心所欲,想到何药便开何药。一般用药以12味左右为宜,太多则杂乱。药物用名必须规范化,不要故弄玄虚。熊魁梧对古方加减化裁,既不失古方绳墨,又适宜今用。他提出古方虽效,但不能刻板使用,否则有方无药则无效。熊魁梧诊病,坚持中医的整体观念和辨证论治思维,勤于思考,善于总结,典论经方娴熟在心,临证应用得心应手,遣方用药,逻辑缜密,丝丝入扣,精准得当。

临床方面,熊魁梧擅长治疗妇科疾病,如月经不调、痛经、不孕症。熊魁梧认为香附、郁金配伍同用可以增强止痛、疏肝、活血的作用,凡肝病应为首选之品,尤其是香附虽行气不耗气,虽止痛不留瘀,为理气要药。

熊魁梧对内科疾病辨证精准,用药不多,一般每张处方在12味左右,用药平淡却屡起沉疴。熊魁梧尤其重视脾胃功能,在治病中时时照顾之,而照顾脾胃主要体现在用药轻灵,看似轻描淡写,实则有四两拨千斤的独到之处,选用药物诸如谷芽、麦芽、神曲、砂仁、白扁豆、陈皮、佛手、木香等。这些药物一般用小剂量,看似微不足道,却能使治病之药更好地发挥疗效。临床常见一些疾病用某药某方有效,但应用时间稍长病家即出现不适,而不得不停药或改药,既影响疗效,也影响患者情绪。熊魁梧教导学生,临床中少佐顾护脾胃药,往往事半功倍。

熊魁梧在治疗内科、外科、妇科、儿科疾病时,根据辨证论治的精髓,对于一些较为棘手的疾病,常常采用内外合治,所谓外治之理,外治之药,即内治之理,内治之药,所异者法耳。外治法多种多样,如灌服法、药枕法、熏洗双足法、针刺法、耳穴压籽法、敷药法、熏洗法、塞药法、滴鼻法等,各根据情况灵活选用之。熊魁梧认为用药如用兵,首先要识药。所谓识药,一是认识药物的性状,尤其是饮片,不可医药脱节;二是熟悉常用药物的加工炮制技术,如醋炙甘遂减毒、醋炙延胡索止痛等,以掌握药性;三是掌握同类药物的应用原则及区别,如行气药、止痛药等,每一类有很多药,各有所宜,用时要有的放矢;四是通晓药物剂量的普遍规律及特殊规律;五是注意药物配伍规律。熊魁梧对于药物的细微差别、用量多寡、作用异同,皆有精辟论述和独特见解。在长期的临床实践中,熊魁梧形成了自己独到的用药特点。熊魁梧的临床治疗方法也不拘一格,只要用之有效,他从不分古方、时方,并有自己独到的见解。

熊魁梧在长期中医教学中,承担过"中药学""方剂学""诊断学""妇科学""金匮要略""伤寒论""中医内科学"7门课程的主讲工作,积累了极其丰富的教学经验。他的教学结合典型病案,理论联系实际,条理清晰,深入浅出,语言生动,深受学生们的喜爱。熊魁梧一生饱读经典,广采博览,精研医术,师古不泥,勤于探索,治学严谨,对《金匮要略》《伤寒论》二书,钻研颇深,并旁及诸家学说,吸取众家之长,经方时方,融会贯通,择善而从,灵活达变,屡起沉疴。熊魁梧对内科、妇科、儿科造诣精深,尤其擅长治疗妇科疾病,对于热病的治疗亦颇具独到经验,编著有《中医热病论》,将自己毕生之治疗热病经验收揽其中。为发展中医学术事业,他勤奋学习,刻苦钻研,参与编写《中华人民共和国药典》《湖北中草药志》《中药学》《中医内科学》,编著了《中医热病论》等多部学术专著,发表学术论文数十篇。

七、德艺双馨的伤寒泰斗:李培生

李培生(1914—2009年),字佐辅,湖北汉阳人,湖北中医药大学教授。李培生的父亲李席之通晓诗文,精通医理,善治内科、妇科杂病。李培生六岁进学,从父习文,诵读四书五经,兼读医学启蒙书,如《濒湖脉学》《医学三字经》等,年岁稍长，即攻读《昭明文选》《古文辞类纂》等文史书籍。因家学熏陶，李培生立志于医，其父始授以医学经典，旁及各科。后随父外出应诊，父病逝后独自悬壶于汉阳城乡，自此开始了他行医治学的漫长生涯。

李培生尝言："古人学医，强调道德修养，注重'精''诚'二字。""精"即技术精湛，"诚"乃医德高尚。要做到"精"，首先要热爱中医，献身中医，其次要树立学好中医药知识的信心和恒心。若无信心，又无恒心，学医数年，以病定方，以方套证，试而有效，则沾沾自喜；试而无效，则谓中医学术不过如斯乎。有的人不择手段、弄虚作假，为达到个人之私利，转而蔑视中医，凡此皆为人所不齿。作为学者，应有悲天悯人之心，立志"普救含灵之苦"（孙思邈语），这就是"诚"。要为人民群众解除疾苦，摒绝私利，专心致志地研读中医学古籍，才能取得一番成就。若意志不纯，学风不正，则难成名医，甚至误入歧途。

济世救人，反对贪图名利，这是李培生所遵循的准则。有一年，武汉市蔡甸区索河镇某妇女患血崩日久，气血大衰，病证凶险，急请李培生诊治，拟以救脱摄血法救之，然因患者家庭生活拮据，无力购买所需药物，李培生目睹此状，不仅酬金分文不取，还解囊相助，使患者病情化险为夷，其感人之事一时在乡邻间传为佳话。医生为人治病，要不畏劳苦，李培生以为此乃一个医生所应有的道德。昔日李培生在乡村行医，四方以疾迎候者几无虚日，遇人邀诊，无不即往，虽雨雪载途，亦不为止。赴人之急，百里之外，无不应者。

李培生告诫后学，行医治病，立奇方以取异，或用僻药以惑众，或用参茸热补之药以媚人，或假托仙佛之方以欺愚鲁之辈，高谈怪论，欺世盗名，造假伪说，瞒人骇俗等，此都为医德之所不容。医生应该实事求是，时时刻刻想着患者的利益。金代医家李东垣曾以"觅钱"还是"传道"作为选择弟子的标准，李培生对此深表赞同。感叹时下某些人为了私利而不顾医德，忘记本来，故常以"非其人勿教，非其真勿授"作为警语。

做一名好医生，必须多闻博识，勤学苦练，精通医理。李培生常说要多闻博识，"精勤"乃是关键。他读书的方法如下：基础理论书籍反复读，实用书籍重点读。基础理论书籍有《黄帝内经》《难经》《神农本草经》《伤寒论》《金匮要略》《脉经《本草从新》《医宗金鉴》《温病条辨》《温热经纬》等。为了练好基本功，这类中医书籍务必熟读，书中重点内容，要能熟练地背诵，不但初学者应如此，即使从医多年者也不可有半点松懈。民间流传的明清八大家的临床书籍，如喻嘉言的《医门法律》、孙文垣的《赤水玄珠》、李士材的《医宗必读》、李时珍的《本草纲目》、张景岳的《景岳全书》、张石顽的《张氏医通》、叶天士的《临证指南医案》、尤在泾的《金匮翼》等，既有理论方面的丰富知识，又有临床方面的实用价值，须重点阅读。至于薛立斋、冯兆张等人的书籍，因观点偏颇，或价值一般，故作一般阅读即可。

又由于某些中医临床书籍篇幅甚繁，故学习时还可以采取重点阅读的方法。举例言之，如喻嘉言论秋燥、李士材谈泄泻、张石顽谈时疫、尤在泾论中风治法等，其立言有据，观点鲜明，切合时用，应当精读。有些书籍，如《诸病源候论》《千金要方》《千金翼方》《外台秘要方》，以及金元四大家的著作等，因博大精深，则应在学好中医基础理论之后，再反复研读。另有中医小本书籍，如吴又可的《温疫论》、葛可久的《十药神书》、张山雷的《中风斠诠》、王洪绪的《外科证治全生集》、沈尧封的《女科辑要》、王孟英的《霍乱论》、谢玉琼的《麻科活人全书》、庄在田的《福幼编》等，其专科性质颇强，或确有独到之处，亦应研读。此外，多阅读古人医案，如江瓘的《名医类案》、魏之琇的《续名医类案》、俞东扶的《古今医案按》等，都是前人在实践中得来的经验，应认真学习，汲取精髓。

李培生指出，读中医书，不仅要眼到、口到，而且要脑到、手到。眼到、口到是指仔细阅读，辅以背诵。脑到是指将读过的内容反复思考，充分理解，加深记忆，即司马迁所谓"好学深思，心知其意"。手到是指勤做笔记，略有心得，则眉批于字里行间；获一良方，辄记录于薄页，既备他日问难之资料，又为自习之章本，于临证、写作殊有妙用。

学习中医药学，李培生从不囿于一家之言，而是师事百家，博采众长。20世纪30年代初期，上海名医恽铁樵招收函授弟子，李培生遥从受业两年，受益很大。故恽师逝世时，他曾寄去一副挽联，云："医界几老成，造物无情，恸此日又弱一个；少年作弟子，宫墙远望，知我公自足千秋。"后载于《药盦医学丛书》。因当时名老中医张山雷、张锡纯等相继谢世，书此联盖纪其实尔。20世纪40年代初，中医名家冉雪峰、胡书诚等在武汉行医，名噪一方。李培生虚心好学，四处收集他们的病案和处方，录存研习，以求进益。谦虚谨慎、不耻下问，更是李培生成功的秘诀。抗日战争爆发后，李培生避难回乡，悬壶于汉阳官桥、李家集。

读万卷书，行万里路。学好中医，重在实践。李培生认为，一个中医学者，既是书生，又是医生。书生，必多读书，多写书，方能由博返约，"食能消化"；医生，就要学以致用，服务于临床，替群众解除疾苦。

临床诊病，李培生崇尚辨证论治。他谓医生要想对疾病采取正确的治疗方法，就必须首先掌握正确的辨证方法。辨出疾病的表现为何"证"，然后根据辨出的"证"，确定采用何种治法，再根据所定治法的要求，选用方药，随证变化，进行治疗。辨证论治的具体体现是理法方药，其中方药的比重最大，方药的灵活运用在辨证论治中显得尤为重要。因为证有一证之专方，一病又有一病之专药，如《伤寒论》太阳病中风表虚证有桂枝汤、伤寒表实证有麻黄汤，《金匮要略》阴阳毒有升麻鳖甲汤、肠痈有大黄牡丹皮汤，而茵陈、常山、白头翁分别是治疗黄疸、疟疾、痢疾的专药，此即所谓"有是病者用是药，有是证者用是方"。但专方、专药的应用，要注意专病的本质、特征及其阶段性，根据疾病的进退缓急予以灵活变化，切不能只知套用专方、专药却忽视辨证论治，而应在辨证的前提下选择方药，或创制新的用方。李培生行医80余年，临床治病，善用经方，然师古不泥，化裁灵活，运用自如。李培生用药一贯轻灵平稳，此主要受李时珍、叶天士、吴鞠通，以及恽铁樵、曹颖甫等医家的影响，而较前人有新的发展。

李培生在湖北中医学院（现湖北中医药大学）任教30余年，为《伤寒论》的教学和临床培养了大量的进修生、函授生、本科生、专科生、研究生和西学中人才。李培生常教导学生在学业上要"博学之，审问之，慎思之，明辨之，笃行之"，并认为"弟子不必不如师，师不必贤于弟子。"学生应该超过老师，中医事业才会兴旺发展，传统医学才会后继有人。

著书立说、撰写论文是继承和发扬祖国医学遗产的重要组成部分，总结经验、吸取教训、开拓未来，以更好地为教学和临床服务。李培生常说："读书、临证、写作这三要素缺一不可。"早在 20 世纪 30 年代，李培生尚处在弱冠之年，即于读书、临证之余练习写作，边写边学。针对《伤寒论》文字古朴、义理深奥、注家繁多、实用性强的特点，李培生提出学习时要注意四个方面：一是熟读原文，重点掌握；二是注重文法，理解本义；三是参考注本，择善而从；四是结合临床，学以致用。对于众多《伤寒论》注本，李培生较推崇清代柯琴的《伤寒来苏集》，谓大量伤寒注家中，"柯氏心思独高，手眼尤细，其议脉论证，诚多精辟处，自来脍炙人口，为后学所乐诵。然因限于当时条件，属文间有偏激，大醇之中不无小疵"，故于"公余之暇，见其议论明畅，说理入微，能发前人所未发者，必力为表彰之；文字晦涩，义理难明，细循所说，又确有见地，不惜多方疏通而证明之；间有不合事实，势不能辗转附会者，不揣愚蒙，僭为正之"（《柯氏伤寒论翼笺正·自序》）。李培生先后撰成《柯氏伤寒论翼笺正》《柯氏伤寒附翼笺正》《柯氏伤寒论注疏正》，分别于 1965 年、1986 年、1996 年由人民卫生出版社出版。三部著作，前后联袂，互为羽翼，在某种程度上反映了李培生研究仲景学说的成就，有较高的学术价值。此外，李培生受卫生部（现卫健委）委托，主编了全国高等医药院校试用教材《伤寒论选读》、高等医药院校教材《伤寒论讲义》、全国高等中医药院校函授教材《伤寒论讲义》、高等中医药院校教学参考丛书《伤寒论》、全国西医学习中医普及教材《伤寒论》等，并在全国各地中医学术刊物上发表《伤寒方可治杂病论》《附子汤的临床运用》等学术论文 80 余篇。李培生多次被邀请到广东、陕西、贵州、湖南、江西等地讲学。原卫生部主办的"全国《伤寒论》师资班"几次委他以主讲的重任。李培生的成绩，受到党和人民的赞誉，1986 年被评为湖北省教育系统劳动模范，1989 年被评为全国优秀教师，1992 年被批准为享受国务院政府特殊津贴专家。

八、学高术精的内经泰斗：李今庸

李今庸，字昨非，1925 年出生，湖北枣阳人，湖北中医药大学资深教授，著名中医学家，第一批全国老中医药专家学术经验继承工作指导老师，全国著名中医泰斗。李今庸曾兼任中国中医研究院研究生部（现中国中医科学院研究生院）客籍教授、长春中医学院（现长春中医药大学）客座教授、《新中医》顾问、原《中医药学刊》顾问,《中华医藏》专家委员会委员、《中国大百科全书》中国传统医学卷编辑委员会委员、《中华本草》编辑委员会委员、国家中医药管理局重大中医药科学技术成果评审委员会委员；全国李时珍学术研究会名誉主任委员；湖北省政治协商会议第四届委员,第五届、第六届、第七届常务委员暨教科文卫体委员会副主任委员；湖北省科学技术协会第二届委员,第三届、第四届常务委员,湖北省老科学技术工作者协会第二届、第三届副理事长,湖北省中医药学会理事长等职务。

李今庸出生于湖北省枣阳市的一个世医之家。"今庸"之名取自《三字经》中的"中不偏,庸不易",意为立定志向,矢志不移,永不改易。"昨非"语出陶渊明《归去来兮辞》中的"实迷途其未远,觉今是而昨非",含有不断修正自己错误认识的意思。李今庸平生行止,诚如斯言。他常把《孟子·滕文公章句上》中的"舜何人也,予何人也,有为者亦若是"作为座右铭,他在漫长的医教生涯中积累了宝贵的治学经验。其治学之道,建造了弟子成才的阶梯,是后学登堂入室的通途。听其教、守其道、恭其行者,多能攀登高峰。李今庸7岁入私塾读书,攻读《论语》《孟子》《大学》《中庸》《礼记》等儒家经典著作,并博闻强识,日记千言,常过目成诵。1939年李今庸随父学医,兼修文学,先后研读《黄帝内经》《针灸甲乙经》《难经》《伤寒论》《金匮要略》《脉经》《诸病源候论》《千金要方》《千金翼方》《外台秘要方》《神农本草经》等,随后其父又命其继续攻读历代各家论著和各科著作,并指导他阅读《毛诗序》《周易》《尚书》等。对于《黄帝内经》,李今庸大约只用了一年的时间,即将其内容烂熟于心。无论提到《黄帝内经》的哪一段内容,他都能不假思索、准确无误地指出该段内容是在《素问》或《灵枢》的哪一篇,所以被人们誉为"内经王""活字典"。

1961年,时任湖北中医学院副院长的蒋立庵将一本《江汉论坛》杂志给了李今庸,他认真阅读后,敏锐地意识到蒋立庵是希望他掌握校勘学、训诂学的知识,以便有效地研究整理古典医籍。20世纪60年代初,他先后阅读了大量古籍。他认真阅读了《说文解字》《说文解字注》《说文通训定声》《说文解字义证》《说文解字注笺》等，又广泛阅读了雅学、韵书等相关书籍。

1978 年李今庸作为湖北省唯一的中医代表，出席了首届全国科学大会，受到党中央首长接见。1987—1999 年，李今庸先后被中国中医研究院研究生部（现中国中医科学院研究生院）、张仲景国医大学、长春中医学院（现长春中医药大学）等单位聘为客座教授，为这些单位的中医药人才培养做出了贡献。1991年 5 月，李今庸被确认为全国老中医药专家学术经验继承工作指导老师，同年获批享受国务院政府特殊津贴；1999 年被中华中医药学会授予"国医楷模"称号；2002 年获"中医药学术最高成就奖"；2006 年获中华中医药学会"中医药传承特别贡献奖"；2011 年被国家中医药管理局确定为全国名老中医药专家传承工作室建设项目专家；2013 年 1 月被中华人民共和国人事部确定为中医药传承博士后合作导师，为国家培养中医高层次人才。2014 年 10 月 30 日，人社部、国家卫计委、国家中医药管理局在北京人民大会堂举行国医大师表彰大会，湖北中医药大学 90 岁高龄的李今庸教授获得这一中医界的最高荣誉，他是我省第一个获此殊荣的中医。

在治学上，李今庸锲而不舍，勇攀高峰，自 20 世纪 60 年代起他就步入了漫长而又崎岖的治学之路。在这方面他着力最勤，费神最深，几乎是举毕生之力。他曾说："首先要善于发现古书中的问题，然后对所发现的问题进行深入研究考证，并搜集大量的古代文献加以证实。当写成文章时，又必须考虑所选用文献的排列先后，使层次分明，说明透彻，让人易于读懂。"如此每写一篇文章，虽头痛数日不已，然而他仍乐此不疲。虽是辛苦，然也获得了丰硕的成果。经过他的一番整理，这些古籍中的文字义理畅达，医学理论也明白易晓，使千百年的疑窦涣然冰释，实有功于后学。他将清代所兴起的治经学方法，引入古医籍的研究整理之中。他依据训诂学、校勘学、音韵学、古文字学的基本原理，以及方言学、历史学、文献学和历代避讳规律等相关知识，对古医籍中的疑难问题进行了深入研究。对古医籍中有问题的文字、内容，则采用多者刘之、脱者补之、隐者彰之、错者正之、难者考之、疑者存之的方法，细心疏爬。

李今庸治学态度严谨，一言之取舍必有于据，一说之弃留必合于理。其研究所涉及的范围相当广泛，如《黄帝内经》《难经》《针灸甲乙经》《黄帝内经太素》《伤寒论》《金匮要略》《神农本草经》《肘后备急方》《新修本草》《千金要方》《千金翼方》，以及马王堆汉墓帛书和周秦两汉典籍中有关医学的内容。每有得则笔之以文。20 世纪 60 年代至今，他发表了诸如"析疑""揭疑""考释""考义"等这类文章 200 多篇。2008 年，他在外地休养的时候，凭记忆又搜集了古医籍中疑问之处 88 条，其中部分内容已整理成文，由此可见，他对古医籍疏爬之勤。

李今庸执教期间先后给本科生、研究生、师资班学生等各类不同层次的学生讲授"金匮要略""黄帝内经""难经"及"中医学基础"等课程。自 1978 年开始，他又连续指导了数届"内经"专业硕士研究生。同时，他还先后赴辽宁、广西、上海等地的中医院校讲授"黄帝内经""金匮要略"。

他非常重视教材建设。1959 年，他首先在湖北中医学院筹建金匮教研组，并担任组长，其间编写了《金匮讲义》，供学院本科专业使用。1963 年，李今庸代理主编中医学院试用教材《金匮要略讲义》，他是我国早期"金匮"学科的主要带头人，将"金匮"这一学科推向了全国；1973 年为适应社会需求，该书再版发行。1974 年，他协编全国中医学院教材《中医学基础》。1978 年，他主编《内经选读》，供中医本科专业使用，该教材受到全国"内经"教师的好评。1978 年，他参与编著"高等中医药院校教学参考丛书"——《内经》。1987 年，他为光明中医函授大学编写了《金匮要略讲解》，2008 年该书更名为《金匮要略讲稿》再版发行。几十年来，李今庸为中医药院校教材建设倾注了满腔心血。

李今庸非常注重师资队伍建设。他在主持教研室工作时，非常重视对教师的培养。1981 年，他在教研室提出了"知识非博不能反约，非深不能至精"的思想。他要求教师养成读书习惯和写作习惯。为了让教师读书方便，他在教研室创建了图书资料室，收藏各类图书 800 余册，并随时对教师的学习情况进行督促检查。1986 年，他组织教研室教师编写《新编黄帝内经纲目》和《黄帝内经索引》，通过编辑书籍及教学参考资料，提高教师的专业水平。在对教师资源的运用上，他尽量做到人尽其才，才尽其用。通过多年坚持不懈的努力，他已培养出一批具有较高素质的中医药教师。

李今庸在多年的医疗实践中，形成了独特的医疗风格、完整的临床医学思想，积累了大量的临床经验，著有《李今庸临床经验辑要》《李今庸》《李今庸医案医论精华》等临床著作。

李今庸通晓中医内外妇儿及五官各科，尤长于治疗内科和妇科疾病。在数十年的临床实践中，他在内伤杂病的补泻运用上形成了自己独特的风格，即泻重痰瘀、补主脾肾。脾肾两脏，一为后天之本，另一为先天之本，是人体精气的主要来源。二脏荣则一身俱荣，二脏损则一身俱损。因此，在治虚损证时，补主脾肾。在临床运用中，具体又有所侧重，小儿重脾胃，老人重脾肾，妇女重肝肾。慢性久病，津血易滞，痰瘀易生，痰瘀互结互病，易成窠囊。他对此类病证的治疗是泻重痰瘀，或治其痰，或泻其瘀，或痰瘀同治。他临床经验丰富，辨证准确，用药精良，常出"奇兵"以制胜，其经验见于相关著作及论文中。

李今庸非常强调临床实践对理论的依赖性。他常说："治病同打仗一样，没有一定的医学理论作为指导，就不可能进行正确的医疗活动。"在中医教育上，他开创和建立了两门中医经典学科的教育，在全国中医界开创和建立了中医经典《金匮要略》现代学科的教育。在全国中医本科教育中，他最早开设"金匮"课程并自编教材。

李今庸是"黄帝内经"学科研究的著名专家，他创建和发展了湖北中医药大学中医经典《黄帝内经》现代学科的教育（包括中医基础学科的建立），以辩证历史唯物主义思想方法，运用考据学原理，对《黄帝内经》的医理进行了系统而全面的考证，解决了历来存在的大量疑难问题；对《黄帝内经》中医基础理论和学术思想，给予了正确阐明，并提出了许多新的见解。他的研究成果已被多版《黄帝内经》教材引用，并为古籍研究所采纳。

在中医科研方面，他在全国中医界首创用治经法研究中医药古医籍，即以校勘学、训诂学、音韵学、古文字学、方言学、历史学、考古学以及避讳知识等结合中医理论和临床医疗实践经验研究中医药学古医籍和中医经典理论。研究成果共计20余部，他研究的千古疑难问题多达数百处。在临床医疗活动中，他坚持在辩证历史唯物主义思想指导下进行辨证论治,他独创临床医疗经验病证证型治疗分类 140 余种。他先后撰写和发表学术论文 500 余篇,出版和刊印学术专著数十部。尤其是他在 75 岁之后,仍然耕读不辍,所完成的新版独撰专著有《李今庸》(2002 年)、《古医书研究》(2003 年)、《舌耕余话》(2004 年)、《李今庸医案医论精华》(2009 年)、《李今庸中医科学理论研究》(2015 年)、《李今庸〈黄帝内经〉考义》(2015)等。

几十年来,李今庸为保护、发展中医药这一中华民族文化瑰宝,四处奔走,呼吁呐喊。1982 年,他同全国中医药专家一起签名,向中央反映全国中医药事业情况,并建议成立国家中医药管理机构;1984 年,他又同全国 11 位中医药专家一起签名,上书国务院总理,建议成立国家中医药管理机构;2003 年 4 月,他还直接给中央领导写信,恳请迅速制定保护和发展中医药的法规,保护和发展具有东方特色的中医药学。李今庸作为一代中医药思想家,从未停止过对中医药学理论、临床、教育的深入思考。他在担任湖北省政治协商会议常务委员及教科文卫体委员会副主任委员期间,经常深入基层,考察调研,写了大量的提案、信函、建议等,为发展荆楚中医药事业做出了积极贡献。他还先后撰写了《从实践的观点看我国中西医结合的成败》《关于中西医结合与中医药现代化的思考》《略论中医学史和发展前景》等文章,充分表达了他对中西医结合和中医现代化的看法。

九、精研《金匮要略》的名家:杨百茀

杨百茀(1924—2002 年),字万全,中国共产党党员,原湖北中医学院教授,第一批全国老中医药专家学术经验继承工作指导老师,享受国务院政府特殊津贴,是享誉全国的知名中医专家。杨百茀曾任湖北中医学院院长、国务院学位委员会第二届学科评议组成员、中华中医药学会湖北分会常务理事、高等医药院校中医专业教材编审委员会委员、湖北省高等学校教师职务评审委员会委员兼医学学科组组长、湖北省卫生技术职务评审委员会副主任委员、湖北省残疾

人福利基金会名誉理事，以及湖北省人大代表等职务。

杨百茀于1924年12月出生于湖北省江陵县的一个中医世家，自幼随父学习中医经典，先后攻读《医学三字经》《药性赋》《汤头歌诀》《濒湖脉学》等启蒙医籍。1942年中学毕业后，杨百茀随父亲学医，边读医书，边侍诊。其父对他要求十分严格，凡遇疑难病症，必先令其分析病机，并提出治疗方案，再予以指正。1946年杨百茀正式悬壶乡里，谨遵先父"为医当效思邈，以济世活人为宗旨，贫富应一视同仁，精心诊治"之遗训，潜心研究，专注临床，疗效颇佳，就诊患者门庭若市。中华人民共和国成立初期，杨百茀任松滋县卫协主任、联合诊所所长、人民医院中医科主任、县人大代表等。1957年杨百茀被选调至湖北省中医进修学校学习，未及结业，即留校任教，随即保送到南京中医学院中医教学研究班学习深造。1959年结业后杨百茀回湖北中医学院从事教学、临床和科研工作，曾先后担任本科班、西学中班、研究生班和全国内科、"金匮要略"师资班的"中医内科学"及"金匮要略"的教学工作。

1980年杨百茀晋升为副教授，1983年晋升为教授。杨百茀在教学中态度严谨、讲述精炼、循循善诱、因人施教，受到校领导及师生们的一致好评。1982年被卫生部聘为高等医药院校中医专业教材编审委员会委员。1985年被国务院学位委员会聘为第二届学科评议组成员。1991年被中华人民共和国人事部、卫生部、国家中医药管理局评选为第一批全国老中医药专家学术经验继承工作指导老师。1993年经国务院批准享受国务院政府特殊津贴。

杨百茀研究《金匮要略》的造诣颇深，在从事中医工作的50余年中，他曾撰写《〈金匮要略〉的特点和学习方法》《论〈金匮要略〉对妇科疾病的贡献》等多篇学术论文，在《上海中医药杂志》《广西中医药》及《湖北中医杂志》等刊物上发表。1963年杨百茀参加编写中医学院试用教材《金匮要略讲义》（上海科学技术出版社出版）；1980年参加编写全国高等医药院校试用教材《金匮要略选读》（上海科学技术出版社出版）；1983年担任高等医药院校教材《金匮要略讲义》（上海科学技术出版社出版）副主编；1984年主编《金匮集释》（湖北科学技术出版社出版）；1986年主编《中医学多选题题库——中医内科分册》（山西科学教育出版社出版)。1983年下半年他受卫生部委托举办了全国中医学院"金匮要略"师资提高班,为继承和发扬"金匮要略"学术做出了巨大贡献。

杨百茀在学术上从不拘泥于一家之言,往往博取众家之长,临床尤重辨证施治,精于研究仲景学说并运用于中医内科杂病。其中,杨百茀对痰饮病颇有研究,多次编写《金匮要略》痰饮病相关篇章,深究仲景原文主旨,并结合自身经验提出了痰饮病的新认识。杨百茀临床经验丰富,治疗诸多疾病效果显著,尤其擅长辨治内科、妇科疑难杂病。他擅长治疗急性热病、心脑血管疾病(高血压、冠心病、心律失常、脑卒中、偏头痛等)、呼吸系统疾病(顽固性哮喘、支气管扩张、胸膜炎等)、消化系统疾病(各种急慢性胃肠炎、消化性溃疡、胃下垂、胆囊炎、胆结石、黄疸等)、泌尿系统疾病(急慢性肾炎、尿路感染等)、内分泌系统疾病(甲状腺功能亢进、糖尿病等),以及贫血、紫癜、风湿、肿瘤等相关疾病;在妇科疾病方面,他尤为擅长调治月经不调、带下病、乳腺疾病等相关疾病。

杨百茀临证数十载,救人无数,堪称现代著名中医临床学家,在研习中医临床的同时,他也不忘身兼传承之重任,精心指导后人从事中医工作,戴天木教授、郑晓英教授均在杨百茀教授的指导下在湖北中医药大学金匮教研室从事教学、科研工作,做出了卓著成绩。

十、注重脾肾的《金匮要略》大家:田玉美

田玉美(1928—),湖北仙桃人,中国民主同盟盟员,教授、主任医师、硕士研究生导师,第一、二批全国老中医药专家学术经验继承工作指导老师,享受国务院政府特殊津贴,全国名老中医,第一、三批全国名老中医药专家师带徒指导老师。

田玉美出生于仙桃一中医世家,幼年跟父亲熟读儒书,10岁跟随祖父学医,主要学习《药性赋》《幼幼集成》《医学心悟》《医宗说约》《本草从新》《温热经纬》《温病条辨》,以及张隐庵、马元台合注的《黄帝内经》,后又自学《女科要旨》《外科金鉴》《中西汇通医书五种》《幼科三种》以及其父亲非常推崇的《医宗金鉴》

《伤寒杂病论》等。1944年,祖父病逝,田玉美又拜当地名医王国瑭(长于中医内外科)、童万金(以中医内科为主)为师。跟师期间,田玉美精读《全国名医验案类编》《通俗伤寒论》《医宗金鉴》《医方集解》以及陆渊雷的《金匮要略今释》等,后悬壶乡里,造福一方。

田玉美从事中医药工作70余年,1958年进入湖北省中医进修学校学习,提前毕业留校,分配到金匮教研室,1959年转至湖北中医学院任教,并到附属医院从事临床工作。1981年晋升为副主任医师,1983年晋升为副教授,1984年任湖北中医学院金匮教研室主任,1986年被湖北函授大学聘为该校中医专业的教学顾问,同年又被武昌区中医院聘为技术顾问,1987年晋升为教授(主任医师)。此后,田玉美作为全国500位名师之一,先后培养出13名硕士研究生、4名高级徒弟。1991年被确定为继承老中医药专家学术经验指导老师。1993年被湖北省教育委员会聘为湖北省高等学校教师职称评审委员会医学科学审议组成员。2003年被湖北省委保健委员会办公室聘为湖北省委保健委员会中医保健专家组成员。2006年被广东省江门市中医院聘为客座教授,任湖北省高等学校教师职称评审委员会医学学科评议组组员。2007年被国家中医药管理局评为全国老中医药专家学术经验继承工作优秀指导老师。2011年被湖北省人力资源和社会保障厅与湖北省卫生厅授予"湖北中医大师"称号;2012年被国家中医药管理局确定为全国名老中医药专家传承工作室建设项目专家。

田玉美勤奋好学,治学严谨,精于医理,勤于临床,学验俱丰。临证上,田玉美强调"临床以整体观念、辨证论治为中心,有先后缓急的治则。然而疾病变化多端,错综复杂,无论卒病痼疾,立法拟方,有常有变。善诊者,遵古人之法,而不泥其方,运用自如,在于变通"。临床上,他擅治内科杂病,尤擅长肝胆、胃及泌尿系统疾病的治疗,对肝硬化腹水、中风后遗症、咽癌、骨瘤等疑难杂病的治疗,均收到了很好的效果,其中有关狐惑的治疗心得,自成体系,临床疗效显著。他自拟养胃理气汤治疗慢性萎缩性胃炎,加味猪苓汤治疗尿路结石,通过长期临床观察发现疗效显著。

学术上,田玉美治学严谨,多次参与《金匮要略》教材的编写工作,主持编写了《金匮集释》《读医心得》《舌耕余话》等著作。田玉美研究《金匮要略》的造诣颇深，他曾撰写《中风二则》《论〈金匮要略〉湿病与历节》《〈金匮要略〉中的四诊》《肺胀病病因证治述要》等多篇学术和临床研究论文，先后发表在《湖北中医杂志》《浙江中医杂志》《陕西中医》等刊物上。1991 年，他参加编写了《名医名方录》（中医古籍出版社出版）。

田玉美出身于三代世医之家，深谙《黄帝内经》，通晓《伤寒论》，执教《金匮要略》。刘、李、张、朱，穷原竟委；叶、吴、王、薛，潜心涉猎；讲学授徒，广植后进，桃李满园，擅长临证，拯羸扶危，屡起沉疴。田玉美学验俱丰，系与其独特的治学经验和方法密不可分。

田玉美强调专病专方与辨证论治相结合，每一病均有专方。根据《金匮要略》辨病脉证治的先后次序原则，田玉美认为临证之际首先要确诊为何病，因为每一病均有不同于他病的发生、发展演变规律，即是一种纵向性的，不论是顺证、逆证，还是变证都是本病所特有的，是在疾病的基础上产生的；而证则是疾病发生、发展过程中的某一阶段概括，即是一个横切面，它可以为一病、数病甚至多病共有。而在辨病的基础上辨证，就是强调本证在本病中，不同于他病中相同证型的特点，是对辨病的具体化和补充。如肺痈、春温、风温俱可见到风热表证，虽然证相同，但因其病种不同，在治疗上是有很大区别的，不能混为一谈。所以必须在辨病的基础上强调辨证论治，两者不可更换，更不能取而代之。

田玉美重视脾肾功能，田玉美曾云："人曰'肾为先天之本'，然也。但先天受禀赋所制，医者难为，纵欲调补，必依赖后天为之运化；而后天则赖医家、病家之调养。后天调养得利，但可以祛病愈疾，亦能补先天之不足；倘若后不保，存身以难，何论愈疾延寿！"故他临证之际，不拘何病，必询其饮食、消化如何，用药之时亦多酌加党参、白术、山楂、神曲之属，重在健脾养胃，培扶后天。

田玉美处方用药贵精专。精者，不杂陈，以免药效互相制约，只要辨证准确，选药宜精锐。如胀一症，有偏膈上、正当心下、腹部者，则分别用枳实、枳壳、厚朴三物；专者，对于复杂疾病，要抓主要矛盾，聚毒药以溃其坚，则他症冰释而解。

田玉美既重视中医传统理论的继承和发展，又强调借鉴、吸收现代科学的研究成果,走中西医结合的道路。例如,他指导学生对养胃理气汤等进行动物药理实验研究,并取得了初步成果。

医教经验上,田玉美主张在广泛的疾病中进行临床实践,以四诊所得为依据,以脏腑辨证为核心,以辨证论治为准则,遵古人之法而不泥于方,对疑难危重病,除常规治疗外,应法外有法、方外有方,挽救于垂危之际,转危为安。

田玉美认为教学、临床、科研是医学院校教师的三项基本任务。他强调作为教师和医生必须具备扎实的理论基础、丰富的临床经验和科学的研究方法。科学研究宜以勤求古训、博采众方为宗旨,认真研究古典医籍和后世医家著作,吸收现代医学的科学成果,结合临床实践逐步摸索出疾病的发生、发展、演变及治疗规律。教学以教材内容为主,针对不同层次的学生讲授重点、分析难点、指定疑点。

田玉美几十年来任劳任怨,爱岗敬业,热心带教。他一直奋战在教学、临床一线,自晋升为副教授后,先后培养出 13 名硕士研究生。他指导国家两部一局确定的学术经验继承人 4 名。现在田玉美已过耄耋之年,依然活跃在教学、临床一线,热情服务患者,热心带教学生,深受患者、学生的爱戴。1985 年湖北中医学院颁发给田玉美"忠诚人民的教育事业、光荣从教二十余年,为培养人才做出了贡献"的荣誉证书。1987 年以来,田玉美先后被评为优秀教师、教书育人先进积极分子,并享受国务院政府特殊津贴。田玉美诲人不倦,如今已桃李满天下,他的许多学生已成为当地学术带头人和全国知名学者,继续将他的临证经验和学术思想发扬光大。

如今,在湖北中医药大学国医堂,找田玉美诊治的患者仍然络绎不绝。有限的门诊时间显然难以满足大量患者的需求,患者无奈,只好找到田玉美家里,田玉美均热情接待。田玉美平易近人,和蔼可亲,从不摆教授架子,特别善于做患者的思想工作,许多患者紧张而来,轻松而去。田玉美具有高尚的医德风范、高深的学术造诣及丰富的临床经验,因此名满天下,享誉九州。

十一、术精德诚的伤寒大家：梅国强

梅国强，男，汉族，湖北武汉人，1939 年 3 月出生于中医世家，二级教授、主任医师、博士研究生导师，国医大师。曾任广州中医药大学兼职博士研究生导师，张仲景国医大学（现张仲景国医国药学院）名誉教授，中华中医药学会常务理事、中华中医药学会仲景学说分会顾问、湖北省中医药学会常务理事、副理事长、秘书长，湖北省仲景学术研究会主任委员、《中医杂志》编委、湖北省科学技术协会常务委员、湖北省伤寒论重点学科带头人。先后获湖北省优秀教师、湖北省有突出贡献中青年专家、林宗扬医学教育奖、湖北省知名中医、湖北省优秀研究生导师、中华中医药学会首届中医药传承"特别贡献奖"、湖北省教育系统"三育人"先进个人、湖北中医名师、湖北中医大师、全国优秀科技工作者、全国中医药杰出贡献奖等荣誉称号或奖项，享受国务院政府特殊津贴。他的相关成就被入录《中国当代中医名人志》和《当代中国科技名人成就大辞典》。

（一）幼承家学，师从名师

梅国强祖上为清代名医，闻名乡里。他自幼受家庭环境熏陶，立志从医，1956 年考入武昌医学专科学校，1958 年被保送进入湖北中医学院，系统学习中西医知识，寒暑假亦侍诊于其父之侧，熟悉药味药性、学习临床知识、培养辨证思维。本科期间，经组织选拔，他拜入湖北名医洪子云门下，长期跟师学习。1964 年他毕业后留校任教，在洪子云的指导下，潜心研究《伤寒论》，系统梳理各伤寒注家的著作，对注家的独到见解及伤寒学术流派的学术特点有系统研究，对仲景学术及其传承、应用的研究十分深入；他系统学习温病学相关著作，认为融汇寒温，以指导外感、内伤病证之辨治，于临床大有裨益。在附属医院（现湖北省中医院）经典病房工作期间，他在洪老的指导下，出色地完成了诊疗工作，在反复的探索总结中，其中医临床诊疗水平得到很大提高。早年跟随洪老用中医药治疗流脑、急性菌痢、肠伤寒、流行性出血热等急重症之经历，为其善治部分急重或疑难病症打下坚实基础。

（二）精研伤寒，拓展临证

梅国强精研伤寒学术，深入阐发六经要旨，并指出理解六经之旨应以临证为依据。六经辨证是辨证整体观的反映，六经辨证就是以六经所系的脏腑经络、气血阴阳、津液、精神的生理功能和病理变化为基础，结合人体抗病力强弱、病因属性、病势进退缓急等因素对疾病进行整体分析和辨证的方法。他发表《略论"存津液"在〈伤寒论〉中的运用规律》，全面揭示其真谛，尤其在论述阳亡而吐利不止，阴血消亡在即方面，认为应及时回阳救逆，即应止吐利以存津液；祛邪务必及时有力，旨在存阴，如大青龙汤之峻汗法，大承气汤之急下存阴法等。他认为"存津液"可寓"滋阴"诸法，而仅论"滋阴"，则大失《伤寒论》本旨。

梅国强拓展经方思维，全面扩大临床运用。他对经方的临床运用进行全面发挥，总结出《论扩大〈伤寒论〉方临床运用途径》，系统阐明拓展经方运用之"突出主证，参以病机""酌古斟今，灵活变通""厘定证候，重新认识""但师其法，不泥其方"等途径，其论明白晓畅，临床可征可信。他的《经方为主治疗冠心病临证撮要》对冠心病提出痰瘀互结、脏腑相关论，具有良好的临床指导意义。

梅国强主张寒温汇通，提倡以六经辨证为纲，而将卫气营血、三焦、脏腑辨证等穿插其间，广泛运用于外感热病和内伤杂病，虽难产生高出其上之统一辨证方法，然必有互补之妙。如《论少阳腑证》，辨少阳经腑二证，并提出少阳腑证主以大柴胡汤；《手足少阳同病刍议》，自拟柴胡蒿芩汤，对多种以湿热弥漫为主要病机的急危重症疗效显著，有较强的临床运用价值。他自拟加减白头翁汤洗方（坐浴剂/外敷剂），对妇科带下、皮肤湿疹、痔疮等，有明显疗效，上二方被《名医名方录（第四辑）》收载。

梅国强精于把握临证变化，认为变化贯穿疾病始终，辨证之时，把握变化，可主导疾病向愈；治疗之中，常法不效，必思其变法。他总结临证更方之要旨：效不更方、效亦更方、不效更方、不效守方。虽仅十六字，然字字珠玑，无不出于数十年之反复摸索。

（三）治学严谨，勤于实践

梅国强治学严谨，善于总结，每遇疑难病例，谨记洪子云的教诲："学医两看，即白天看病，晚上看书。"他反复查阅古籍、文献，以求良方良法。投方得效后，亦翻阅相关资料，对病证及处方用药，均详加考证，以求知其所以然，是理论指导临床，临床验证理论并总结提高之探索过程。如早年他曾治疗一急性皮肌炎病者，初治不效，后查得《医宗金鉴·外科心法要诀》有"赤白游风"与此病相似，悟出桂枝汤法治疗，竟获痊愈。

梅国强勤于实践，胆大心细，保存了近三十年较完整的门诊病例两万余份，积累了宝贵的经验。如"自拟四土汤"有清热解毒、利湿泄浊通淋、消肿散结、凉血活血止血之功，用途较广。经系统爬梳，"自拟四土汤"所治病种涵盖皮肤疾病、肾与膀胱疾病、其他疾病等，共 30 多种。另外，他以小陷胸汤加味，治疗心系疾病，如冠心病、肥厚型心肌病、扩张型心肌病等；胃肠疾病，如慢性胃炎、胃溃疡、十二指肠溃疡等；肺系疾病，如上呼吸道感染、间质性肺炎、慢性阻塞性肺疾病等，均有较好效果。他以真武汤加味、小陷胸汤加味，分别治疗不同证候之"慢性充血性心力衰竭"，常获佳效。

（四）笔耕不辍，探索不止

自 20 世纪 70 年代开始，梅国强追随李培生、刘渡舟、袁家玑教授，协助编写《伤寒论》教材、教参数部。他还主编、参编《伤寒论讲义》《乙型肝炎的中医治疗》等教材及专著多部。他主编的 21 世纪课程教材《伤寒论讲义》，于 2005 年获全国高等学校医药优秀教材一等奖、2009 年被评为新世纪全国高等中医药优秀教材。梅国强发表学术论文约 30 篇。其中《仲景胸腹切诊辨》于 1982 年在南阳首届中日仲景学术大会上宣读，受到广泛关注，后被日本东洋学术出版社收入《仲景学说的继承和发扬》一书中。《论扩大〈伤寒论〉方临床运用途径》于 1988 年获湖北省科学技术协会优秀论文一等奖。

学术探讨无止境,除理论研究外,梅国强亦开展实验研究,在《伤寒论》证候实质、证候转化、经方的作用机制等方面,他用现代医学方法进行探索,如"《伤寒论》血虚寒凝证的实验研究",获 1992 年湖北省科学技术进步奖三等奖。"太阴阳虚与少阴阳虚证治及其关系的实验研究"于 1993 年在首届亚洲仲景学说学术会议上获好评,被刘渡舟教授赞为"第一个真正的中医经典著作病证模型"。"心下痞及其辨证客观化研究"于 1993 年获湖北省卫生厅科学技术进步奖三等奖。

(五)传道授业,提携后学

梅国强长期从事《伤寒论》教学工作,在中医教育战线上工作五十余年,曾为本科生、留学生、硕士研究生、博士研究生、全国《伤寒论》师资班学生等授课,还常应邀到全国各地讲学或授课,因教学效果好,而被交口称赞。

在临床带教学生方面,梅国强从讲解医疗制度,到病历书写、辨证立法处方,无不精勤周密,除注重医理医术的传授外,他还注重教育学生治学、做人。

在培养研究生(硕士研究生、博士研究生共 30 余名)的过程中,他除及时答疑解惑外,还注重培养其临证思辨和对复杂或疑难病的分析处理能力,务使受益。他鼓励学生超过他,亦是本着"弟子不必不如师,师不必贤于弟子"之古训。事实证明,他的学生早已成为各单位业务骨干,有的已贤于师或将贤于师。

根据国家两部一局文件,他被遴选为第三批、第四批全国老中医药专家学术经验继承工作指导老师,培养的学术继承人两批共四人皆学有所成,其中一人获首届中医药传承高徒奖。经当地卫生主管部门批准,国内多地聘请梅国强开展学术传承工作,设名医传承工作室或专家门诊,并指导全国优秀中医临床人才等中医药高层次人才。

(六)孜孜不倦,心系中医

梅国强心系中医,为了中医事业的发展孜孜不倦,身体力行,为中医学术的传承、中医人才的成长、中医教育的探索做出了重要的贡献。他推动经典学科进病房,鼓励青年教师勤临床。20世纪80年代,湖北中医学院在附属医院开辟病区,作为伤寒教研室等经典教研室教师的临床基地,其后改为专家门诊,成为在校生、青年教师等跟师学习、进修的重要基地。该模式开创了中医药院校经典与临床紧密结合之先河,后被其他中医药院校效仿,取得良好效果。

梅国强本科期间师承洪子云教授,是早期院校与师承教育相结合的受益者,他亦倡导此类教育模式,自2004级中医教改实验班始,他所培养的学生成绩优异,多数攻读研究生,早期学生已成为临床骨干。

梅国强坚持中医教育突出中医经典,重视学科建设。他多次提出中医教育应重视中医经典,学校在中医专业经典课程学时安排、师资配备及教学改革上优先落实,中医经典课程学时至今仍居全国前列。1991年,"伤寒论"学科被定为湖北省重点学科,梅国强时任学科带头人,该学科于1996年经评审达到国内领先水平,为建设成国家中医药管理局重点学科奠定了基础。

（七）术精德诚,誉满杏林

梅国强秉持仁心仁术,诊治细致,辨治准确,常常效如桴鼓;医德高尚,受到患者尊重;注重钻研学术,对心系、脾胃疾病,妇科、儿科常见病及疑难病常有独到见解和治法,屡愈疑难。至今梅国强仍坚持每周出诊4～5次。虽年事已高,但他对因限号不能就诊以及远程就诊者常延长坐诊时间,以期患者能得到及时诊治。因其学验俱丰,对患者耐心诚恳,故求医者遍及荆楚,广及海内外,他也受到患者的广泛赞誉和同行的普遍称道。

梅国强生平两大乐事,一为教书育人,为中医培桃李;二为治病救人,为患者除病痛。坚实的理论功底,精湛的诊疗技术,丰硕的科研成果,高尚的行医品德,可敬的师表风范,崇高的敬业精神,都来自其对专业的执着追求。

梅国强从教从医五十余载,其学生、弟子众多。①家传:梅杰、梅琼等。②第三批、第四批全国老中医药专家学术经验继承工作继承人:吕文亮、刘松林、程方平、曾祥法。③研究生:主要有北京中医药大学田金洲、肖相如,广州中医药大学万晓刚,陕西省肿瘤医院廖子君,湖北省中医院喻秀兰,江汉大学叶勇,湖北中医药大学闻莉、张智华等。④师承与进修:主要有湖北省中医院巴元明,湖北省应城市人民医院方方,广东江门市五邑中医院余尚贞,深圳宝安区中医院王海燕,全国优秀中医临床人才刘玲等。

梅国强之再传弟子,以全国名老中医药专家梅国强传承工作室和国医大师梅国强传承工作室(简称"工作室")所培养的青年教师、硕士研究生、博士研究生等为代表,工作室传承团队进行了梅国强临床病案收集、整理工作,共保存较完整病案2万余份;开展围绕其学术思想和临床经验的系统研究工作,如对其辨治心系、肺系、脾胃疾病的学术思想和临床经验进行了系统研究;对其伤寒学术渊源及其治伤寒的学术方法进行了系统研究。工作室基于其临床经验方申报了包括国家自然科学基金在内的多项研究课题;工作室成员、师带徒学生、研究生及进修生等整理其学术思想、临床经验并发表相关论文百余篇;培养了多名高级、中级、初级职称优秀中医人才,学术传承成果丰硕。

十二、专攻《黄帝内经》的大家:张六通

张六通,教授,1939年2月生,江苏武进人。原湖北中医学院院长,博士研究生导师,曾任湖北省首届学位委员会委员,湖北省中医药学会常务副理事长,全国中医药高等教育学会常务理事,中华中医药学会内经专业委员会副主任委员,国务院学位委员会知名学者教授,国家中医药管理局专家组成员等,享受国务院政府特殊津贴。他曾先后到澳大利亚、日本、美国、韩国、德国等30多个国家和地区进行访问和学术交流,多次参与、主持国际中医药学术大会。

张六通1964年毕业于湖北中医学院六年制中医专业,留校任教,兼临床、科研工作,先后任教研室教师、副主任、主任,主讲本科班、西学中班、青年教师培训班、师资班等的"中医基础理论""黄帝内经"课程,主讲78—84级硕士研究生班的"内经选读"课程,编写《中医基础理论》《黄帝内经选读》讲义。1978年晋升讲师,1983年晋升副教授,1987年晋升教授,1990年被国务院学位委员会批准为第四批内经博士研究生导师。1984年招收硕士研究生,1991年招收博士

研究生，已培养硕士研究生 19 名，博士研究生 35 名。曾任武汉大学兼职教师、北京中医药大学博士研究生导师。在《中医杂志》等国内外学术期刊上发表论文 30 余篇，主编《中医脏象学》等著作 5 部，担任 2 部著作的副主编，参编 5 部；先后主持并参与国家级、省级科研课题 18 项，课题成果经鉴定均达国内先进或以上水平，其中获湖北省科学技术进步奖三等奖 4 项、二等奖 3 项、国家中医药管理局中医药基础研究奖三等奖 1 项。"八五"期间，他作为学科带头人负责筹建省重点学科——内经学科，经评估达国内先进水平。1979 年，他被授予湖北省"模范教师"称号，1986 年被评为湖北省高教战线优秀思想政治工作者，1992 年获批享受国务院政府特殊津贴。

十三、博通医文的内经名家：朱祥麟

朱祥麟（1944—　　），别号通虚子，湖北鄂州人，五代世医，现为鄂州市中医医院主任医师。鄂州名医、湖北名医、湖北中医名师、国家中医药管理局审定的内伤伏气致病学术流派代表性传承人。他曾任湖北中医药大学兼职教授、《中国临床医药研究杂志》特约编委、《中华现代中医学杂志》专家编辑委员会常务编委、中国国际交流出版社特聘顾问编委等职。

朱祥麟从医 50 余年，擅长治疗时病、内伤疑难杂病及妇科疾病。他寝馈《黄帝内经》多年，倡言六气皆能化风、五脏病变皆能生风的学术观点。他倡言内伤伏气致病，强调消除伏气于萌芽，注重先期防治的学术观点。他明确提出奇经八脉辨证论治，认为八脉辨证可以羽翼脏腑辨证。

朱祥麟发表医学论文百余篇，著有《中国宫廷秘方医疗佚事选评》《论内经风病学》《奇经证治条辨》《朱氏中医世家学验秘传》《李时珍学术论丛》《本草纲目良方验案类编衍义》《医垒心言》等，他旁通《周易》、气功，兼晓音律。

朱祥麟为中华诗词学会会员、东坡诗社社员、中华诗词文化研究所研究员、国际中华艺术家协会专家顾问等，已在 300 余种诗词书刊上发表作品。朱祥麟多次获全国诗词大赛等级奖，诗词载入全球华人诗词大赛作品选《华夏情》及

"第三届华夏诗词奖获奖作品集""第四届华夏诗词奖获奖作品集"等,人称其词"浑脱超妙,清新自然,意蕴无尽",有《西长岭诗词选集》《通虚子诗词稿》《通虚子诗词续稿》等诗词专著。他的伟绩载入《名老中医之路续编》(第二辑)、《中国大陆名医大典》《中华诗人大辞典》及《中国当代易学文化大辞典》等数十部典籍中。

十四、注重经方现代扩展应用的伤寒名家:成肇仁

成肇仁,1944年1月出生于四川巴中。儿时在外祖父身边长大,受到中医药文化熏陶。1958年转至武汉市第十三中学学习,1961年考入湖北中医学院中医系学习,1967年9月毕业后被分配到陕西省留坝县江口地区医院,从事中医临床工作。在当地工作10年后,1979年考入湖北中医学院,师从全国著名伤寒学家李培生教授,成为其首届硕士研究生。读研期间,他开展了对中医"证"的内涵研究;同时开展游学活动,到全国各地拜访伤寒大家进行学习。1982年毕业后留校任教,从事《伤寒论》教学、临床与研究工作。

1991年,成肇仁作为第一批全国老中医药专家学术经验继承工作继承人,跟随知名专家田玉美教授学习三年;并曾随全国内经大师、国医大师李今庸教授学习校勘学、训诂学。1999年他任伤寒教研室主任,同年任湖北省省级重点学科中医临床基础学科带头人。他先后担任湖北省政协常务委员(第八届、第九届)、湖北省中医药学会常务理事、湖北省中医药学会仲景学说专业委员会副主任委员、湖北省老科学技术工作者协会常务理事、湖北中医药大学经方应用研究所所长等职。他积极参与学科、学校及省内中医药建设,为中医药事业的发展而奔走,建言献策。在1998—2007年担任湖北省政协常务委员期间,他曾就中医教育、医德、医风,突出中医药特色,振兴中医药事业等提出数十项提案。他编撰中医教材教参9部,学术著作10余部。

成肇仁较全面地继承了李今庸、田玉美二老对仲景学说的研究,并结合自己的教学与临床体会,以及李今庸先生的传统古籍研究法,形成了以经方为主

治疗外感及内伤杂病的学术特点。他淡泊名利,敦厚处世,以济世救人为己任。对于弟子,他以其精心妙术,倾囊相授,毫无保留,深受广大大学生的爱戴。几十年来他指导带教伤寒专业硕士研究生 10 名;培养中医教改班、本科班及私淑弟子 60 余人。

成肇仁深谙《黄帝内经》,执教《伤寒论》,通晓《金匮要略》,熟稔《温病条辨》,寒温汇通。虽从事《伤寒论》教学和临床工作多年,但他亦十分重视对《金匮要略》的研究与应用;结合自己多年临床实践,将仲景学说与后世名家、温病学理论方药融合,应用于临床,取得良好效果。他主张把《伤寒杂病论》作为一个跨时代、跨地域并不断发展深化的大系统学科来对待,即把历代注解以及关于《伤寒杂病论》的著作视为一个整体来进行整理研究,其中尤应着力于《伤寒杂病论》中方药的现代扩展应用。《伤寒论》《金匮要略》均为医圣张仲景所著,两书内容相通,方药互参;六经辨证与脏腑辨证,各有适用之处。学者应将《伤寒论》《金匮要略》仔细研读,掌握其常用方药的证治;在熟读的基础上,学习后世温病医家著作,可对外感病过程中由寒化热、由热化寒、寒热互化的病机有一个清晰理解。

在学术上,成肇仁主张融汇经典,博取各家之长;衷中参西,经方时方并用;证为核心,坚持中医思维;整体辨治,重视顾护脾胃;善用对药,创制有效新方;平正通达,注重医德为先。

十五、专研脾胃的伤寒名家:邱明义

邱明义(1946—　),湖北中医药大学教授、博士研究生导师、主任医师。邱明义毕业留校后,有幸留任于拥有李培生、洪子云等全国知名伤寒学家的伤寒教研室,得到了名师亲身指导的机会。邱明义在教学上付出了大量心血,无私的付出也得到了回报,1997 年他获得湖北省优秀教师称号,这是对其教学能力的肯定。邱明义在任教的同时,还在湖北中医学院附属医院(现湖北省中医院)任职十余年,任内科教学秘书多年。1976 年,时任副队长的邱明义率附属医院巡回医疗队赴湖北省郧西县开展巡回医疗3个月。在附属医院工作期间,他受教于著名中医内科专家吴绍基主任(中医内科主任)、黄绳武教授及著名中西医结合专家张大钊、鲍亦万教授等。在他们的指导下,邱明义的临床水平提升较快,并开始用中医药治疗内科疑难杂病。邱明义精研《伤寒杂病论》,探究仲景学说几十年,对于仲景学说多有阐发,提出了不少个人独到观点,为弘扬仲景学说做出了较大贡献。他认为辨证论治是中医学的核心和根本,是中医学的灵魂。《伤寒杂病论》确立了辨证论治理论体系,提出了辨证论治的一整套原则和方法,且规律谨严,特色突出,堪称辨证论治典范。他还探讨了《伤寒杂病论》六经传变与《黄帝内经》六经传变的关系、六经传变的主要规律两个方面。他认为张仲景的六经传变规律源于《黄帝内经》,却又超脱于《黄帝内经》,张仲景对《黄帝内经》的六经传变规律不是一概照搬,而是对其不合理的内容加以扬弃。

《伤寒杂病论》的辨证施治原则,不仅为外感热病奠定了辨证论治的理论基础,对内科杂病的治疗也有指导作用。邱明义认为《伤寒杂病论》提出了内科杂病的常见病因。在病因学上,《伤寒杂病论》对内科杂病中痰水、血瘀、气滞、宿食及劳倦等常见病因都有论及。他认为《伤寒杂病论》论述了内科杂病的多种证候类型。《伤寒杂病论》不仅阐述了内科杂病的许多病因,而且对内科杂病的常见证候类型做了较详尽的分析,为后世内科杂病的辨证施治开拓了先河。同时,张仲景在《伤寒杂病论》中创立了许多治疗杂病的名方,这些方剂经过千百年临床实践的检验,效果显著,直到今天,仍有较好的临床疗效。

邱明义钻研《伤寒杂病论》几十载,在脾胃病方面造诣颇深,撰文并著书阐述《伤寒杂病论》脾胃病学说,归纳了《伤寒杂病论》脾胃病的病机,将其治疗原则归纳为三点,即注重泻实补虚、注重调理脾胃的升降、注重疏肝泄胆。

邱明义从事临床工作几十年,潜心研究,博览群书,除了中医书籍以外,他还大量阅读多种关于疾病现代研究的书籍,汲取精华,不断提升自己的临床医疗水平。邱明义认为在中医临床辨证中,出现了一些新问题,正确认识和处理这些新的问题,是摆在中医理论和临床工作者面前的重要课题,他还倡导辨证须结合辨病、宏观论治须结合微观施治。

邱明义在临床上擅用经方治疗中医内科常见病、多发病和疑难杂病，同样还擅用温病方、时方，将经方与温病方、时方，即与非经方合用，经方与温病方的合用、经方与时方的合用，甚至经方、温病方与时方相结合，作用相互加强，对很多疾病有很好的疗效。

十六、注重脏腑的《金匮要略》名家：陈国权

陈国权（1946—   ），湖北钟祥人。1969 年毕业于湖北中医学院，毕业后留校任教，2011 年 8 月退休。陈国权是第一届湖北省老中医药专家学术经验继承工作指导老师，湖北中医药大学教授、主任医师，从事《金匮要略》教研工作 30余载，在《金匮集释》《中医内科证治精要》及《现代中医治疗学》（中日合编）中任编委，在《金匮要略》（首版七年制教材）、《金匮要略讲义》（人卫系列）（第 7 版本科教材）及《金匮要略讲义》（第 5 版）的教学参考书《金匮要略》（第 2 版）中任副主编，在《金匮要略理论与实践》（全国高等中医药院校首版研究生教材）中任主编。陈国权先后在全国 40 余家杂志、报纸上发表论文 150 余篇，2002—2011 年担任中华中医药学会仲景学说专业委员会副主任委员，现为中华中医药学会仲景学说分会顾问，《中华现代中医学杂志》常务编委、《国医论坛》编委。他多年来潜心于《金匮要略》脏腑相关理论的研究，屡有心得。他喜用经方（或辅以时方）治疑难杂病，疗效较好。

第三节　　1949 年之后的医家

一、注重临床实践的伤寒名家：李家庚

李家庚，1954 年生，中国共产党党员，湖北中医药大学二级教授、博士研究生导师，享受国务院政府特殊津贴，湖北省人民政府参事。

李家庚现为第六批全国老中医药专家学术经验继承工作指导老师,湖北中医名师,国家中医药管理局局级重点学科伤寒学学科带头人;湖北省省级重点学科、湖北省特色学科中医临床基础学科带头人;湖北省省级精品课程"伤寒论"负责人;中华中医药学会仲景学说分会副主任委员,中华中医药学会仲景学术传承与创新联盟常务理事;湖北省中医药学会经典专业委员会第一届主任委员,湖北省中医师协会常务理事,武汉医师协会理事,湖北中医药大学经方运用研究所所长。

20世纪90年代初,李家庚获准为第一批全国老中医药专家学术经验继承工作继承人,随著名中医学家李培生教授读书、临证多年出师。

李家庚发表论文100余篇,主编或参编学术著作100余部,其中任主编43部。李家庚主编普通高等教育"十三五"规划教材1部,参编全国统编教材2部。2005年,李家庚被湖北中医药大学评为"十佳教书育人先进个人",2016年被湖北中医药大学授予"师德标兵"及"模范共产党员"称号,同年又被湖北省教育厅、湖北省教育工会授予湖北省"师德先进个人"称号,2017年再次被湖北省教育厅、湖北省教育工会授予湖北省"师德先进个人"称号。

二、倡导寒温统一的温病名家:吕文亮

吕文亮(1963—),二级教授、博士研究生导师,湖北中医药大学校长;湖北省"双一流"建设学科中医学学科带头人,中医学国家级一流专业负责人,兼任世界中医药学会联合会中医治未病专业委员会副会长、世界中医药学会联合会急症专业委员会副会长、中国高等教育学会理事、湖北省中医药学会副会长。吕文亮为中医温病(传染病)领域知名专家,主要研究方向为病证结合模式下运用疫病理论防治重大传染病的研究及证候标准化研究。多年来,吕文亮潜心研究湿热病证治规律,提出"脾胃湿热论""湿热致瘀论"等学术见解,特别是在消化系统疾病、重大传染病方面有深入研究。吕文亮主持各级各类课题10余项,包括国家重点研发计划重点专项1项,国家973项目子课题2项;获成果奖2

项，论文奖 4 项。吕文亮发表学术论文 80 余篇，主编、编写《脾胃病证治精要》等著作 8 部。

三、善用经典的肾病名家：巴元明

巴元明（1961—　），湖北武汉人。1984 年本科毕业于湖北中医学院，1990 年硕士研究生毕业，曾赴加拿大英属哥伦比亚大学（University of British Columbia）、美国约翰斯·霍普金斯大学（Johns Hopkins University）和堪萨斯大学（University of Kansas）研修，武汉大学"国学博雅高级研修班"结业。巴元明为湖北省中医院肾病科主任医师、二级教授，博士研究生导师，享受国务院政府特殊津贴，首批"全国优秀中医临床人才"，第二批全国老中医药专家学术经验继承工作继承人，全国名老中医药专家邵朝弟传承工作室负责人，第六批全国老中医药专家学术经验继承工作指导老师。巴元明主编专著 13 部、任副主编 2 部、任编委 4 部、参编 10 部，主要有《邵朝弟肾病临证经验实录》《中医肾病学基础》《原发性慢性肾小球肾炎》《原发性肾病综合征》《慢性肾衰竭》《中医肾病外治学》等。

巴元明从事临床、科研及教学工作 30 余年，读经典、做临床、跟名师，追求"勤求古训，博采众方""博极医源，精勤不倦""德优怀远，才大博见"。巴元明建立了国家级名医学术传承平台；创立了"肾病多虚，阴虚多见"理论；对尿路结石相关研究成果达到同类研究国际先进水平；首创穴位敷贴治疗慢性肾病。临床上，巴元明重视中医与西医结合、辨证与辨病结合、扶正与祛邪结合、内治与外治结合，主持、组织研制 40 余种医疗机构制剂，以"维肾膏"系列制剂内服、穴位敷贴外治，贯穿肾病治疗的始终，从而形成院内制剂、协定处方、经方、古方互补，口服、静脉、穴位、结肠多途径给药，形成了药物干预与疾病康养相结合的个体化诊疗特色。

四、专攻甲状腺疾病的名家：左新河

左新河（1964—   ），湖北监利人，博士，教授，硕士研究生导师。1980—1985 年左新河本科就读于湖北中医学院中医专业，1988—1991 年硕士就读于湖北中医学院中医外科学专业，2002—2006 年左新河作为全国老中医药专家学术经验继承工作继承人师从陈如泉教授，2007—2010 年博士就读于湖北中医药大学中医内科学专业。

从 1985 年起，左新河从事中西医结合临床、科研、教学工作几十年，现为湖北省中医院甲状腺疾病诊疗中心学科主任、光谷院区内分泌病科主任，湖北省陈氏瘿病学术流派传承工作室建设项目负责人、陈如泉全国名中医传承工作室建设项目负责人，兼任世界中医药学会联合会瘿证专业委员会副会长、中国中西医结合学会内分泌专业委员会甲状腺疾病专家委员会副主任委员、中国中医药研究促进会内分泌学分会常务委员，中国中医药研究促进会中医学术流派分会常务委员、湖北省中医（中西医结合）甲状腺病专科联盟理事长等。

在教学方面，左新河曾多年为湖北中医药大学本科生及研究生讲授"中医内科学""中西医结合方法学"等课程，他教学幽默风趣，受到了学生们的一致好评。他培养了硕士研究生 20 余人，教改班师带徒学生 10 余人，参加编写了《中西医结合方法学》（第 1 版）教材，此外他还多次应省市卫生部门邀请，为群众做内分泌相关疾病的中西医治疗讲座及科普工作，其内容深入浅出、通俗易懂，深受群众欢迎。

在临床方面，左新河擅长中西医结合诊治内分泌代谢疾病，尤其对中西医结合治疗甲状腺疾病有独到的经验，在湖北省药品监督管理局申报了中西医结合复方制剂——复方甲亢片作为湖北省中医院院内制剂，其在院内应用过程中甚至形成了点药就医的局面。他善于运用三联疗法治疗亚急性甲状腺炎、桥本甲状腺炎、甲状腺囊肿、甲状腺相关性眼病等甲状腺疾病，如对甲状腺囊肿的治疗，他采用理气化痰消瘿方口服、理气消瘿膏及外敷超声引导下甲状腺局部抽液硬化治疗,疗效优于单纯硬化治疗,且复发率低。该法已在甲状腺病专科联盟单位内进行了适宜技术的推广应用,以便服务更多群众。

在科研方面,左新河运用中西医结合思维,探讨治疗甲状腺疾病的理法方药,主持和参与了多项国家级、省部级、院所级科研课题,如"温肾方治疗亚临床甲状腺功能减退的实验研究与临床应用""基于 PI3K/Akt 信号途径探讨理气消瘿方对结节性甲状腺肿大鼠的机制研究""基于肠道菌群探究芪箭消瘿方对自身免疫性甲状腺炎大鼠的影响及其机制"等。左新河多次获湖北省科学技术奖、河南省科学技术进步奖,参加了湖北省科技厅"十一五"规划中医药规划的拟定工作,编写了《甲状腺病中医学术源流与研究》《甲状腺功能亢进症》等专著,发表论文 70 余篇。

左新河认为瘿病多郁,顺气为先,瘿病起病常由情志不畅所致,导致肝气郁结,气血运行不畅,痰浊、血瘀壅结颈前而发病,故治疗常选郁金、佛手、川楝子等疏肝理气解郁药物。顽痰、凝瘀致瘿,非一般草木药物能治,虫类搜剔通络可祛之,甲状腺疾病不乏痰、瘀表现,多为顽痰、凝瘀之邪,缠绵难愈,故一般的化痰、活血药物很难达到治疗效果,常选用土鳖虫、全蝎、水蛭等虫类药。瘿病多伏邪,格雷夫斯病在常规治疗后易复发,且 TRAb 及甲状腺肿是复发的主要因素,诱发因素多为劳累、情绪失常、应激等,痰瘀内伏是复发的根本因素;亚急性甲状腺炎多有上呼吸道感染的前驱症状,感受风热之邪而不立即发病,前1~2周出现颈前肿痛、发热等,乃外风引发内在之伏风而发病,桥本甲状腺炎以TGAb、TPOAb 水平显著升高为主要特征,起病隐匿,缠绵难愈,符合伏邪致病特点。左新河精研医理,博览兼收,治学严谨,精益求精,其医术精湛,医德高尚,为万千患者解除了病痛,为中医药事业传承发展做出了贡献。

五、注重临床的脾胃名家:叶松

叶松(1962—　　),教授、主任医师,籍贯浙江金华。1981 年 9 月至 1986 年6 月于湖北中医学院中医系中医专业五年制本科修业期满毕业,获学士学位。

1993年9月至1996年6月于湖北中医学院修完中医内科学硕士研究生全部课程毕业,获硕士学位。1998年9月被遴选为湖北中医学院硕士研究生指导老师,并招收硕士研究生。2000年3月师从魏喜保教授学习中医内科学专业,三年修业期满,考评合格,获中华人民共和国人事部、中华人民共和国卫生部、国家中医药管理局联合颁发的全国老中医药专家学术经验继承工作继承人出师证书。2017年12月被国家中医药管理局确定为第六批全国老中医药专家学术经验继承工作指导老师。2017年12月被遴选为湖北中医药大学博士研究生指导老师。

叶松从本科毕业后到湖北省中医院工作至今,历任住院医师、主治医师、副主任医师、主任医师;讲师、副教授、教授;硕士研究生导师、博士研究生导师;大内科行政副主任、医务处处长、干部保健处处长、院长助理。现任湖北省中医院副院长,湖北中医药大学第一临床学院院长,湖北省直属机关医院院长。他曾担任中国人民政治协商会议湖北省第十二届委员会常务委员,九三学社湖北省委员会委员,九三学社湖北省中医院委员会主任委员,湖北省健康管理学会副会长,中华中医药学会脾胃病分会常务委员;世界中医药学会联合会消化病专业委员会常务委员;湖北省中医药学会脾胃病专业委员会主任委员;全国中医药高等教育学会临床教育研究会第九届理事会常务理事;《医药导报》常务编委,《中国中西医结合消化杂志》常务编委。

2003年在"非典"防治工作中,叶松表现突出,被武汉市武昌区政府授予个人二等功;2003年被中华中医药学会评为全国先进会员;2006年由中共湖北省委保健委员会、湖北省卫生厅、中共湖北省委老干部局评为"湖北省直干部保健工作先进个人";2010年被九三学社湖北省委员会评为优秀社员。2013年被武汉市卫生和计划生育委员会授予"首届武汉市中青年中医名医"荣誉称号;2014年被湖北省卫生和计划生育委员会授予"首届湖北省中青年知名中医"荣誉称号;2017年12月被国家中医药管理局确定为第六批全国老中医药专家学术经验继承工作指导老师;2018年6月被湖北省卫生和计划生育委员会评定为"第三届湖北中医名师"。

医疗方面，叶松长期坚持临床一线工作。他熟练掌握了内科常见病、多发病的治疗以及内科疑难危重症的抢救处理和内科常规技术操作规范，尤其擅长消化系统疾病的中西医结合诊疗。对消化性溃疡、慢性胃炎、慢性胆囊炎、慢性肠炎、脂肪肝等的治疗，他有自己独特的体会，并均能取得较好的临床效果。他运用中医辨证论治方法治疗慢性胃炎与慢性腹泻，尤其是反复发作性、难治性胃炎与肠炎，有一定的独到之处，效果较好。他用中西医结合治疗消化性溃疡，对预防复发有一定优势，效果明显。

教学方面，叶松担任本科生、留学生"中医内科学"专业课的主讲教师，坚持理论与临床实践相结合的教学方法，课堂以讲授基础理论为主，但不拘泥于书本，将自己多年在临床上的所见所闻、积累的经验与理论相结合，贯穿其中，使授课内容更为生动形象，以便于学生理解学习。在学生学习基础理论期间，叶松会专门安排学生进行临床实践学习，对学生进行有效的临床指导，使理论教学与实践教学相结合。在临床实践教学中他选择典型病例对学生进行临床带教，使学生对该病种的认识更加形象深刻，使学生的理论与临床紧密结合，增强学生处理临床实际问题和临床实际操作的能力。从 1998 年开始，叶松担任湖北中医学院硕士研究生导师，之后又担任博士研究生导师，指导研究生及七年制学生的学习与研究，指导学生如何设计课题及实施，增强了学生的科研能力。临床带教上他认真负责，传授临床实践经验，增强学生的动手能力与处理临床实际问题的能力，使其成为一名合格的临床医生。

叶松参与编写了《中华脾胃病学》、《中医消化病诊疗指南》、《中医内科学》（中医、中西医结合类住院医师规范化培训教材）、《内科病奇难顽症特效疗法》、《中医内科临床实习指南》、《老年消化系统疾病防治与调养》、《中医内科学》（复习纲要）、《糖尿病的自我调治》及《脾胃病证治精要》等多部学术著作或教材，在省级、国家级权威期刊上发表论文 30 余篇。此外，叶松还获得湖北省科技厅重大科学技术成果 1 项、科学技术成果 1 项，湖北省卫生厅医药卫生科学技术进步奖 1 项，湖北省高等学校教学成果奖三等奖 1 项。目前他还主持湖北省中医院中医临床专业实习实训基地建设项目等。

六、襄阳何氏正骨传人：何成礼、汪必武、何继洲、安建原

襄阳何氏正骨学术流派，从何勤本、何开贵，历经何成礼、汪必武、何继洲、安建原，目前已传至第五代。第三代传承人何成礼老先生在继承其祖父及父亲的医术基础上，通过自己不断努力开拓，发扬创新，使襄阳何氏正骨学术思想得到了发展。

何成礼于 1921 年出生于襄阳伙牌，在四五岁时，祖父何勤本就去世了，他的医术是跟父亲何开贵学的。在学医之前，他要先学文化，6 年私塾期间，何成礼饱读经史百家，博览医学经典，为以后的悬壶生涯打下了扎实的基础。十五六岁时何成礼即随叔父们出诊，20 岁开始，他在邓湖的"保和堂"药店正式立业行医。

1946 年，何成礼只身来到襄阳定中街的"杨寿春"药铺坐堂行医，名气渐大。中华人民共和国成立后，何成礼积极参加爱国卫生运动。1954 年市卫生科推荐他去湖北省中医进修学校学习，1955 年学习回来后，他组建了襄樊（现襄阳）市第一个中西医联合诊所。此间，他被湖北省中医进修学校聘为该校第二届函授班襄樊辅导站辅导员。1956 年，湖北省卫生厅拨专款 6000 元扶助该所，并将联合诊所改为卫生所。1957 年该所在何成礼的带领下，与二所、三所合并组建了中医医院。1957 年，何成礼当选为人大代表，光荣出席了湖北省第一届人民代表大会，同年他被评为湖北省防治疾病先进工作者。

中医医院成立后，即设有骨科。在第一门诊部内，当时只有三人：何成礼兼门诊部主任，护理员周绍贤，学徒何成斌。1958 年春，增加医生杨保清。门诊部用房仅 20 平方米，一张诊断床、一张换药桌、一张诊断桌和几张凳子。当时，骨科医生诊治患者以手触摸诊断治疗四肢闭合性骨折、关节脱位、关节扭伤、跌打损伤为主，也治疗开放性骨折和痈疽疮疡等症。门诊部日门诊量为三四十人次。

1959 年何成礼去武汉市学习柳枝接骨技术，为期 3 个月，回院后他也做过

实验，但因"文革"而中断。1960年开始，骨科设了6张病床。为了减轻医生的劳动强度，提高整复效果，骨科搞技术革新，由何成礼设计制作了整复床、牵引架、上肢整复架、下颌关节整复椅，这在当时起了很大的作用。下颌关节整复椅平时用作靠椅，有患者时则作整复用，一直保留至今。

1956—1978年，何成礼担任市政协委员，中华中医药学会襄阳分会理事。1975年何成礼任襄樊市中医医院骨科主任，1980年晋升为主治医师，1987年被聘为副主任医师，退休后被襄樊市中医医院返聘为主任医师和骨科名誉主任。

何成礼从事骨科临床工作，大部分精力奉献给了繁忙的诊务，稍有空暇即对骨科的常见病及疑难病做一些研究性总结，先后写出了《活血镇痛散的改进及临床应用》（收入1957年《防治疾病论文汇编》）、《祛腐生肌散和药锭的临床应用》、《收敛生肌散的临床应用》、《下颌关节整复椅》（收入《全国中医骨伤科学术讨论会论文汇编》，中医研究院骨伤科研究所出版）及《生肌玉红膏改进的临床应用》（1986年5月全国中医骨伤科药物疗法学术交流会交流稿）。何成礼在半个多世纪的悬壶生涯中，毫不保留自己的医术，培养了一批又一批得其真传的弟子，从而使中医医院骨科有了强大的人才阵容。在何成礼行医五十年之际，医院为他举行了行医五十周年庆典活动。为了继承和发扬何氏正骨传统医学，医院确认何继洲（何成礼大儿子）以及高峰（已故）、汪必武三人为何成礼中医正骨继承人，他们遂成为襄阳何氏正骨第四代传承人。

汪必武，副主任医师，襄阳市中医医院名老中医，曾任湖北中医骨伤学会委员。他毕业于襄阳中医专科学院，师从何成礼，为襄阳何氏正骨第四代传承人之一。在长期的学习和临床实践中，他继承并发扬了何氏正骨独特的正骨理筋手法及小夹板固定精髓，尤擅长四肢骨折的非手术治疗，如手法复位、小夹板固定等。他在用中医药治疗骨折迟缓愈合、骨不连、骨结核、骨髓炎、骨折后疑难杂病方面有丰富的临床实践经验和独到的理论见解。汪必武认为，要根据患者病情、病史，结合年龄、体质、受伤机制及影像学资料等做出诊断，明确骨折的部位、类型，制定复位手法及患者可能发生意外的补救措施。他认为手法复位要尽早、稳妥、准确、灵巧，且需要牢固掌握解剖学知识，在头脑中形成伤部移位的立体图像,并辨证施治,做到"知其体相,识其部位,一旦临证,机触于外,巧生于内,手随心转,法从手出……法之所施,患者不知其苦",达到"手法骤施人不觉"的境界。

从医近50年,汪必武不断充实学习,自20世纪70年代起先后在北京双桥医院、湖北中医学院、上海市第二人民医院进修学习,师从当时北京著名的骨科专家罗有明教授。他在全面继承和发扬何氏正骨核心理论的基础上,又博取众家之长,兼收并蓄、潜心钻研,不但使自己的中医正骨理筋手法、小夹板固定、配合自制中药内服外敷等治疗手段在襄阳市中医医院骨伤科成为一般骨伤患者的标准治疗方案,并且在中医药治疗骨折迟缓愈合、骨不连、骨结核、骨髓炎等方面形成了一整套内外兼治、疗效显著的治疗体系。

何继洲,副主任医师,何成礼长子,襄阳何氏正骨第四代传承人之一。何继洲子承父业,师从何成礼,深入学习了正骨理论、手法以及骨伤科疑难病的诊断及治疗。从医几十年,他曾任原襄樊市中医骨伤学会委员兼秘书。他长期从事小儿骨科及上肢骨科临床工作,对小儿肱骨髁上骨折采用手法复位夹板固定,疗效确切,避免了患儿手术的痛苦。另外,他还继承和发扬了何氏对骨折三期辨证施治的用药治疗,特别是对患儿骨折早期发热提出了"血虚发热"的理论,开发出了骨伤宁糖浆等院内制剂,广泛用于临床,取得了很好的临床疗效,深得患儿家长的信赖。基于平常临证经验,他也发表了数篇学术论文,如《中药治疗无菌性实证47例观察》《手部筋膜间隔区综合征的诊断与治疗》《生肌玉红膏的临床应用及特性》《手法整复肱骨远端骨骺完全性分离》,使襄阳何氏正骨理论得到了总结和发扬。

安建原,主任医师,中西医结合硕士学位,现任襄阳市中医医院正骨科主任,湖北中医骨伤学会常委,湖北中西医结合骨伤科学会委员。他从事中医骨伤科工作几十年,擅长采用中医、中西医结合治疗四肢创伤、颈肩腰腿痛及骨坏死等疾病。

安建原对临床常见的桡骨远端骨折,采用传统的手法整复加外固定支架固定,找到了一种切合实际的治疗方法,使手术率及愈合后桡偏率明显降低;对肱骨中段、上段及下段骨折根据患者的实际情况进行手法整复,结合外固定支架固定术,并采用渐进式的手法复位,在国内处于领先地位;对跟骨骨折的治疗采用在患者取俯卧位的情况下拔伸摇晃手法,两周后再次进行手法复位和石膏外固定,取得了非常理想的效果。数以万计的患者因此摆脱了手术之苦。

　　安建原总结和提炼了一套内外兼治、筋骨并重、医患合作、动静结合的正骨治疗理念。同时,他带领全科医护人员在继承老一辈骨伤科专家学术思想和临床经验的基础上,自主创新使用"桥形"夹板治疗舟状骨骨折、极度背伸式夹板治疗第一掌骨基底部骨折并受到同行认可;另外,他在骨坏死的治疗方面也独具匠心,对Ⅰ、Ⅱ期酒精性股骨头无菌性坏死采用温水疗法,自行筛选古方总结出了治疗Ⅱ期以下股骨头无菌性坏死的方剂"萌生丸",已经大量、长期应用于临床,他主持的"化痰逐瘀法治疗Ⅱ期酒精性股骨头缺血性坏死的临床研究"获湖北省重大科技成果,达国内领先水平,并获襄阳市科学技术进步奖二等奖;针对一些因贫困或坚持不愿手术的"三踝骨折"患者,他在X线透视下应用何氏正骨手法成功地解决了该问题。其"何氏正骨手法治疗三踝骨折的临床研究"经湖北省专家鉴定达国内领先水平,并获襄阳市科学技术进步奖二等奖;肱骨外科颈骨折经过手法复位,并用"T"形支架外固定的治疗亦达国内首创,同时"手法复位外固定支架固定术治疗肱骨外科颈骨折的临床研究"达国内领先水平,并获襄阳市科学技术进步奖二等奖。

　　安建原所在正骨科是接纳骨科患者最多的科室,是国家重点专科,也是医院的"拳头"科室。由于为患者着想,始终本着简、便、廉、验的治疗原则,安建原在社会上具有广泛的认知度和社会信誉,得到社会和广大患者的高度认可,他本人曾被《襄阳晚报》评为"襄阳市十名受欢迎的好医生"之一、医院首届名医等。2011年6月医院确认安建原为汪必武中医正骨继承人,亦即襄阳何氏正骨第五代传承人,并要求他及相关人员在跟师学习的基础上,进一步系统整理、掌握、继承何氏正骨理论和临床经验,吸取精华,运用现代科学技术,结合临床实践,推出科研成果。

　　在安建原的带领下,襄阳何氏正骨学术流派得到了迅猛发展,2012年成功申报国家中医药管理局第一批全国中医学术流派传承工作室建设项目，并于2013年获国家中医药管理局批准，成为湖北省唯一一家中医骨伤学术流派传承工作室。2013年，安建原被卫生部确定为"襄阳何氏正骨流派传承工作室"负责人，负责襄阳何氏正骨学术流派的继承、整理和发展工作。

荆楚中医药继承与创新出版工程·荆楚医学流派名家系列（第一辑）

荆楚医学流派

第三章

荆楚地域中医医籍大全

第一节 武汉市的中医医籍

1. 武昌区（武昌县）

（1）《通丹经》

〔明〕朱盛渌，见同治八年《江夏县志》卷八《杂志·艺术》。

（2）《郢雪编》

〔明〕朱盛渌，见同治八年《江夏县志》卷八《杂志·艺术》。

（3）《医宗尺玉》

〔明〕朱容栋，见同治八年《江夏县志》卷八《艺文志·先贤著述》，亦见于民国十年《湖北通志》卷八十二《艺文志·子部·医家类》。此书之名，同治八年《江夏县志》卷八《杂志·艺术》作《医宗王》，又考民国十年《湖北通志》卷八十二《艺文志·子部·医家类》亦作《医宗尺玉》，故应为《医宗尺玉》。

（4）《摄生要义》

〔明〕周缙，见民国十年《湖北通志》卷八十二《艺文志·子部·医家类》，亦见于光绪十一年《武昌县志》卷十六《人物志·仕迹》。

（5）《摄生图说》

〔明〕周缙，见光绪十一年《武昌县志》卷十六《人物志·仕迹》。

（6）《扶寿精方》一卷

〔明〕吴旻，见《中国医籍考》。该书按病证分类，自诸虚门至杂方门凡二十九门。后有《伤寒续添》，为伤寒门补遗。本书选方较精，以实效、简便为原则。所载丸、散、膏、酒及炮制各法亦各具特色。该书初刊于嘉靖九年（1530 年），尔后几经重刊翻刻，现有《珍本医书集成》本。上海科学技术出版社于 1986 年重刊《扶寿精方》。

（7）《慈幼筏》十二卷

〔明〕程云鹏，见《中国医籍考》。该书又名《慈幼新书》《慈幼秘书》，为儿科专著。首论保产；卷一论小儿禀赋、脏能、脉候及胎病等；卷二论小儿杂症；卷三到卷六论小儿痘疮的辨证及治疗方剂；卷七论麻疹、丹毒、惊、痫、发热等；卷八论伤寒；卷九论感冒、咳嗽、痰、疟疾、痢疾等；卷十论食积、疳积、腹痛、血等；卷十一论疮疽杂症；卷十二论痘家应用药性。书中除论述病候治法外，内附医案。该书从胎产、痘、疹、惊、痫、寒热，至耳、目、喉、齿，以及疮、疥、癣，搜罗甚广，无一不具，尤以对痘疹论述为详，书中理法方药齐备，毫无空论泛述之弊。该书首刊于1704年。康熙五十年辛卯（1711年），石经楼刊本，现藏于中国中医科学院图书馆，另有康熙姑苏桐石山房刻本（原题张介宾撰）、乾隆十一年丙寅（1746年）玉诏堂刻本（原题张介宾撰）及《中国医学大成》本，《中国医学大成提要》认为《慈幼新书》为程氏又一本著作。待考。

（8）《灵素微言》

〔明〕程云鹏，见《中国医籍考》。作者在《慈幼筏》序中，将其所著七书之旨皆陈述之，首列《灵素微言》云：《素问》五脏七腑，世仅列六，有包络而无三焦，有三焦而无包络。胃者肾之关，易作肾者胃之关，一字之讹，阴阳颠倒，易由消纳。又如真人圣人等论，尤非儒者所可混同，均加辨晰。

（9）《脉复》

〔明〕程云鹏，见《中国医籍考》。作者在《慈幼筏》序中曰：叔和之书，伪乱难凭。李士材依《素问》，考据甚悉，分列二十八字，窥深迎浮。后生小子，殊苦寻究，和气二气之说，又未能吻合岁运，是用正之。

（10）《伤寒问答》

〔明〕程云鹏，见《中国医籍考》。作者在《慈幼筏》序中曰：仲景法象高深，茫无入手，束而不观，临证昏昧，因就一二门士之问，而浅示之，使易通晓。

（11）《医贯别裁》

〔明〕程云鹏，见《中国医籍考》。作者在《慈幼筏》序中曰：赵氏撮李薛之要，最为直截，而措引不纯，主张太过，懒慢者狭为秘本，将欲废弃一切，遗害非小。余为汰去支辞，补入诸家杂证方论，颇觉改观。

（12）《种嗣玄机》

〔明〕程云鹏，见《中国医籍考》。作者在《慈幼筏》序中曰：天地虽极凝寒，生理未尝谢绝，元精不蓄，恣情于方士金丹，或闭塞于穷愁哀怨，或田乏膏腴，或疲于奔命，自弃而已，天地何心，又有坚持经朔之谈，妄冀葭吹六管，捕影捉风，徒令若敖氏笑而引为同病。

（13）《医人传》

〔明〕程云鹏，见《中国医籍考》。作者在《慈幼筏》中曰：轩岐而下，代不乏人，采辑成编。表其功能，辟其谬误，学者获所适从，生民安得无济。

（14）《寒热条辨合纂》八卷

〔清〕熊煜奎，见光绪十一年《武昌县志》卷二十《人物志·文苑》（卷十《艺文志》）。该书为熊氏钩稽《灵枢》《素问》，宗法长沙所著，得到了当时巡抚潘霨的称赞。今未见。

（15）《救急良方》一卷

〔清〕熊煜奎，见光绪十一年《武昌县志》卷十《艺文志》。该书又名《卫生便方》。今未见。

（16）《医学源流》四卷

〔清〕熊煜奎，该书辑于1871年，列《玉函演义》《灵素引端》《灵素秘旨》《金匮典要》诸篇。各卷载医论若干，简明通俗。该书被收于《儒门医宗总略》中。

（17）《方药类编》四卷

〔清〕熊煜奎，见光绪十一年《武昌县志》卷十《艺文志》。该书辑于1872年，阐述药性补泻及气味宜忌辨异，按证列举治方，采摘历代医家论药精要。后将《医学源流》与此书合刊为《儒门医宗总略》，分上、下两卷。现藏于湖北省图书馆。

（18）《儒门医宗总略》

〔清〕熊煜奎，见《中医图书联合目录》，该书刊于同治十年。前有"崇训堂医学源流总叙""凡例""初学戒例"。共两卷，上卷为《医学源流》，下卷为《方药类编》。现藏于湖北省图书馆。

（19）《儒门医宗总略续集》

〔清〕熊煜奎，见光绪十一年《武昌县志》卷十《艺文志》。其内容有"四诊汇要""寒热条辨合纂""陈氏医学心悟摘录""张氏育婴心法附翼"。

（20）《儒门医宗》二卷

〔清〕熊煜奎，见光绪十一年《武昌县志》卷十《艺文志》。

（21）《寿世文约》二卷

〔清〕熊煜奎，见光绪十一年《武昌县志》卷二十《人物志·文苑》。

（22）《成人宝鉴》

〔清〕熊煜奎，见光绪十一年《武昌县志》卷十《艺文志》。

（23）《蒙养金针》

〔清〕熊煜奎，见光绪十一年《武昌县志》卷十《艺文志》。

（24）《本草药性易释赋》

〔清〕虞席珍，见光绪十一年《武昌县志》卷十《艺文志》。

（25）《全生篇》

〔清〕熊廷燕，见同治八年《江夏县志》卷八《艺文志·近人遗集》。

（26）《痘科协中》二卷

〔清〕杨咏，见民国十年《湖北通志》卷八十二《艺文志·子部·医家类》。

（27）《名方便览》三卷

〔清〕黄大文，见民国九年《夏口县志》卷十九《艺文志·著述·子部》。

（28）《奇寰生笔记》

〔清〕方昌瀛，见民国九年《夏口县志》卷十五《人物志·方技》。

（29）《医学觉梦集》

〔清〕张尚朴，见民国九年《夏口县志》卷十九《艺文志·著述·子部》。

（30）《脉诀纂要》

〔清〕易经，见嘉庆二年《郧阳志》卷六《人物志·流寓》。

（31）《伤寒辨似》

〔清〕易经，见嘉庆二年《郧阳志》卷六《人物志·流寓》。

（32）《庚垣遗草》四种

〔清〕笪鉴，见民国九年《夏口县志》卷十五《人物志·方技》，咸丰时毁于兵火。

（33）《痘麻定论》四卷

〔清〕徐之荣，见民国十年《湖北通志》卷八十二《艺文志·子部·医家类存目》。

（34）《眼科大成》

〔清〕徐之荣，见民国十年《湖北通志》卷八十二《艺文志·子部·医家类存目》。

（35）《四诊纂要》

〔清〕傅之铉，见同治八年《江夏县志》卷八《杂志·艺术》。

（36）《武昌医学馆丛书》

〔清〕柯逢时，见《中医图书联合目录》。内容如下：①《经史证类大观本草》三十一卷，〔宋〕唐慎微撰；②《大观本草札记》二卷，〔清〕柯逢时撰；③《本草衍义》二十卷，〔宋〕寇宗奭撰；④《伤寒论》，〔汉〕张机撰，〔晋〕王叔和编；⑤《伤寒总病论》六卷，〔宋〕庞安时撰；⑥《类证增注伤寒百问歌》四卷，〔宋〕钱闻礼撰；⑦《伤寒补亡论》二十卷，〔宋〕郭雍撰；⑧《活幼心书》三卷，〔元〕曾世荣撰。此书是一部汇辑本草、伤寒、小儿科著作的丛书。此书由柯逢时选辑宋、元两代关于本草、《伤寒论》研究和儿科的部分著作及其所撰《大观本草札记》一书汇集而成。《大观本草札记》实为重刊《大观本草》的校勘说明。柯逢时在重刊《大观本草》时用元大德壬寅崇文书院刊本作为蓝本，以曹孝忠的《政和本草》为校本，进行校勘。前有柯逢时自序，序文详述了《大观本草》题名的不同及其缘由，说明了作者校订（或写札记）的原因。《武昌医学馆丛书》1904—1912年柯逢时武昌医学馆刻本，藏于中国中医科学院图书馆和湖北省图书馆。

（37）《奇方类编》二卷

〔清〕吴世昌，见《中医图书联合目录》。

此书为吴世昌抄辑，后附《奇效方》一卷。此书刊于康熙五十八年（1719

年）。清康熙五十八年（1719 年）钱塘孙元龙刊于杭州渊藻堂本，藏于中国中医科学院图书馆。

（38）《伤科阐微》

〔清〕铁舟，见《上海县续志》《中医人名辞典》。

（39）《医易一理》一卷

〔清〕邵同珍，见《秘本医学丛书》。本书以易理解释医理，故名《医易一理》。内容于五脏六腑气血阴阳多所论述，而太极两仪四象八卦与五脏周身图说、太极两仪四象八卦督任呼吸天根月窟人身图说，二篇尤为推阐尽致。自序曰：医之理即易之理，易之用即医之用。贯通比附，不爽纤毫。今夫造化，一阴阳也，太极两仪，阴阳所由分也；四象，阴阳之太少也；八卦，阴阳之上中下也。譬之人身，脏腑、五官、呼吸、生育皆应深求其当然之理，所谓乾道变化，各正性命也，余故于内景之与周易相配合者，分别图说。一图以脾胃为太极者，明其体，言主宰之理，先天也；一图以中宫为太极者，明其用，言流行之气，后天也。名曰《医易一理》，蠡测管窥，未敢自信。此书光绪二十三年（1897 年）小安乐窝刻本，现藏于湖北省图书馆。另见《三三医书》第三集，第十八种。

2. 黄陂区（黄陂县）

（1）《养生真理（铨）》

〔明〕王命珪，见民国十年《湖北通志》卷八十四《艺文志·子部》。

（2）《存济篇》

〔清〕徐敏，见同治十年《黄陂县志》卷九《人物志·文苑》。

（3）《兰陵堂校刊医书三种》

〔清〕肖廷平，见《中医图书联合目录》。

子目：①《黄帝内经太素》；②《小儿药证直诀》（附《小儿斑疹论》）；③《小儿卫生总微论方》。

1924 年黄陂肖氏校刊本藏于中国中医科学院图书馆和湖北省图书馆。

3. 汉阳区(汉阳县)

(1)《五种经验方》

〔清〕叶廷芳,见《中医图书联合目录》。叶廷芳日常除行医外,还注意收集治疗常见病与危重病的多种医方,汇成《五种经验方》。其内容有倪涵初的《痢疾诸方》及《疟疾诸方》,吴伟度的《疔疮诸方》,汪晓山、汪松石等人的《喉科诸方》《金创花蕊石散方》。后由其孙叶志诜收入《汉阳叶氏丛刻医类七种》。该书有道光三十年(1850 年)粤东重刊本和咸丰三年(1853 年)汉阳叶氏重刊本,分别藏于故宫博物院图书馆和中国中医科学院图书馆。

(2)《汉阳叶氏丛刻医类七种》

〔清〕叶志诜,见同治七年《续辑汉阳县志》卷二十一《文苑·著述·集部》。该书 1850 年刊本藏于中国中医科学院图书馆。

该书内容如下:①《神农本草经赞》三卷;②《观身集》;③《颐身集》二卷;④《绛囊撮要》二卷;⑤《信验方录》八卷;⑥《五种经验方》;⑦《咽喉脉证通论》。

《神农本草经赞》刊于 1950 年。以孙星衍所辑《神农本草经》为基础,将每种药物编成四言的赞语,每首三十二个字。共收药物 356 味。上经 141 味,中经 112 味,下经 103 味。撰者虑其文义古博费解,又为之诠注,使"药之本性治用,了然于目",且精搜百家诗文辞赋之佳句,读来别饶异趣。末附《月令七十二候赞》,乃据节气二十四气分、七十二候之划分,以每候为一赞,此以纪天时、序人事、调气候,以备参用。《神农本草经赞》是研究《神农本草经》的较好参考文献。该书收入叶志诜所辑刻《汉阳叶氏丛刻医类七种》之中。道光三十年(1850年)粤东重刊本,现藏于中国国家图书馆和中国中医科学院图书馆。此书还被收入《珍本医书集成》。

《观身集》见《中医图书联合目录》。全书收辑有关生理解剖的著作四种:〔明〕陈会的《全体百穴歌》;〔清〕沈绂的《十二经脉络》,专述十二经脉起止部位及循行部位;〔清〕沈金鳌的《脉象统类》,以浮、沉、迟、数、滑、涩为纲,阐明各类脉象;〔清〕沈彤的《释骨》,条释全身骨骼部位、形象及名称。

《颐身集》见《四部总录医药编》。此书是有关养生的丛书之一，共五卷。子目：①〔元〕丘处机的《摄生消息论》一卷；②〔明〕冷谦的《修龄要指》一卷；③〔明〕汪昂的《勿药元诠》一卷；④〔清〕汪晸的《寿人经》一卷；⑤〔清〕方开述、颜伟记的《延年九转法》。其版本有咸丰二年(1852年)广东抚署刊《汉阳叶氏丛刻医类七种》本和光绪三年(1877年)萧山华莲峰重刻汉阳叶氏校刊本等版本。

(3)《神农本草经赞》三卷

〔清〕叶志诜，见同治七年《续辑汉阳县志》卷二十一《文苑·著述·集部》。

叶志诜于同治二年卒于里第，年八十有五，所著《则例》若干卷，《御览集》《神农本草经赞》《金山鼎考》《蕴奇录》已刊行。《寿年录》《上第录》《稽古录》《咏古录》《识字录》《平安馆全集》多未卒业，以子贵。高宗六旬万寿，编千字文诗祝厘，并邀宸赏。

(4)《医案选（险）录》一卷

〔清〕张为炳，见同治七年《续辑汉阳县志》卷二十《孝友志·懿行》。

(5)《痘疹慈航》

〔清〕唐裔潢，见同治七年《续辑汉阳县志》卷二十一《文苑·著述·集部》。

(6)《保幼新书》

〔清〕唐裔潢，见民国九年《夏口县志》卷十九《艺文志·著述·子部》。

(7)《吴氏医案》

〔清〕吴承膏，见同治七年《续辑汉阳县志》卷二十三《艺术志》。

(8)《尺木堂集》

〔清〕王彭泽，见嘉庆二十三年《汉阳县志》卷三十二《著述志》。

(9)《医方策略》

〔清〕丁德泰，见同治六年《大冶县志》卷十《人物志·德业》。

(10)《医余录》

〔清〕王成寅，见《中医人物词典》。

（11）《增纂寿世编》二卷

〔清〕顾奉璋，见《中医图书联合目录》。顾奉璋得朱文庵增订之《寿世编》，再予增纂成此书，录《达生篇》《保婴篇》，分诸证为四十二门，类列治方。此书刊于 1785 年。道光十七年（1837 年）爱日堂刊本藏于浙江大学图书馆。

（12）《医学体用》二卷

〔清〕卢云乘，见《中医图书联合目录》。

（13）《伤寒医验》六卷

〔清〕卢云乘，见《中医图书联合目录》。

第二节　黄冈地区中医医籍

1. 罗田县

（1）《万氏素问浅解》

〔明〕万全，见《中国医籍考》。

（2）《伤寒摘锦》二卷

〔明〕万全，见光绪十年《黄州府志》卷三十四《艺文志·子部·医家类》。该书分上、下两卷。上卷九篇论太阳经、阳明经、少阳经；下卷十九篇论太阴、少阴、厥阴诸病。此书亦名《万氏家传伤寒摘锦》，为伤寒的摘录注释本。全书重点选摘了《伤寒论》中有关六经脉证治法的条文，并收采《黄帝内经》等经典古籍中的有关论述，以为补充，故名"摘锦"。本书对所选条文逐一进行注释发挥，记述了伤寒两感、瘥后劳复、阴阳易，及痉、湿、暍、霍乱等脉证治法，兼述温病、时行疫病的防治，可供学习和研究《伤寒论》参考。

此书收入《万密斋医学全书》中，其版本有明末清初堂刻本、康熙五十一年（1712 年）忠信堂梓行乾隆四十三年（1778 年）重印本、清敷文堂刻万密斋医书单行本（扉页作同人堂）等版本。1984 年湖北科学技术出版社又出版排印本。

（3）《伤寒撮要》六卷

〔明〕万全，见民国十年《湖北通志》卷八十二《艺文志·子部·医家类》。《千顷堂书目》又有《伤寒撮要》六卷，张氏刻本无。

（4）《伤寒蠡测》

〔明〕万全，见《中国医籍考》。

（5）《内科要诀》三卷

〔明〕万全，见光绪十年《黄州府志》卷三十四《艺文志·子部·医家类》。

（6）《万全备急续方》一卷

〔明〕万全，见《中国医籍考》。跋曰：予备急初编，成于庚申之冬。刻期告竣，以应我绿岩先生救世活人之请，殊未惬予怀也。次年复从吴下白门，搜罗坊刻旧本，有似葛洪肘后、澹寮百一者数家，翻覆简阅，去其雷同舛谬，更得名方四百余，则汇而观之。庶可以悉病情，穷药用矣。遂录而呈之绿岩先生，先生能以觉言诸书医众生心，更能以是书医众生病，是亦当今之五地菩萨乎？癸亥春仲，平浣王谨跋。

（7）《保命活诀》三十五卷

〔明〕万全，见光绪二年《罗田县志》卷八《杂志·方技》。民国十年《湖北通志》卷八十二《艺文志·子部·医家类》云：按此密斋书第二种，亦名《保命歌括》。自中风以迄大小便秘，凡三十七篇，又附二篇。末二卷曰《摄生辑要》，曰《医案略》。此书为综合性医书。前三十三卷介绍中风、中寒、中暑、中湿、内伤、瘟疫、气病、痰病、火病、瘀病、血病、虚损、腰痛、脚气、痿痹、疝气、咳嗽、哮喘、霍乱、吞酸呕吐、嘈杂泄泻、痢疾、疟疾、痞疾、胀满、胁痛、积聚、噎膈、头痛、头风、头眩、心痛、腹痛、便秘等以内科杂病为主的多种病证。每种病证，万全征引古说，结合个人见解，用歌括加注的形式予以介绍，论证颇详，后二卷为摄生经验方及万全在嘉靖、隆庆（1522—1570 年）间的一些治案。

此书吸收了金元四大家之医学成就，融合各家之长，强调以脏腑辨证为主的整体观念，涉及内伤、外感病证及养生学内容。此书的清同心堂刻本，现藏于湖北中医药大学图书馆。湖北科学技术出版社于 1986 年排印出版。

（8）《养生四要》五卷

〔明〕万全，见光绪十年《黄州府志》卷三十四《艺文志·子部·医家类》。民国十年《湖北通志》卷八十二《艺文志·子部·医家类》云：《千顷堂书目》按此康熙壬辰年汉阳张坦议编刻，《万密斋医书十种》第一也。前有顺治己亥初夏之闰三月都门吕鸣和的序和《养生四要》序。共五卷，卷一曰寡欲，卷二曰慎动，卷三曰法时，卷四曰却疾，卷五曰养生总论。此书详论了养生应做到"寡欲""慎动""法时""却病"等方面，提出了适龄婚姻、择偶而配的优生原则；强调动静结合，指出了"屏嗜好，适寒温、顺翕张，调滋渗"的养生长寿四大纲要。万全认为"只要不思声色，不思胜负，不思得失，不思荣辱，心无烦恼，形无劳倦，而兼之以导引，助之以服饵，未有不长生者也"。这于优生学、养生学、老年医学等均有意义。此书收入《万密斋医学全书》，有单行本藏于中国中医科学院图书馆和湖北省图书馆。湖北科学技术出版社于1984年排印出版。

（9）《万氏家传点点经》四卷

〔明〕万全。此书继承和丰富了前人治酒病的经验。万全认为酒毒性烈，嗜饮过度则易伤脾胃，且"酒毒伤人，随于不觉……祸及不浅"，日积月累，分发脏腑，渗注经脉，不仅可以寒化伤人阳气，更可积热伤阴，酿湿生痰，滞涩气血，变生诸证。万全主张对酒病的治疗既不专治乎酒，亦不忘乎于酒。治疗一症，以一法为主，数法兼通。此书对酒毒初发，酒毒成疽、成淋、成痈、瘫痪不遂等十三种病证进行了详细论述，是一部别具一格、不可多得的治疗酒病的专著。此书由罗田县原卫生局发掘整理，湖北科学技术出版社于1986年出版发行。

（10）《万氏秘传外科心法》十三卷

〔明〕万全。此书分列背图形、面图形、侧图形、瘤症总论、小儿图形及妇人四症等，对痈疽、痈疖、疔毒、痰核、瘰疬的发病机制、辨证详细切要，认为"痈疽之生，皆由内蕴郁热，外感风湿"，"痈毒发背之生，有五善七恶"。"凡治痈疽，初宜解毒拔毒，既溃，宜排脓定痛，如未溃时，不可服热药；既溃时，不可服凉药。如初作者，先须托里，既溃者，必要排脓。"痰核、瘿瘤则"宜清痰降火之剂，宜热拔毒之方"。全书图文并茂，丰富和发展了中医外科学。此书由罗田县原卫生局发掘整理，湖北科学技术出版社于 1984 年出版。

（11）《女科要言》三卷

〔明〕万全，见民国十年《湖北通志》卷八十二《艺文志·子部·医家类》。该书亦名《万氏妇人科》《万氏女科》。按此密斋书第五种，卷一曰调经章、崩漏章、种子章；卷二曰胎前章；卷三曰产后章，总凡一百二十条。

康熙五十一年（1712 年）忠信堂梓行《万密斋医书十种》之五单行本，首行作《万氏家传女科》；雍正二年（1724 年）胡略刊《万密斋医学丛书》之一，同人堂藏版，目录首行作《万氏妇人科》，正文首行作《万氏家传妇人秘科》。

此书列有"调经""崩漏""种子""胎前""产后"等章及"保产良方"专篇，对女子之经、带、胎、产四大生理特征及病证论述精深，所列病证近百种，其治法处方亦较精当。

此书版本有康熙五十一年（1712 年）忠信堂梓行《万密斋医书十种》之五单行本，雍正二年（1724 年）胡略刊《万密斋医学丛书》之一（同人堂藏版），乾隆四十八年（1783 年）刻本等。1984 年湖北科学技术出版社排印出版。

（12）《万氏妇科达生合编》四卷

〔明〕万全，见《中医图书联合目录》。康熙四十三年（1704 年）经纶堂刊本，题作《妇科达生篇》三卷；文光堂刻本，书名页题《合订妇科达生篇》。

（13）《万氏妇科汇要》四卷

〔明〕万全，见《中医图书联合目录》。道光元年（1821 年）刻本，藏于中国国家图书馆。另有三卷本，清初善馀堂刊本。

（14）《广嗣纪要》十六卷

〔明〕万全，见光绪十年《黄州府志》卷三十四《艺文志·子部·医家类》。民国十年《湖北通志》卷八十二《艺文志·子部·医家类》云：《千顷堂书目》按此密斋书第四种。第一至五卷依次为《修德篇》《寡欲篇》《择配篇》《调元篇》《协期篇》，第六至十四卷皆妊娠诸病凡二十门，附二门，第十五卷为《育婴方论》，第十六卷为《幼科医案》。此书论述了妇幼两科病证，提出了"修德""寡欲""择配""调元""协期"等优生优育思想，阐述了妊娠病及婴幼儿疾病的证治，并附有幼科医案。书中还归纳了影响生育的男女生殖器畸形、损伤等内容。此书收入《万密斋医学全书》中。此书有万历间刻本、同人堂刻本、康熙五十一年（1712年）忠信堂梓行乾隆四十三年（1778 年）重印本、清敷文堂重刻《万密斋医书十种》单行本等版本。湖北科学技术出版社于 1986 年以《万氏家传广嗣纪要》出版。

（15）《幼科发挥》四卷

〔明〕万全，见光绪十年《黄州府志》卷三十四《艺文志·子部·医家类》。民国十年《湖北通志》卷八十二《艺文志·子部·医家类》云：按此密斋书第八种，凡五十三门。前有汉阳恪齐张坦议撰的序、乾隆岁次戊戌孟夏张任大佐的跋、万氏幼科源流叙和幼科发挥序。有二卷本和四卷本，二卷本从胎疾至脾经主病为上卷；以脾所生病为下卷。四卷本，卷一论小儿生理、诊断和肝经主病、兼证、所生病等；卷二论急惊风证，急惊风变证，急惊风类证，慢惊有三因，惊风后余证及心经主病、兼证、所生病等；卷三论脾经主病、兼证和所生病；卷四论肺、肾经主病、兼证、所生病及五脏虚实补泻之法、因五邪之气所致病等。

此书为万氏集家传小儿科经验编撰而成。书中对小儿五脏生理病理，婴幼儿疾病，小儿五脏主病、兼证、所生病的临床表现、诊断、治疗，都做了较为详细的阐述，特别是提出了小儿"观面部五脏形""观面部五色"及"三关脉纹变见"的诊法，对儿科学的发展做出了重大贡献，对后世医家产生了很大影响。

此书通行本亦作《幼科发挥大全》，又名《家传幼科发挥秘方》。明清时期曾多次刊行，其版本较多，如康熙五十一年（1712 年）忠信堂刻本、乾隆四十三年（1778 年）重印《万密斋医书十种》之八单行本、康熙五十四年（1715 年）韩江张氏重刻本保婴堂梓行（内题静观堂校正《家传幼科发挥秘方》）、同人堂梓行本（书作敷文堂《万密斋医书》第五种）等。人民卫生出版社 1959 年版及湖北科学技术出版社 1986 年版均为四卷本。

（16）《育婴秘诀》四卷

〔明〕万全，见光绪十年《黄州府志》卷三十四《艺文志·子部·医家类》。此书亦名《育婴家秘》。民国十年《湖北通志》卷八十二《艺文志·子部·医家类》

云:按此密斋书第七种,首冠幼科发微赋,末附医案,中凡论说及诸病,综五十五门。

此书卷一论保胎、养胎、小儿诊法及五脏证治;卷二论胎疾、脐风、变蒸及惊痫等证;卷三、卷四论儿科的四时感冒及内伤杂证,末附医案问答。每篇之前均编有歌诀。

此书首以"十三科"立论,提出了"预养以培其元""胎养以保其真""蓐养以防其变""鞠养以慎其疾"的小儿调养方法,论辨了小儿之寿夭、形色、脉息及各科证治,丰富和发展了儿科学理论及诊治方法。

此书收入《万密斋医学全书》。版本有康熙三十一年(1692年)忠信堂梓行乾隆四十三年(1778年)重印本(《万密斋医书十种》之七单行本),敷文堂刻单行本等。中国中医科学院图书馆有藏。湖北科学技术出版社于1986年排印出版。

(17)《片玉心书》五卷

〔明〕万全,见光绪十年《黄州府志》卷三十四《艺文志·子部·医家类》。民国十年《湖北通志》卷八十二《艺文志·子部·医家类》云:按此密斋书第六种,卷一曰活幼指南赋、慈幼微心赋;卷二曰小儿总治法;卷三曰小儿部位形色脉治图歌论法;卷四、卷五自胎毒至斑瘾疹,凡三十二门,末系以秘传十三方。此书主要介绍儿科疾病治疗经验,并列有秘传方。此书收入《万密斋医学全书》。明清时期有不少刊本,如顺治十一年(1654年)刻本、乾隆四十三年(1778年)重印《万密斋医书十种》之六单行本等。中国中医科学院图书馆有藏。

(18)《幼科指南秘传方》

〔明〕万全,见《中医图书联合目录》。此书为乾隆五十一年(1786年)由万全关于小儿病的若干篇章合辑而成。嘉庆十四年(1809年),敷文堂等书社又作《幼科指南家秘方》而刊行。湖北科学技术出版社于1986年以《万氏家传幼科指南心法》排印出版。

(19)《痘疹心法》二十三卷

〔明〕万全,见光绪十年《黄州府志》卷三十四《艺文志·子部·医家类》。此书亦名《痘疹世医心法》《痘疹心要》,有十二卷、十四卷及二十三卷本。民国十年《湖北通志》卷八十二《艺文志·子部·医家类》云:《千顷堂书目》作十四卷。《中国医学大成总目提要》云:万氏幼科痘疹,得三世经验心法,片玉详痘疹之要,故多撰歌括,以便诵读记忆,临证施用。心法散幽发微,辨识痘疹之虚实异同,用药补泻机变,相互为用,至关重要。

按此密斋书第十种,首亦冠以碎金赋,次为论辨案验等杂说六卷。先哲格言一卷,或问一卷,治疹凡例一卷,药性主治及修制法、气类、血类一卷,解毒类一卷,疹治歌括十卷,古今经验诸方二卷。

卷一论痘疹碎金赋、原痘、痘疹五脏证见等;卷二论气运、疫疠、部位、脉候、气血、阴阳、标本等;卷三论发热、腰痛、惊狂等;卷四论诊法;卷五论治法;卷六为痘疹症似伤寒辨、痘疹首尾不可汗下辨、痘疹不可以日期论辨等;卷七为先哲格言(凡一十八家);卷八为或问(凡三十七问);卷九为治痘凡例(凡四十三条);卷十为药性主治及修制法;卷十一为解毒类(凡六十八品);卷十二为治痘歌括(凡一十九首);卷十三为发热证治歌括(凡一十九首);卷十四为出见证治歌括(凡二十二首);卷十五为起发证治歌括(凡三十五首);卷十六为成实证治歌括(凡三十四首);卷十七为收靥证治歌括(凡一十九首);卷十八为落痂证治歌括(凡一十一首);卷十九为痘后余毒证治歌括(凡三十六首);卷二十为疹毒证治歌括(凡二十六首);卷二十一为妇人痘疹证治歌括(凡一十二首);卷二十二为古今经验诸方(凡八十五方);卷二十三为古今经验诸方(凡六十二方)。

万全参考百家,审证立方,皆能穷原竟委,纤悉无遗,诚痘疹家之正法,谓为经验秘诀,亦无不可。

此书收入《万密斋医学全书》。其二十三卷本,有康熙五十一年(1712 年)忠信堂梓本、乾隆四十三年(1778 年)重印《万密斋医书十种》之十单行本、康熙三十三年(1694 年)三韩张万言刻于琼州府本等。

十二卷本刊于 1568 年。卷一至卷八阐述痘疹的特点,以及发热、出见、起发、成实、收靥、落痂、痘后余毒等各阶段的辨证治疗;卷九论疹毒;卷十论妇女痘疹;卷十一、卷十二为治疗方剂。全书论述颇详,除正文外,穿插七言歌诀,附作者个人的一些临床验案。其版本有嘉靖二十八年（1549 年）刻本、万历二十九年（1601 年）秦大夔刻本等。1985 年湖北科学技术出版社以《万氏家传痘疹心法》出版。

（20）《痘疹全书》十五卷

〔明〕万全，见《中医图书联合目录》。该书亦称《痘疹心法》，其内容有《痘疹碎金赋》一卷、《痘疹心法》十二卷（首行作《痘疹世医心法》）、《痘疹玉髓》上下二卷。民国十年《湖北通志》卷八十二《艺文志·子部·医家类》云：万氏《痘疹全书》十二卷，一名《痘疹格致要论》。此书万历三十八年（1610 年）夏邑嵩螺彭端吾梓〔碎金赋首页书口有谈志远写刻字样，康熙二十六年（1687 年）崔华重修补刻康熙五十六年（1717 年）易扉页印行〕，另有忠信堂刊本等。1984 年湖北科学技术出版社重新排印出版。

（21）《痘疹格致论》十卷

〔明〕万全，见民国十年《湖北通志》卷八十二《艺文志·子部·医家类》。

（22）《痘疹世医心法》十二卷、《痘疹格致要论》十一卷

〔明〕万全，见《中医图书联合目录》。此书为两书合刊本，与《痘疹心法》虽同为二十三卷，但内容有别。万历年间刻本，藏于中国国家图书馆（显微胶卷），旧抄本藏于中国科学院文献情报中心（仅有《痘疹格致要论》十卷）。

（23）《片玉痘疹》十三卷

〔明〕万全，见光绪十年《黄州府志》卷三十四《艺文志·子部·医家类》。

民国十年《湖北通志》卷八十二《艺文志·子部·医家类》云：按此密斋书第九种，卷一曰痘疹碎金赋；卷二曰痘疹西江月词；卷三、卷四曰始终验方、始终歌方；卷五曰总论方略；卷六至卷十二皆论发热、见形、起发、成实、收靥、落痂、余毒诸证治；末一卷曰痘疹骨髓赋、麻疹西江月词；最后附始终证治方略。

此书收入《万密斋医学全书》。清代有不少刊本，如乾隆四十三年（1778 年）重印《万密斋医书十种》之九单行本、视履堂刻本（书名原题《万氏家传片玉痘疹》）、宣统元年（1909 年）湖北刘洪烈果育轩刻本等。湖北科学技术出版社于1986 年排印出版。

（24）《痘疹碎金赋》二卷

〔明〕万全，见《四部总录医药编·现存医学书目总目》。此书见于《痘疹全书》和《片玉痘疹》两书中，均题〔明〕万全撰，但内容不同。收入《痘疹全书》者，共二篇：上篇论痘，共 29 条；下篇论疹，共 8 条。收入《片玉痘疹》者，一篇，共 16 条。

（25）《痘疹玉髓摘要》二卷

〔明〕万全，见《四部总录医药编·现存医学书目总目》。

（26）《痘疹启微》

〔明〕万全，见《中国历代名医传》。

（27）《密斋药书》十八卷

〔明〕万全，见民国十年《湖北通志》卷八十二《艺文志·子部·医家类》，亦见于光绪二年《罗田县志》卷七《艺文志》。

（28）《本草拾珠》

〔明〕万全，见《中国医籍考》。

（29）《万密斋医学全书》

〔明〕万全，见《中医图书联合目录》。后人将万全著作中的《保命歌括》《伤寒摘锦》《养生四要》《内科要诀》《幼科发挥》《片玉心书》《育婴秘诀》《痘疹心法》《万氏女科》《广嗣纪要》共十种医书汇集成《万密斋医书十种》，亦称《万密斋医学全书》。全书凡 108 卷，32 册，共 70 余万字。此书在清代曾多次刊刻印行，版本有康熙二年（1663 年）刻本、康熙五十一年（1712 年）视履堂刻本、康熙五十一年刻乾隆四十三年（1778 年）重印本等。

（30）《医方纂要》

〔清〕叶时荣，见光绪二年《罗田县志》卷八《杂志·方技》。

（31）《万氏医科》

〔清〕徐锈优，见光绪二年《罗田县志》卷六《人物志·儒林》。

（32）《青藜外科》二卷

〔清〕刘作栋，见光绪二年《罗田县志》卷八《杂志·方技》。

（33）《医说》一卷

〔清〕阎增瑞，见光绪二年《罗田县志》卷八《杂志·方技》。

（34）《药性述要》

〔清〕胡泰勋，见光绪二年《罗田县志》卷八《杂志·方技》。

2. 蕲春县

（1）《四诊发明》八卷

〔明〕李言闻，见民国十年《湖北通志》卷八十二《艺文志·子部·医家类》。李时珍《濒湖脉学》序曰：先考月池翁著《四诊发明》八卷，皆精诣奥室……世之医病两家，咸以脉为首务，不知脉乃四诊之末，谓之巧者尔。上士欲会其全，非备四诊不可。

（2）《四脉发明》一卷

〔明〕李言闻，见光绪十年重校光绪八年《蕲州志》卷十《著述志·子部》。光绪十年《黄州府志》卷三十四《艺文志·子部·医家类》云：《四脉发明》一卷，蕲州，李言闻撰。《通志》并佚。

（3）《医学八脉法》

〔明〕李言闻，见光绪十年《黄州府志》卷三十四《艺文志·子部·医家类》。

（4）《人参传》

〔明〕李言闻，见光绪十年《黄州府志》卷三十四《艺文志·子部·医家类》。

《本草纲目·草部·人参》载：尝著《人参传》上、下卷甚详，不能备录，亦略节要语于下条云耳。

（5）《蕲艾传》

〔明〕李言闻，见光绪十年重校光绪八年《蕲州志》卷十《著述志·子部》。

李时珍记述：先君月池子讳言闻，尝著《蕲艾传》一卷。有赞云：产于山阳，采以端午。治病灸疾，功非小补。诗虽四句，却凝练地概括了蕲艾的产地、采集时间和用法疗效。

（6）《痘疹证治》

〔明〕李言闻，见光绪十年《黄州府志》卷三十四《艺文志·子部·医家类》。

《本草纲目·金石部·雄黄》附方保存了《痘疹证治》治疗"小儿痘疔"一方：雄黄一钱，紫草三钱，为末，胭脂汁调。先以银簪挑破，搽之，极妙。

（7）《脉学举要》

〔宋〕崔嘉彦撰，〔明〕李言闻删补，见《中医图书联合目录》。崔嘉彦原著《脉诀》，又名《崔氏脉诀》《崔真人脉诀》《紫虚脉诀》。全文采用通俗易懂的四言歌诀形式写成。李言闻对原书进行删补后，改名《脉学举要》，又名《四言举要》。李时珍将其辑入《濒湖脉学》中。

（8）《五脏图论》

〔明〕李时珍，见《白茅堂集》。已佚。

（9）《命门三焦客难》

〔明〕李时珍，见民国十年《湖北通志》卷八十二《艺文志·子部·医家类》。已佚。

（10）《命门考》

〔明〕李时珍，见民国十年《湖北通志》卷八十二《艺文志·子部·医家类》。已佚。

（11）《天傀论》

〔明〕李时珍，见《中医图书联合目录》。已佚。

（12）《白花蛇传》

〔明〕李时珍，见《中医图书联合目录》。已佚。

（13）《奇经八脉考》一卷

〔明〕李时珍，见光绪十年重校光绪八年《蕲州志》卷十《著述志·子部》。

《奇经八脉考》约计 1.5 万字。该书第一、二篇为概述。第一篇《奇经八脉总说》为本书前言部分，简要地叙述了奇经八脉的生理特点。第二篇《八脉》，简要地叙述了八脉循行部位，对其生理意义做了高度的概括。第三篇至第十六篇为各论，是全书主体部分，以奇经各脉和各脉为病分立篇名，互相衔接，编次有序。最后是《气口九道脉》一篇。

光绪十年《黄州府志》卷三十四《艺文志·子部·医家类》云：特详其病源治法，并正《脉诀》之失，其法分浮沉迟数、滑涩虚实、长短洪微、紧缓芤弦、革牢濡弱、散细伏动、促结代二十七种。毫厘之别，精微无遗。又附载宋崔嘉彦四言诗一首，及诸家考证《脉诀》之说，以互相发明。

该书对奇经八脉循行路线进行了系统整理，论述了奇经的生理功能，确立了奇经辨证施治的基本法则，对丹家养生之术进行了肯定和阐发，正如《四库全书总目提要》所云：其书谓人身经脉，有正有奇，手三阴三阳，足三阴三阳，为十二正经。阴维、阳维、阴跷、阳跷、冲、任、督、带为八奇经。正经人所共知，奇经医所易忽，故特评其病源治法，并参考诸家之说，荟萃成编，其原委精详，经纬贯彻，洵辨脉者所不可废，又创为气口九道脉图，畅发《内经》之旨，而详其诊法，尤能阐前人未泄之秘，考明初滑寿尝撰《十四经发挥》一卷，于十二经外，益以督、任二脉，旧附刊薛己医案之首，医家据为绳墨。时珍此书，更加精核。然皆根据《灵枢》《素问》以究其委曲，而得其端绪，此以知征实之学，由于考证，递推递密，虽一技亦然矣。

《奇经八脉考》约成书于隆庆六年（1572 年），单行本较少，多与《濒湖脉学》合刊，或同附刻于《本草纲目》之后，可谓既能博考，又能精研者矣。

（14）《李濒湖氏时珍脉诗》

〔明〕李时珍，见《中医图书联合目录》。

（15）《濒湖脉学》一卷

〔明〕李时珍，见民国十年《湖北通志》卷八十二《艺文志·子部·医家类》。

《四库全书总目提要》云："宋人剽窃王叔和《脉经》，改为《脉诀》，其书之鄙谬，人人知之，然未能一一驳正也。至元戴启宗作《刊误》，字剖句析，与之辨难，而后其伪妄始明。启宗书之精核，亦人人知之，然但斥赝本之非，尚未能详立一法，明其何以是也。时珍乃撮举其父言闻《四诊发明》著为此书，以正《脉诀》之失……自是以来，《脉诀》遂废，其廓清医学之功，亦不在戴启宗下也。"

《濒湖脉学》分为两部分，前一部分论述浮、沉、迟、数、滑、涩、虚、实等 27

脉,作者以明晰的语句和生动的比喻分析各种脉象,其中同类异脉的鉴别点和各种脉象的主病,均编成歌诀,便于读诵;后一部分系其父李言闻根据宋代崔嘉彦所撰《脉诀》删补而成。全书计1万余字,参考了明代以前,上自《黄帝内经》《难经》及仲景著作,下及历代各家脉学著作,约计54家之多。李时珍力辨《脉诀》之谬,纠正了《脉诀》错误之处20余条,彻底否定了《脉诀》所谓"七表、八里、九道"的谬论,建立了新的脉学理论体系,用阴阳理论将脉象的形态性质与主病密切联系起来,理论与实际相结合,便于临床应用。全书深入浅出,言简意赅,通俗易懂,历代医家奉为圭臬,影响颇大。

《濒湖脉学》始刻于嘉靖四十三年(1564年),版本较复杂,有单行本,有与《奇经八脉考》合刊本,有附于《本草纲目》之后本等。万历三十一年(1603年),该书被江西张鼎思附刻于《本草纲目》之后;咸丰九年(1859年)被题作《脉学正宗》而刊刻行世;1951年被题作《校正濒湖脉学》,由广益书局铅印成册发行;1954年,锦章书局铅印本题作《李濒湖脉学》;1983年河南科学技术出版社注释本题作《濒湖脉学》。该书随《本草纲目》传入日本,1927年由许德宝译成德文,并在莱比锡出版发行,在国外也有一定的影响力。

(16)《本草纲目》五十二卷

〔明〕李时珍,见光绪十年《黄州府志》卷三十四《艺文志·子部·医家类》。

李时珍从嘉靖三十一年(1552年)至万历六年(1578年),前后历时27年,"搜罗百氏,访采四方","考引八百余家","取神农以下诸家本草荟萃成书,复者芟之,阙者补之,伪者纠之",稿凡三易,终于在1578年完成了这部约190万字的巨著。

《本草纲目》内容丰富,条理分明,收载药物1892种,其中新增374种;书中附图1100余幅,附方11096首。全书共五十二卷。卷一至卷四为总论,卷五及以后为各论。其中第一、二卷为序例,介绍了全书的来龙去脉,综述了《黄帝内经》《神农本草经》以来有代表性的诸家本草用药法则与凡例,第三、四卷为主治,概述了百病主治药,列举了113种病证的用药凡例。第五卷及以后为各论,分列十六部,依次为水、火、土、金石、草、谷、菜、果、木、服器、虫、鳞、介、禽、兽、人。各部下又分六十类，类下按药分条，每药正名为纲，附释为目。条内有释名、集解、正误、修治、气味、主治、发明、附方及附录诸项，视内容繁简而各有详略。其中用"释名"确定每一味药物的名称；"集解"叙述产地、形态、栽培和采集方法；"正误"考证品种真伪和文献记载；"修治"说明炮制方法；"气味""主治""发明"分析药物的性能和功用；"附方"介绍常用单方、验方。正如当时的大文学家王世贞所说，全书"博而不繁，详而有要，综核究竟，直窥渊海"。

《本草纲目》堪称"格物之通典""中国古代的百科全书"。其所辑资料，"上自坟典，下至传奇，凡有相关，靡不收采"。参考之书达 800 余家，共 993 种。李时珍综核诸家本草，"重复者删去，疑误者辨证，采其精粹"，总结了我国历代本草学的成果，在深入研究考证和长期观察、实践的基础上，有许多新的发挥和创造，使我国药物学发展在明代达到了高峰，在药物分类、鉴定、采集、炮制、保存和临床运用等方面，都有突出的成就，对药物学的发展做出了重大贡献。

《本草纲目》对医学也有研究，李时珍遵循《黄帝内经》《难经》要旨，探微索隐，发展医学基础理论，他撷析仲景精义，推崇河间、易水学派，其医学理论在生理、病理、治疗、预防、健身、长寿等方面都有一定的贡献。

《本草纲目》不仅对药物学、医学有重大贡献，对生物学、植物学、动物学、矿物学、物理学、化学、气象学、物候学、天文学、地质学及人文学科也有一定的研究和贡献。它既是一部药物学专著，也是一本百科全书，在世界科学界有一定的影响力。

《本草纲目》的版本，据马继兴等考察，自 1578 年成书之后，其刊约 80 版。除金陵本外，其余的各版大体可分为夏良心本系统、钱蔚起本系统、张绍棠本系统。

金陵本（即胡承龙本）：由胡承龙于万历二十一年（1593 年）刊行于金陵（现南京）。附图 2 卷，计 1109 幅。此本有王世贞的本草纲目序，序后有辑书者姓氏、总目、凡例，此后即各卷内容。万历二十四年（1596 年）李建元将此书上呈朝廷。此本为《本草纲目》初版，虽刊刻质量不高，仍成为后世各版的祖本，有金陵本、摄元堂本。中国中医科学院图书馆、上海图书馆、日本内阁文库、京都大森文库、伊藤笃太郎、美国国会图书馆、柏林国家图书馆各藏一部。

夏良心本（即江西本）系统：由夏良心、张鼎思于万历三十一年（1603 年）以金陵本为底本，刊行于江西。除原刻本王世贞序外，另增有李建元《进〈本草纲目〉疏》、夏良心《重刻〈本草纲目〉序》、张鼎思《重刊〈本草纲目〉叙》。此本首次附有《濒湖脉学》《奇经八脉考》。此本中李建元的《进〈本草纲目〉疏》披露了李时珍的生平，成为后世了解、研究李时珍极为珍贵的资料，因此，江西本被公认为善本。它对后世影响较大，1982 年人民卫生出版社出版的校点本，就是以此本为蓝本。以江西本为底本的还有湖北本、张朝璘本等。

钱蔚起本（武林钱衙本）系统：由武林（现杭州）钱蔚起六有堂于崇祯十三年刊行，故又可称为六有堂本。扉页题作：重订《本草纲目》，翻刻千里必究，武林钱衙藏版。此本前列有王世贞序、夏良心序、张鼎思叙、钱蔚起《重刻〈本草纲目〉小引》和李建元进疏等。

武林钱衙本以江西本为底本翻刻，文字内容亦沿袭了江西本添改误脱，但武林钱衙本对《本草纲目》附图做了第一次全面改绘。其中有 259 幅仿金陵本略加润饰，766 幅失真，84 幅严重失真，所以在阅读武林钱衙本系统的《本草纲目》时应注意药图的鉴定。

张绍棠本（即味古斋本）系统：由合肥张绍棠于光绪十一年（1885 年）刊行于南京。此本对《本草纲目》重新进行了校订，但是张绍棠的校注文字均被混入《本草纲目》正文中。引本与胡承龙本加以校对时，在文字方面两者相异处达 1600 余条。此本药图为 3 卷，计 1122 幅。药图据钱蔚起本改绘，变动较大者达 400 余幅。加刻有张绍棠《重刻〈本草纲目〉序》，附刊有《濒湖脉学》《奇经八脉考》各一卷，蔡烈先《本草万方针线》八卷，赵学敏《本草纲目拾遗》十卷。此本为清末以后各种刊本的底本，形成了《本草纲目》张绍棠本系统，有味古斋本、鸿宝斋本、商务排印本、人民卫生出版社影印本等。

《本草纲目》还被译成外文流传至世界各地。万历三十四年（1606 年）即日本庆长十一年，日本林道春自长崎得到《本草纲目》，献给幕府，医学界十分重视。乾隆四十八年（日本天明三年，即 1783 年），由山野兰山译为日文。1929 年

（日本昭和四年）头柱国更进行重译，由白井光太序译校，因此，在日本《本草纲目》有两种译本。在欧洲，1659年（顺治十六年），波兰人卜弥格将《本草纲目》中的植物部分译成拉丁文，促进了欧洲植物学的进步。17世纪以后，欧洲各国才用本国文字著书。因此，都哈尔德将《本草纲目》译成法文。咸丰七年（1857年），曾任驻北京俄公使馆医官的理斯乃德将《本草纲目》译成俄文，他还以《本草纲目》为蓝本译著了《中国植物志》。1928年达利士将《本草纲目》译为德文。《本草纲目》的英文版达10余种之多。据近人李涛所考，《本草纲目》一书已有汉、拉丁、法、英、德、俄、日等多种文字流传于世。

（17）《本草纲目图》

残存八至十二卷，附《本草图翼》残存一至四卷。

〔明〕李时珍，见《中医图书联合目录》。

（18）《濒湖集简方》

〔明〕李时珍，见光绪十年重校光绪八年《蕲州志》卷十《著述志·子部》。已佚。

（19）《濒湖医案》

〔明〕李时珍，见光绪十年《黄州府志》卷三十四《艺文志·子部·医家类》。

民国十年《湖北通志》卷八十二《艺文志·子部·医家类》云：《濒湖医案》《濒湖集简方》。按此二书亦见《本草纲目》所引诸书中。

（20）《素问灵枢直解》六卷

〔明〕顾天锡，见光绪十年重校光绪八年《蕲州志》卷十《著述志·子部》。

（21）《针灸至道》三卷

〔明〕顾天锡，见光绪十年《黄州府志》卷三十四《艺文志·子部·医家类》。

（22）《本草方技》

〔明〕顾天锡，见光绪十年重校光绪八年《蕲州志》卷十《著述志·子部》。

（23）《保产万全书》

〔明〕陈治道，见《中医图书联合目录》。陈治道鉴于女子产育知识不明，保摄无方，临产易致丧命，乃据胎产方书，参以耳目所闻，撰成此书。该书通俗易懂,便与妇女讲论,使妊娠妇女知保摄之法,临产时不致仓皇失序,亦有助于稳婆处理胎产。后杭州钱关庶将其稍加增订,改名《绣阁保生书》,刊于1631年,现有此书重刊本。

（24）《伤寒正解》四卷

〔清〕戴旭斋,见《中医人物词典》。戴旭斋,江右临川（现江西）人。少时博览经书,以时艺之学无补于世,乃取古方精心研习,同治年间(1862—1874年)流寓湖北蕲春茅山镇行医而兼著书。该书刊于1871年。熊煜奎称此书"章法文法之妙,引人易入,非但可以示医学之简易,并可以广医学之流传"。

（25）《神农本草歌括》

〔清〕陈芸,见民国十年《湖北通志》卷八十二《艺文志·子部·医家类存目》。

（26）《脉法指掌》

〔清〕陈其殷,见光绪十年重校光绪八年《蕲州志》卷十《著述志·子部》,亦见于光绪十年《黄州府志》卷十五《人物志·高洁》。

（27）《经络全解》

〔清〕陈其殷,见光绪十年重校光绪八年《蕲州志》卷十《著述志·子部》。

按:《志》与《传》所载各异。《志》曰《经络全解》,《传》曰《经络会解》,一字之别。据民国十年《湖北通志》卷八十二《艺文志·子部·医家类》,"会"应作"全"。

（28）《新方解略》

〔清〕陈其殷,见光绪十年重校光绪八年《蕲州志》卷十《著述志·子部》。

（29）《古方解略》

〔清〕陈其殷,见光绪十年重校光绪八年《蕲州志》卷十《著述志·子部》。

民国十年《湖北通志》卷八十三《艺文志·子部·医家类》作《古方辨略》。

（30）《医学指要》

〔清〕陈其殷,见光绪十年重校光绪八年《蕲州志》卷十《著述志·子部》。

（31）《津梁医书》

〔清〕李泽溥，见光绪十年《黄州府志》卷三十四《艺文志·子部·医家类》。

（32）《易简方书》十卷

〔清〕萧铨，见光绪十年重校光绪八年《蕲州志》卷十三《人物志·笃学》，亦见光绪十年重校光绪八年《蕲州志》卷十《著述志·子部》。

（33）《医门集要》二十五卷

〔清〕陈谟，见光绪十年《黄州府志》卷三十四《艺文志·子部·医家类》。

（34）《医方三昧》

〔清〕陈雍，见光绪十年《黄州府志》卷三十四《艺文志·子部·医家类》。

（35）《眼科全书》三卷

〔清〕王协，见《中医图书联合目录》。顺治八年（1651 年）王协手录友人所藏眼科抄本一册。此书首述五轮八廓及眼科治法，继列眼科形症 160 余种，末附方剂 200 余首，兼述点洗、升炼诸药法。条分缕析，备极精详。其下士有目疾者，按症处方，每获良效。王协于康熙六年（1667 年）任华亭县令时，编成《眼科全书》三卷，于 1669 年刊行。

（36）《本草》

〔清〕张志杰，见光绪十年重校光绪八年《蕲州志》卷十六《人物志·尚义》。

3. 黄梅县

（1）《医方通解》

〔清〕石元吉，见光绪二年《黄梅县志》卷二十五《人物志·文苑》。

（2）《长春录》

〔清〕邓锦，见光绪十年《黄州府志》卷三十四《艺文志·子部·医家类》。

自序曰：是编不列方，专谈养生之理，亦曲突徙薪之苦衷焉。

（3）《伤寒新编》

〔清〕邓锦，见光绪二年《黄梅县志》卷三十四《人物志·宦绩》。

民国十年《湖北通志》卷八十二《艺文志·子部·医家类》有云：自序曰是编

专论伤寒,分六经为纲领,凡病状治法,胪列于后为条目。

(4)《小观书》

〔清〕邓锦,见光绪十年《黄州府志》卷三十四《艺文志·子部·医家类》。民国十年《湖北通志》卷八十二《艺文志·子部·医家类》有云:自序曰人当急时,无成方取办,几至束手无策。以故据撼古方,间寓心裁,证则随地皆有,方则随人可解,药则随时可办,且合南北、寒暑、强弱而皆宜,若舍此,而更无有右出者,名之曰小观。

(5)《伤寒纂要》

〔清〕陈文斌,见光绪二年《黄梅县志》卷二十九《人物志》。

(6)《临证随笔》四卷

〔清〕黄章震,见《中医人物词典》。黄章震,江西南昌人,尝客游黄梅,值疫疾盛行乃往来大江南北,全活无数,著有该书,楚人争相抄传。

4. 武穴市(广济县)

《医学述要》三十六卷

〔清〕杨际泰,见民国十年《湖北通志》卷八十二《艺文志·子部·医家类》。该书凡三十册,三十六卷,洋洋数万言,内容涉及医家四诊、医门八法、脉象理论、伤寒、温病及外科、儿科、内科、妇产科、五官科疾病和方药等,所论颇有见地,说理甚为熨帖,既有前贤临床经验,又有自己的独特见解,是一部较具实用价值的医学全书。该书的道光十六年(1836年)刊本,现藏于湖北省图书馆。

5. 英山县

(1)《应验灵方》

〔清〕金鸿翎,见民国九年《英山县志》卷十一《人物志·孝友》。

(2)《回春录》

〔清〕马良愷,见民国九年《英山县志》卷十一《人物志·方技》。

(3)《补天石医书》

〔清〕马良愷,见民国九年《英山县志》卷十一《人物志·方技》。

6. 黄冈市(黄冈县)

(1)《五行麈谈》

〔清〕吴瑄,见民国十年《湖北通志》卷八十三《艺文志·子部·术数类》。

(2)《伤寒大易览》

〔元〕叶如庵,见民国十年《湖北通志》卷八十二《艺文志·子部·医家类》。

(3)《医方秘诀》

〔明〕吴廷辅,见同治八年刻光绪八年补刻《黄安县志》卷十《合纂方技》。

(4)《窥垣秘术》

〔明〕陈志明,见同治八年刻光绪八年补刻《黄安县志》卷十《合纂方技》,亦见民国十年《湖北通志》卷八十二《艺文志·子部·医家类存目》。

此书又名《伤寒五法》,是陈志明"参之旧闻,诠次成书"。

据《中国中医古籍总目》,《伤寒五法》的版本有 10 余种。根据卷次不同,《伤寒五法》的版本可分为以下不同系统。

①二卷本的《窥垣秘术》:现存崇祯五年(1632 年)安陆雷芳校刻本,分上、下两卷。上卷又分为两个部分,为《伤寒五法》的主体内容,该书将《伤寒论》三百九十七法归纳为五法,即发表、解肌、和解、攻里、救里,并作为治伤寒之纲领。书中以此五法结合六经病脉证,并联系临床论述,有其独到之处。下卷主要是纂集前人之说,包括《伤寒赋》(即《活人指掌赋》)、六经总说、陶节庵用药法、张仲景伤寒诸说。安陆雷芳校刻的二卷本《窥垣秘术》是《伤寒五法》现存最早的版本。

②四卷本的《伤寒五法》:石楷于康熙六年重新校刻《伤寒五法》,其《重刻伤寒五法·叙》道:予观《五法》一书,独能变通乎前人,浩博之法而赅之于简约之中,向已梓行,令复重镌,使学者察表知里,由粗达精,能以变通之五法疗一定之六经,神而明之,治伤寒不外乎此书,治杂合亦不外乎此书矣。可见,石楷对《伤寒五法》一书相当看重,他蕴经世之略,而重订此书。又范载瞻康熙癸亥长至日序道:久而,石子手编示余,则向为海内风行之《伤寒五法》,其板散佚,谋重镌以

嘉惠天下而属序焉……而临初复取其所未备者条分缕续,织悉必辨,阴阳传变脉络洞然。石楷在校刻《伤寒五法》的过程中对其进行了重新整理与归纳,如卷二将一系列病证与伤寒论归结于五法似证、五法杂论等。同时,石楷还对《伤寒五法》有所阐发,在五法杂论中新增"传足不传手经"与"劳复食复论"。上海图书馆、南京图书馆所藏树滋堂《伤寒五法》与南京图书馆所藏颐志堂《伤寒五法》皆为四卷本。

③五卷本的《伤寒五法》:南京中医药大学图书馆所藏树滋堂《伤寒五法》为五卷本。五卷本的《伤寒五法》相比四卷本的《伤寒五法》增加了《伤寒赋》的内容。卷五的卷端处题"新刻陈养晦先生《伤寒五法》卷五,天都陈维坤子厚重订,云间夏之皋东步参较"。可见,五卷本的《伤寒五法》实为天都陈维坤重新编订,并将《伤寒赋》附于石楷校刻本之后。五卷本的《伤寒五法》要晚于四卷本的《伤寒五法》。另外,五卷本的《伤寒五法》的卷五时题"卷五",时题"卷下",故疑其所据版本为二卷本的《窥垣秘术》。

④二卷本的《伤寒五法》:二卷本的《伤寒五法》实为胡正心纂集的《伤寒五法》。此书为崇祯五年(1632年)十竹斋刊袖珍本,十分稀见。南京中医药大学图书馆藏有袖珍本《伤寒五法》,分上、下两卷。上卷主要选取了伤寒总论、寸关尺脉、诸切脉法、五法大意、吐法大旨、五法杂论等内容,下卷主要选取了丸散汤总论、辛凉药味辨、服药说、发表门、桂枝汤等内容。胡正心十竹斋刊袖珍本《伤寒五法》刊刻于崇祯五年(1632年),所据底本应是《伤寒五法》的早期刻本。从胡正心纂集的内容来看,它与安陆雷芳校刻的《窥垣秘术》更为接近。

《伤寒五法》一书,在《伤寒论》研究与临床方面有独到之处,汪琥评其"阐发表里阴阳诚为至理"。

(5)《万氏医贯》三卷

〔明〕万宁,见《中国医学大成总目提要》。该书分天、地、人三部。天部列胎原初生诸病及五脏主病、兼证、症验,地部列脾胃各主病、兼证、症验,人部列家传世验良方。此书成于隆庆元年(1567年)正月,时万宁已93岁高龄。此书版本有清代精刊本、光绪二十九年（1903 年）香港中华印务公司铅印本及宣统二年（1910 年）商务印书馆铅印本等。

（6）《保和蒙引集》

〔明〕徐德恒，见光绪十一年《武昌县志》卷二十六《人物志·方技》。

（7）《医学象陆篇》

〔明〕樊炜，见光绪十年《黄州府志》卷三十四《艺文志·子部·医家类》。

（8）《庸皋医学宝露》

〔明〕李之泌，见道光二十七年《黄冈县志》卷十五《艺文志·撰著篇目》。

（9）《医方人华集》

〔明〕李之泌，见光绪十年《黄州府志》卷三十四《艺文志·子部·医家类》。

（10）《伤寒心要》

〔清〕李大吕，见光绪八年《黄冈县志》卷二十三《艺文志·著述·子部·医家类》。

（11）《诊法精微》

〔清〕胥秉哲，见乾隆十四年《黄州府志》卷十四《方技》。

（12）《伤寒辨论》二十余卷

〔清〕邱翔，见光绪十年《黄州府志》卷三十四《艺文志·子部·医家类》。

光绪十年《黄州府志》卷二十五《人物志·艺术》云：实能发明仲景之蕴。

（13）《济世金丹》

〔清〕邱翔，见光绪八年《黄冈县志》卷二十三《艺文志·著述·子部·医家类》。

（14）《医评集》十卷

〔清〕陈学海，见同治八年刻光绪八年补刻《黄安县志》卷八《人物志·善行》。

（15）《丹方集》十卷

〔清〕陈学海，见同治八年刻光绪八年补刻《黄安县志》卷八《人物志·善行》。

（16）《医镜》

〔清〕石斗辉，见同治八年刻光绪八年补刻《黄安县志》卷八《人物志·善行》。

（17）《医镜》

〔清〕谢宏绪，见民国十年《湖北通志》卷八十二《艺文志·子部·医家类存目》。谢宏绪，黄冈人。

（18）《伤寒秘诀》

〔清〕王崇道，见同治八年刻光绪八年补刻《黄安县志》卷十《合纂方技》。

（19）《灵枢得要》

〔清〕王俟绂，见民国十年《湖北通志》卷八十二《艺文志·子部·医家类存目》：《灵枢得要》，清王俟绂撰。俟绂，黄安人。

（20）《医案纪略》

〔清〕谢仁淑，见道光二十七年《黄冈县志》卷十五《艺文志·撰著篇目》。

（21）《内经知要》

〔清〕肖麟长，见光绪八年《黄冈县志》卷二十三《艺文志·著述·子部·医家类》。

（22）《伤寒纲领》

〔清〕肖凤翯，见光绪八年《黄冈县志》卷二十三《艺文志·著述·子部·医家类》。

民国十年《湖北通志》卷八十二《艺文志·子部·医家类》云：凤翯，黄冈人。麟长子，监生，世其家业。著有《伤寒纲领》。

（23）《先正格言参订》

〔清〕肖向荣，见光绪八年《黄冈县志》卷二十三《艺文志·著述·子部·医家类》。

（24）《伤寒集锦》

〔清〕陶宜炳，见光绪八年《黄冈县志》卷二十三《艺文志·著述·子部·医家类》。

（25）《医方秘纂》

〔清〕程启厚，见道光二十七年《黄冈县志》卷十五《艺文志·撰著篇目》。

（26）《陈氏医案》

〔清〕陈继谟，见道光二十七年《黄冈县志》卷十一《人物志·方技》。

道光二十七年《黄冈县志》卷七《选举志》云：康熙时，陈继谟，以医举八品吏目。有传。

道光二十七年《黄冈县志》卷十一《人物志·方技》云：陈继谟，字五彝，学问博洽，屡试不遇，遂业医，治病多奇效，名闻于京师，由太医院荐举，授八品吏目，六年以亲老告归，性孝友，行橐甚丰，归即尽散诸兄弟，生平著述甚多，值所居滨河，水涨，坏其居，仅存《陈氏医案》一书，业岐黄者，皆奉为准绳焉。

（27）《医学提要》

〔清〕汪代棠，见道光二十七年《黄冈县志》卷十五《艺文志·撰著篇目》。

7. 麻城市（麻城县）

（1）《陶节庵伤寒六法注》（注陶节庵《伤寒六法》）

〔明〕刘天和，见光绪十年《黄州府志》卷三十四《艺文志·子部·医家类》。李时珍的《本草纲目》曾引用此书内容。

（2）《经验良方》四卷

〔明〕刘天和，见光绪八年重订光绪三年《麻城县志》卷三十二《艺文志·子部》。《经验良方》，又称《刘松石保寿堂经验良方》《保寿堂经验良方》《刘氏保寿堂活人经验方》《保寿堂方》。李时珍在《本草纲目》中称《刘氏保寿堂经验方》。《中国医学人名志》（1956年）曰《保寿堂经验方》，《上海市文物保管委员会善本书目》载《松岗刘氏保寿堂活人经验方》。

民国十年《湖北通志》卷八十二《艺文志·子部·医家类》云：《刘松石保寿堂经验良方》，明代刘天和撰。

上海图书馆收藏的《保寿堂经验良方》是一部明刻本，凡四卷。书口有"经验方"三字，书前有吕颙的万历三十六年序言（称吕颙刻本），每卷卷首、款题均写有"松岗刘氏保寿堂活人经验方卷一（或卷二、卷三、卷四）"的字样。全书共有 25 门。卷一为"通治著病门""诸风门""诸气门""补益门""小儿门"和"湿门"；卷二为"痰门"和"诸疮门"；卷三为"痛风门""疟门""痢门""脾胃门""霍乱门""疝瘕门"和"遗精门"；卷四为"瘟疫门""积滞门""痞积门""咽喉门""口齿门""目病门""鼻衄门""损折门""痔漏门"和"杂证门"。

《经验良方》共收录方剂 140 余则，一部分是从《经效产方》《政和本草》和《袖珍方》等前人医籍中引录来的，另一部分是刘氏在宦游中搜集到的。此书的一些内容反映了当时医药的新经验、新技术，较有影响。李时珍的《本草纲目》曾引用此书内容。

《经验良方》总结了明代及以前医家的医学理论和临床经验，阐述了疾病的病因及证治，选方精当，反映了当时的医学水平，保存了古代医学文献，对今后进行医学研究也有一定的参考价值。

《经验良方》的版本，吕颛在序言中指出：张蒲山左辖尝刻于晋阳，予时右使，得序而传之，及入黔中，翻阅记室锓版存焉。由此可见，在吕颛刻本之前还有一卷本的晋本和四卷本的滇本。吕颛刻本的底本是滇本。

明代《澹生堂藏书目》记载，该书凡三卷。咸丰年间，陆以湉《冷庐医话》亦云：《保寿堂经验方》三卷，明代刘天和撰，方皆精当。据此，《经验良方》还有三卷本。

（3）《幼科类萃》

〔明〕刘天和，见光绪八年重订光绪三年《麻城县志》卷三十二《艺文志·子部》。

（4）《橘泉方（卷）》

〔明〕邹橘泉，见光绪八年重订光绪三年《麻城县志》卷二十五《方技》。

（5）《医见私会》

〔明〕彭长溪，见光绪八年重订光绪三年《麻城县志》卷三十二《艺文志·子部》。

（6）《博宗方》

〔明〕彭长溪，见光绪十年《黄州府志》卷三十四《艺文志·子部·医家类》。

（7）《汇编歌诀》

〔明〕彭长溪，见光绪十年《黄州府志》卷三十四《艺文志·子部·医家类》。

（8）《会心篇》

〔清〕彭楚英，见民国二十四年《麻城县志前编》卷十《耆旧志·方技》。

（9）《病理学》一卷

〔清〕李代恩，见民国二十四年《麻城县志前编》卷十三《艺文志·子部》。

（10）《伤寒萃锦》

〔清〕鲍芹堂，见光绪八年《麻城县志》卷二十五《人物志·义行》。

（11）《伤寒述要》一卷

〔清〕彭文楷，见光绪八年重订光绪三年《麻城县志》卷二十五《方技》。

（12）《医学全书》

〔清〕刘常彦，见光绪十年《黄州府志》卷三十四《艺文志·子部·医家类》。《医学全书》刊于 1795 年。此书分阴阳，辨经络，以脉验证，即症验方，不越规矩，亦不拘泥古法，论述颇多可取之处。此书光绪五年（1879 年）术古堂刊本藏于中国科学院文献情报中心。

（13）《医学通论》二卷

〔清〕蔡瑞芬，见民国二十四年《麻城县志前编》卷十《耆旧志·方技》。

（14）《三焦论》三卷

〔清〕李廷淦，见民国二十四年《麻城县志前编》卷十三《艺文志·子部》。

8. 浠水县

（1）《伤寒总病论》六卷（九卷）

〔宋〕庞安时，见光绪十年《黄州府志》卷三十四《艺文志·子部·医家类》。该书共六卷（九卷），后附《音训》一卷、《修治药法》一卷。

《伤寒总病论》成书于公元 1100 年（宋元符三年）。全书共六卷。卷一为叙论及六经诸证；卷二论汗、吐、下、和、温、灸等法；卷三论结胸、心下痞、阳毒、阴毒、狐惑等证；卷四论暑病、时行寒疫、斑痘等证；卷五论天行温病及变黄、变哕、败坏等证，并附小儿伤寒证；卷六列伤寒杂方、妊娠杂方、伤寒暑病通用刺法、伤寒（温病、热病）死生候、天行瘥后禁忌、解仲景脉说、解华佗内外实说等篇。每证之下，有论有方，评脉辨证，随病治疗。"安时，本士人，习与苏轼、黄庭坚游。第六卷末附与苏轼书一篇，论是篇之义甚悉。卷首载轼答安时一帖，犹从手迹钩摹，形模略具。又以黄庭坚后序一篇，冠之于前，序末称前序海上人诸为之。故虚其右以待，署元符三年三月作，时轼方谪儋州，至五月始移廉州，七月始渡海至廉，故是年三月犹称海上人也，然轼以是年八月北归，至次年七月，即卒于常州。前序竟未及作，故即移后序为弁也。序中铲去庭坚名，帖中亦铲去轼名，考末附载《音训》一卷、《修治药法》一卷，题政和癸巳门人董炳编字，知正当禁绝苏黄文字之日，讳而阙之，此本犹从宋本抄出，故仍其旧。"

《伤寒总病论》精究广义伤寒，擅长五行明理，充实伤寒叙例，并依照《伤寒论》六经分证法，说明病证由脏腑经络传变的规律和原因；强调地理气候、饮食起居与伤寒发病的关系；运用《伤寒论》汗、吐、下、和、温诸法，根据病情，随证治疗；阐明存津液、护胃气为伤寒治疗的重要原则；明辨伤寒与温病的不同，为温病学派的创立开了门径；增补了儿妇伤寒和有关医方，丰富了伤寒的治疗方法。

《伤寒总病论》为自宋治平二年（1065 年）以来，林亿等人将《伤寒论》再次整理刊行后较早的且有相当影响力的著作。庞安时宗《黄帝内经》之旨，遵王叔和之例，并结合个人的临床实践经验，推阐仲景《伤寒论》之要，广泛撷取扁鹊、华佗、王叔和、释僧深、巢元方、孙思邈等前贤之长，补充发挥了仲景伤寒学，堪称集北宋以前伤寒学之大成。庞安时对伤寒研究深得要领，独树一帜，时人倍加推崇，如与庞安时同时代的杰出文学家苏轼称他"精于伤寒，妙得长沙遗旨"。宋代张耒《柯山集》说："淮南人谓庞安常能与伤寒说话。"吕元膺也说："庞安常能启扁鹊之秘，法元化之可法，使天假其年，其所成就，当不在古人之下。"

《伤寒总病论》的版本较多。如四库全书（附《音训》一卷、《修治药法》一卷），藏于中国国家图书馆（文津阁本）和辽宁省图书馆（文溯阁本）；影抄文溯阁四库全书医家类十二种之六，藏于中国中医科学院图书馆；道光三年（1823年）黄氏士礼居复刻本（附清黄丕烈撰《札记》一卷），藏于中国医学科学院图书馆；1912年武昌医馆重刻本，藏于中国国家图书馆。

光绪十年《黄州府志》卷三十四《艺文志·子部·医家类》云：《宋史·艺文志》，但载安时《难经解》，前后两见，而不载此书。《文献通考》载《庞氏家藏秘宝方》五卷，引陈振孙之言，谓安时以医名世者，唯伤寒而已，此书南城吴炎晦叔录以见遗，似乎别为一书，而下列庭坚之序与此本同，疑当时已无刻本，故传写互异欤。又载张耒一跋，称张仲景《伤寒论》，病方纤悉必具，又为之增损进退之法，以预告人，嗟夫，仁人之用心哉，自非通神造妙不能为也。安时，又窃忧其有病证而无方者，续著为论数卷。淮南人谓安时能与伤寒说话，岂不信哉，此本未载此跋，殆传写偶佚欤。又耒作《明道杂志》，记安时治验，极其推挹。而叶梦得《避暑录话》，乃颇不满于安时。盖耒苏轼客，梦得蔡京客，其门户异也。然曾敏行《独醒杂志》，亦记其治泗州守王公弼，中丹石毒甚奇，又记其治公弼之女尤神异，敏行于元祐，绍圣两局，均无恩怨，则所记当为公论矣。

（2）《难经解义》一卷

〔宋〕庞安时，见民国十年《湖北通志》卷八十二《艺文志·子部·医家类》。庞安时尝曰：世所谓医书，予皆见之，唯扁鹊之言深矣。扁鹊寓术于其书，而言之不详，予参以《黄帝内经》诸书，考究而得其说，又欲以术告后世，故著《难经辨》数万言。《宋史·方技传》载庞安时所著凡四种，今见于《艺文志》者，唯《难经解义》一书，又重出一部曰《难经解》，已佚。光绪十年《黄州府志》卷三十四《艺文志·子部·医家类》所录《难经解》一卷，疑即《难经解义》，待考。

（3）《主对集》一卷

〔宋〕庞安时，见光绪十年《黄州府志》卷三十四《艺文志·子部·医家类》。民国十年《湖北通志》卷八十二《艺文志·子部·医家类》云：安时尝曰观草木之性与五脏之宜，秩其职任，官其寒热，班其奇偶，以疗百疾，著《主对集》一卷。已佚。

（4）《本草补遗》

〔宋〕庞安时，见乾隆十四年《黄州府志》卷十四《人物志·方技》。民国十年《湖北通志》卷八十二《艺文志·子部·医家类》云：安时尝曰药有后出，古所未知，今不能辨，尝试有功，不可遗也，作《本草补遗》。已佚。

（5）《庞氏家藏秘宝方》五卷

〔宋〕庞安时，见民国十年《湖北通志》卷八十二《艺文志·子部·医家类》。

（6）《本草尔雅》

〔宋〕庞安时，见民国十年《湖北通志》卷八十二《艺文志·子部·医家类》。已佚。

（7）《验方书》

〔宋〕庞安时，见《中国医籍考》。已佚。

（8）《脉法》

〔宋〕庞安时，见1963年影印嘉靖二十六年《蕲水县志》卷二《医术》。已佚。

（9）《伤寒摘锦》八卷

〔明〕黄廉，见乾隆二十三年增刻乾隆四年《湖州府志》卷四十六《著述·子部·医家类》。

（10）《痘疹经验秘方》四卷

〔明〕黄廉，见乾隆二十三年增刻乾隆四年《湖州府志》卷四十六《著述·子部》。

同治十三年《湖州府志》卷五十九《艺文略》云：《千顷堂书目》作《秘传经验痘疹方》四卷。万历七年（1579年）邢邦长芦刊本藏于中国医学科学院图书馆。

（11）《伤寒正宗》四卷

〔清〕徐儒榘，见光绪六年《蕲水县志》卷三十三《人物志·方技》。

（12）《痰疬法门》一卷

〔清〕李子毅，见《中国医学大成》。《中国医学大成总目提要》云：是书首列痰疬总论，大致谓轻微易治者痰子也，迟重难愈者瘰疬也。次述痰疬鉴别法，外治法门，内治法门，禁用须知，禁戒须知，宜食物品，痰疬医案，末附杨梅验方、喉蛾捷诀。皆从先生平时所得经验，先辨原因，次评治法，终述医案，末附验方。其文简当，不感难涩，与《病科全书》合刊，相得益彰，诚医家之宝筏也。

（13）《医宗备要》

亡名氏，见光绪六年《蕲水县志》卷五《学校志》。

第三节　咸宁地区中医医籍

1. 咸宁市（咸宁县）

《杏春书屋杂著》

〔清〕周汇沫，见光绪八年《咸宁县志》卷六《人物志·选举传》。

2. 赤壁市（蒲圻县）

《小儿推拿秘诀》一卷

〔明〕周岳甫，见《中国医籍考》。《中医大辞典·医史文献分册》又称《秘传推拿妙诀》，二卷。书成于 1612 年，后经清代钱汝明于 1776 年予以参订重刊。上卷为诊及手法总论；下卷列诸病症状及推拿治法的处方，推拿穴位图、手法图等。书后附有钱汝明《秘传推拿妙诀补遗》一卷，杂论手法口诀、小儿诸病的药物疗法、经络诊候等。

《中国医学大成总目提要》云：称《小儿推拿秘诀》一卷，明代周岳甫纂辑。该书初刻于万历乙巳，重刊于万历丙午，三刻于万历四十年壬子，三改其稿，为之翻刻，凡一切症候看诀，穴道手法字义，逐以为之支分节解。而疑惑难明者，更为图画辨释，俾人人展卷无不了然。清鹅湖张开文四刻于康熙二十四年。首列看小儿无患歌，次看小儿被惊法歌，次看五脏六腑定诀歌，次看面定诀歌，次看指定诀歌，次看色诀死生歌，次看症候断诀，次变蒸说，次四诊八候说，一拿说，二拿法，三汗吐下说（汗法吐法下法），次风气命门三关说，次男女右左说，分阴阳，推三关，退六腑说，节饮食说，字法解，手上推拿法，身中十二拿法，男女诸般证候并治法，阳掌诀法，阴掌穴法，诸经症候并推治法，补推指法，周身推拿穴图,推拿各手法,附经验活幼黄金散,启脾芦荟丸方,皆心传诀,实验手术,诚保婴之要书也。

明万历四十年(1612年)刊本,现藏于天津图书馆。

3. 阳新县

(1)《医方便览》四卷

〔明〕陈善道,见光绪三十年《兴国州志补编》卷一《义行》。

(2)《医方辑要》二卷

〔清〕刘灼,见光绪十五年《兴国州志》卷二十二《人物志·义行》。

(3)《医学艺学易知录》

〔清〕刘凤纶,见光绪十五年《兴国州志》卷二十二《人物志·孝友》。

(4)《伤寒辨正》二卷

〔清〕陈思堂,见光绪三十年《兴国州志补编》卷一《方技》。

第四节　孝感地区中医医籍

1. 孝感市(孝感县)

(1)《本草汇纂》三卷

〔清〕屠道和,见《中医图书联合目录》。该书为药物学著作。载药五百余种,药物以功用分类。卷一为平补、温补、滋水、温肾、温热、寒涩、收敛、镇虚、散寒、驱风、散湿、散热、吐散、温散类药。卷二为平散、渗湿、泻湿、泻水、降痰、泻热、泻火、下气、平泻、温血、凉血类药。卷三为下血、杀虫、发毒、解毒、毒物类药。附录为食菜类药物及脏腑主治药品。每味药下简述性味、功效及用法。

此书采《神农本草经》以下二十余家著作之精要,并参以个人学习心得及临床体会,经十余年的反复参订编撰而成。此书重于临床实用,对药性、药理作用及部分药物的真伪鉴别、炮制等进行了详细阐述。

此书被收入《医学六种》，其他版本有同治二年（1863 年）刻本、光绪二十九年（1903 年）思贤书局刻本（十卷本）、1931 年北京国医砥柱月社铅印本等。

（2）《脉诀汇纂》二卷

〔清〕屠道和，见《中医图书联合目录》。该书上卷为脉诀，后附有望、闻、问三诊，下卷为奇经、十二经等。同治二年（1863 年）湖南刻本，藏于中国中医科学院图书馆。

（3）《药性主治》《分类主治》各一卷

〔清〕屠道和，见《中医图书联合目录》。同治二年（1863 年）育德堂刻本，浙江大学图书馆有藏。此书也收入《医学六种》。

（4）《杂证良方》二卷

〔清〕屠道和，见《中医图书联合目录》。

（5）《妇婴良方》二卷

〔清〕屠道和，见《中医图书联合目录》。

（6）《医学六种》

〔清〕屠道和，见《中医图书联合目录》。以上六种医书于同治二年（1863 年）合刻刊出。现中国中医科学院图书馆等有藏。

（7）《喉科秘旨》

〔清〕屠道和，见《中医图书联合目录》。同治二年（1863 年）印本，藏于北京中医药大学图书馆。

2. 汉川市（汉川县）

（1）《医学恰中集》三十卷（《内外大小恰中集》）

〔明〕尹隆宾，见同治十二年《汉川县志》卷十九《艺文志上·著录》。

（2）《伤寒慧解》四卷

〔明〕尹隆宾，见同治十二年《汉川县志》卷十九《艺文志上·著录》。

（3）《薛氏女科删补》

〔明〕尹隆宾，见同治十二年《汉川县志》卷十九《艺文志上·著录》。

（4）《脉诀集解》

〔清〕郭士珩，见同治十二年《汉川县志》卷十九《艺文志上·著录》。

（5）《医学集案》

〔清〕郭士珩，见同治十二年《汉川县志》卷十九《艺文志上·著录》。

（6）《痘症慈航》

〔清〕郭士珩，见《中医图书联合目录》。此书为明代欧阳调律原本，清代郭士珩编辑。版本有同治四年（1865 年）资阳（湖南资兴县）徐氏刻本、同治十年（1871 年）资阳澹雅局重刻本、同治十三年（1874 年）文远堂刻本等。

（7）《名医列传》六卷

〔清〕秦笃庆，见同治十二年《汉川县志》卷十九《艺文志上·著录》。

（8）《射正求的医案》四卷

〔清〕秦笃训，见同治十二年《汉川县志》卷十九《艺文志上·著录》。

（9）《医寄伏阴论》二卷

〔清〕田宗汉，见《中国医学大成》。此书为田宗汉根据《伤寒论》《金匮要略》论述编撰而成。此书首揭总论，次载症辨，再分为原病、变症、死候、禁令、瘥后、比类、舌鉴七则。体例仿张仲景《伤寒论》，文取简要，便于诵记。

田宗汉认为时行伏阴有似霍乱而实非霍乱。此病为先有阴霾天气，淫雨连绵，人感受阴寒雨邪而致，病象多寒，故名"伏阴"。书中详论此病，辨析与霍乱之区别，并分述了伏阴病之本症、失治之变化、难复之死候、治疗之禁忌、瘥后之调理、舌苔之鉴别等。此书还摘取《伤寒论》中与伏阴病同属一派的阴病条文作为比类并观，末附舌鉴图 25 幅。

此书首创"伏阴"说，并对伏阴病进行系统阐发，实发前人所未发，补前人所未备，对研究仲景学说、温病学说及临床实践颇有启发。书末附有 25 幅舌鉴图，对辅助诊断、推断预后也有一定的参考价值。

此书又名《重订时行伏阴名言》，刊于光绪十四年（1888 年）。另有光绪三十三年（1907 年）江陵府署铅印本、《中国医学大成》本等版本。

（10）《医寄温热审治》

〔清〕田宗汉，见《中医人物词典》。

（11）《痰饮治效方》二卷

〔清〕田宗汉，见《中医图书联合目录》。光绪二十八年（1902年）汉川田氏刊本藏于湖南图书馆。

（12）《历代医师考》

〔清〕胡向暄，见民国十年《湖北通志》卷八十二《艺文志·农家类》。

（13）《医学大成》

〔清〕欧阳迁，见同治十二年《汉川县志》卷十六《列传上·仕绩》。

（14）《摄生篇》

〔清〕祝海围，见同治十二年《汉川县志》卷十九《艺文志上·著录》。

（15）《脉学要览》

〔清〕黄宪滨，见同治十二年《汉川县志》卷十七《列传下·方技》。

（16）《伤寒禹鼎》

〔清〕李应五，见民国十年《湖北通志》卷八十二《艺文志·子部·医家类》。

（17）《医学指掌》

〔清〕卢极，见同治十二年《汉川县志》卷十七《列传下·方技》。

（18）《医方汇解》八卷

〔清〕陈廷楹，见同治十二年《汉川县志》卷十七《列传下·耆寿》。

（19）《诸医荟萃》

〔清〕金文彬，见同治十二年《汉川县志》卷十九《艺文志上·著录》。

（20）《痘证慈航》

〔清〕金文彬，见同治十二年《汉川县志》卷十九《艺文志上·著录》。

（21）《脉诀摘要》

〔清〕金文彬，见同治十二年《汉川县志》卷十九《艺文志上·著录》。传载于《诸医荟萃》条内。

（22）《原生集》

〔清〕刘存斋，见同治十二年《汉川县志》卷十七《列传下·方技》。

民国十年《湖北通志》卷八十二《艺文志·子部·医家类》云：存斋，汉川人。按《汉川志·选举表》，天启二年副榜刘原生，与李序合，唯以其名名其书，殊觉不类，疑书名有脱漏。

3. 安陆市（安陆县）

（1）《淡泊养生说》二卷

〔明〕杨芷，见民国十年《湖北通志》卷八十四《艺文志·子部·道家类》。

（2）《医案新编》

〔清〕张于廷，见道光二十三年《安陆县志》卷三十三《艺文志》。

（3）《济世良方》

〔清〕徐芝，见光绪十四年《德安府志》卷十九《艺文志·书目·子部》。

道光二十三年《安陆县志》卷三十三《艺文志》云：《如庵存稿》，赠奉直大夫廪生徐芝撰。

（4）《指明脉要》

〔清〕王瑀，见光绪十四年《德安府志》卷十六《人物志·方术》。

（5）《医学捷诀》

〔清〕王瑀，见光绪十四年《德安府志》卷十六《人物志·方术》。

（6）《医学摘要》二卷

〔清〕席光裕，见光绪十四年《德安府志》卷十九《艺文志·书目·子部》。

（7）《修园医粹》二卷

〔清〕刘国光，见《中医人物词典》。刘国光因病习诵《陈修园医书十六种》，极为推崇。以其卷帙浩繁、前后重复，因与雷少逸商酌，汰繁裁复，将诸书要旨选摘汇编而成《修园医粹》二卷。先论后方，并附脉法。诸方下之歌括，多录自汪昂《汤头歌诀》。

4. 云梦县

（1）《内外科证治方书》

〔清〕李荪，见光绪九年《云梦县志略》卷十一《艺文志上·书目》。

（2）《脉诀》一卷

〔清〕彭维燕，见光绪九年《云梦县志略》卷十一《艺文志上·书目》。

（3）《闻见约编》二十卷

〔清〕彭维燕，见光绪九年《云梦县志略》卷十一《艺文志上·书目》。

5. 应城市（应城县）

（1）《堤疾恒言》十五卷

〔明〕陈士元，见民国十年《湖北通志》卷八十二《艺文志·子部·医家类》。其云：是书见程大中《归云书目记》。光绪八年，邑人王承禧已购获其七卷至十五卷，其一卷至六卷尚佚。

（2）《惊风辨证必读》

〔清〕刘德馨，见《贩书偶记续编》，有光绪十八年刊本。

第五节　荆州地区中医医籍

1. 江陵县

（1）《脉书》

公元前二世纪中期，亡名氏。

此书为 1984 年湖北省荆州地区博物馆在江陵县张家山发掘出土的古医籍。此书全部内容写在 63 枚竹简上，共 2028 字，按照竹简的次序和内容，《脉书》又包括五种古医书，即《病候》《阴阳十一脉灸经》《阴阳脉死候》《六痛》和《脉法》。

《病候》为现已发现的我国最早的一部疾病证候学专著，全书 524 字，记有 67 种疾病，大体上是按照头部、上肢、躯干、下肢及全身的顺序依次排列各病。

每病均简要记有症状及病名,但均未涉及有关诊断及治疗方法等内容。其中属内科病症 27 种,外科病症 19 种,妇科病症 5 种,儿科病症 2 种,五官科病症 13 种,其他病症 1 种。

《六痛》共 111 字,全文为四言协韵体,一气呵成。全文论述人体内的 6 种组织(即骨、筋、血、脉、肉、气)的生理功能及其发病为"痛"的症候特征,并指出必须特别重视加强调摄预防,以免疾病的发生与演变,进而危及生命。

《阴阳十一脉灸经》与湖南长沙马王堆汉墓出土医籍中的《阴阳十一脉灸经》内容全符,为同书的不同古传本,内容较之更完整,共保存 915 字。

《阴阳脉死候》是一部诊断类的古医书,与马王堆汉墓出土医籍中的《阴阳脉死候》内容基本相同。

《脉法》共有 312 字,内容较完整,与马王堆汉墓出土医籍中的《脉法》内容基本相同。

《脉书》释文发表在《文物》1989 年第 7 期。《中医杂志》1990 年第 5、6 两期发表的马继兴的《张家山汉简〈脉书〉中的五种古医籍》一文,对《脉书》进行了研究。

(2)《引书》

公元前二世纪中期,亡名氏。

此书为 1984 年湖北省荆州地区博物馆在江陵县张家山发掘出土的古医籍。原文抄写在 113 枚竹简上,原简自名《引书》,题于书首竹简背面,每一独立段落之前,简上端都有墨书圆点,书中无小标题,是一部传抄本,原始于何时,尚无从查考。

《引书》由四个部分组成,第一部分阐述四季的养生之道;第二部分记载了 41 种导引术式的名称、动作要领;第三部分介绍了 44 种病证的导引术治疗方法,综述了部分导引术式对身体的功用,还记载了用导引术治疗疾病的方法;第四部分讲述了生病的原因及预防方法。

《引书》与马王堆汉墓出土医籍中的《导引图》有着十分密切的关系。从内容来看,《导引图》中既有单个导引术的术式,也有用导引术治疗疾病的记载,与

《引书》有关部分相似。《引书》是导引术及其应用的文字解说，《导引图》则是通过图画来表示导引的动作。两者对照，可以帮助我们解决一些疑难问题。

《引书》释文发表在《文物》1990 年第 10 期。同期发表的彭浩的《张家山汉简〈引书〉初探》一文，对《引书》进行了研究。

（3）《殷荆州要方》一卷

〔东晋〕殷仲堪，见《历代名医蒙求》。殷仲堪本陈郡（现河南省周口市淮阳区）人，尝任荆州刺史，故亦称殷荆州。他学医术而究其精妙，有病者辄为诊脉，分药而用。此书已佚。

（4）《食物本草》二卷

〔明〕汪颖，见光绪六年《重修荆州府志》卷七十四《艺文志·书目》。此书为东阳卢和撰著，江陵汪颖整理刊行。其内容有水类 33 条，谷类 35 条，菜类 87 条，果类 57 条，禽类 57 条，兽类 25 条，鱼类 60 条，味类 23 条。每味食物之下，又详述其性味、功效、作用，每一类食物后有总结性跋语。《本草纲目》序例云：《食物本草》……正德时九江知府江陵汪颖撰，东阳卢和，字廉夫，尝取本草之系于食品者，编次此书，颖得其稿，厘为二卷，分为水、谷、菜、果、禽、兽、鱼、味八类。

《食物本草》是继《日用本草》之后又一部记录食疗的专著，所录饮食药物近四百种，对临床饮食疗法及中药研究具有重要的参考价值。

《食物本草》版本较多，现将我们所见的几种版本介绍如下。

①隆庆四年（1570 年）孟秋月谷中虚刊本。这是现存较早的刊本。此本分上、下两卷，半页九行，每行二十字，白口双边。前有谷中虚"刻食物本草序"，落款为"隆庆四年岁次庚午孟秋之吉，赐进士第通仪大夫兵部右侍郎前都察院右副都御史奉敕提督军务巡抚浙江等处地方东郡岱宗谷中虚撰"。此本现藏于中国医科大学图书馆。

②隆庆四年（1570 年）孟冬月，一乐堂后泉书舍重刊本。此本分四卷，半页八行，每行十七字，四周单边。此本有清江举人王贵校、潮州知府郭春振序，汇橄程乡令黄子进梓行。《中医图书联合目录》所载黄子进刊本，其扉页右上为

"濒湖李时珍原本，东阳卢和著述"，中匡为"增订食物本草大成"，左上为"辛丑重锓"，左下为"大成斋藏板"。显然为后人挖改。此本现藏于中国医科大学图书馆。

③隆庆五年（1571年）春正月，一乐堂后泉书舍重刊本，由尚友堂梓行，是以隆庆四年（1570年）孟冬月一乐堂后泉书舍重刊本为蓝本的重刊本。此本亦为四卷，半页八行，每行十七字，四周单边，但前序易为东阳卢和原序。其扉页右上为"东阳卢和先生著"，中匡为"食物本草"，左下为"尚友堂梓行"。此本现藏于广东省立中山图书馆。

④万历年间钱塘胡文焕刊本。书名为《新刻食物本草》，前无序，亦未载著者姓名，内容同前，编入《格致丛书》。此本分上、下两卷，半页十行，每行二十字，四周单边。此本中国中医科学院图书馆有藏。

⑤明抄彩绘本（缩微胶卷），藏于中国国家图书馆。

⑥万历四十八年（1620年）吴都（苏州）钱允治校刊本。此本将全书改为七卷，题作"元东垣李杲编辑"，内容仍是八类，其后附录五味忌宜、食物相反及诸解毒节制法。此本还将吴瑞《日用本草》三卷赘于编末，作为卷八、卷九、卷十。因此，后人误以为原《食物本草》有十卷本。此书现藏于华中科技大学图书馆。

（5）《医学研悦》

〔明〕李盛春，见《山东中医学院图书馆馆藏：中医药图书目录》。

此书计一函十册，卷一、卷二为收录明末名医张鹤胜所著《伤暑全书》，卷三为《脉理原始》，卷四为《胤嗣全书》，卷五为《病机要旨》，卷六为《治伤寒全书》，卷七为《治杂证验方》，卷八为《小儿形症研悦》，卷九为《小儿研悦方》，卷十附《小儿推拿》。

此书汇集于明代天启丙寅孟冬，是一部集体创作的作品。李盛春首先集其父李燕山多年之经验传述，后与其弟李占春考古证今，审运察气，远宗仲景、节庵之训，近采青阳、立斋之说而成书。书中经下注症，症下注方，汇集成括，使人知其症在何经，药宜何方。

书成之后，由江津名医、监督府第员外郎周长应评阅。周长应不仅以先睹为快,认为"适惬所愿",并以家藏珍方"合而谋之"。再由仁寿名医、山西道监督御史黄昌将己"所素验者,并辑于篇",还支持其"付之剞劂"。继由明壬戌进士、江陵府监督、工部营缮清吏司主事崔源之作序,新都戴任镌刻。

《医学研悦》既宗医经之原则,又以临床实践为依据阐明道理,论治多收自拟验方,简便易从。经下注症、注脉,症脉下注方。症方之内,括之以歌,俾使后学便于记诵。现山东中医药大学图书馆藏有该书明刊本。

(6)《野菜性味考》

〔明〕朱俨镰,见光绪二年《江陵县志》卷四十九《艺文志·书目》。

(7)《医方杂事》

〔明〕张居正,见《四库全书总目》卷一百二十七《子部·杂家类存目》。

(8)《保赤一粒金》

〔清〕宋学洙,见光绪二年《江陵县志》卷四十九《艺文志·书目》。

(9)《古今医方》

〔清〕谭之鹏,见光绪二年《江陵县志》卷四十九《艺文志·书目》。

2. 沙市区(沙市市)

《评按各医书》二卷

〔清〕杨学典,见民国五年《沙市志略·人物》。

3. 公安县

《瓶花斋杂录》一卷

〔明〕袁宏道,见《四库全书总目》卷一百二十八《子部·杂家类存目》。

4. 仙桃市(沔阳州)

(1)《仙人冰鉴图诀》一卷

〔唐〕王超,见《新唐书》卷五十九《志·艺文志》(中华书局1975年版)。该书亦名《水镜诀》《仙人水鉴》,为记述小儿察指纹法之早期文献之一。

(2)《本草经验方集要》

〔明〕黄日芳,见光绪二十年《沔阳州志》卷十一《艺文志·子部·医家类》。

（3）《眼科、外科医案》二卷

〔清〕杨祉，见光绪二十年《沔阳州志》卷十一《艺文志·子部·医家类》。

（4）《医学心得》

〔清〕史铭鼎，见光绪二十年《沔阳州志》卷十一《艺文志·子部·医家类》。

（5）《医方便览》

〔清〕史纪棠，见光绪二十年《沔阳州志》卷十一《艺文志·子部·医家类》。

（6）《医学法悟》

〔清〕严有裕，见光绪二十年《沔阳州志》卷十一《艺文志·子部·医家类》。

（7）《本草便览》

〔清〕严有裕，见光绪二十年《沔阳州志》卷十一《艺文志·子部·医家类》。

（8）《医学捷径》

〔清〕万嵩，见光绪二十年《沔阳州志》卷十一《艺文志·子部·医家类》。

（9）《本草便览》

〔清〕万嵩，见光绪二十年《沔阳州志》卷十一《艺文志·子部·医家类》。

（10）《医学大成》

〔清〕黄泲，见光绪二十年《沔阳州志》卷十一《艺文志·子部·医家类》。

（11）《洋痘释义》

〔清〕刘寅，见光绪二十年《沔阳州志》卷九《人物志·义行》。

（12）《实学录》二卷

〔清〕刘寅，见光绪二十年《沔阳州志》卷九《人物志·义行》。

（13）《脉学纂要》

〔清〕刘寅，见光绪二十年《沔阳州志》卷九《人物志·义行》。

（14）《医学待遗七种》十二卷

〔清〕刘德燫，见光绪二十年《沔阳州志》卷十一《艺文志·子部·医家类》。

（15）《急救奇觚续》

〔清〕刘德燫，见光绪二十年《沔阳州志》卷十一《艺文志·子部·医家类》。

（16）《诊余漫录》

〔清〕刘德熿，见民国十年《湖北通志》卷八十二《艺文志·子部·医家类》。

（17）《痰火心法》

〔清〕刘厚山，见光绪二十年《沔阳州志》卷十一《艺文志·子部·医家类》。

（18）《伤寒摘要》

〔清〕杨体泗，见光绪二十年《沔阳州志》卷九《人物志·方技》。

（19）《脉对》

〔清〕刘兴湄，见光绪二十年《沔阳州志》卷十一《艺文志·子部·医家类》。

（20）《伤寒对》

〔清〕刘兴湄，见光绪二十年《沔阳州志》卷十一《艺文志·子部·医家类》。

（21）《尹氏脉诀》一卷

〔清〕周继文，见光绪二十年《沔阳州志》卷九《人物志·耆寿》。

（22）《医案》一卷

〔清〕周继文，见光绪二十年《沔阳州志》卷九《人物志·耆寿》。

（23）《简易良方》

〔清〕王绍方，见光绪二十年《沔阳州志》卷九《人物志·方技》。

（24）《六经定法》

〔清〕武景节，见光绪二十年《沔阳州志》卷九《人物志·耆寿》。

5．天门市（天门县）

（1）《痰火颛门》四卷

〔明〕梁学孟，见民国十年《湖北通志》卷八十二《艺文志·子部·医家类存目》。梁学孟，武昌人。

梁学孟认为：十二经之病，火居大半，故人之横亡暴夭者，悉是火证，而为庸医所误，十常八九，遂作《痰火颛门》。

此书为梁学孟研究痰火病证20余年的经验总结，书中对痰的形成、痰流溢不同部位的病证，痰火的形成及痰火病证的诊断、治疗，论述精详。梁学孟还在书中对痨瘵一病的病因、病理、诊断、治疗、预防、调善提出了个人见解，丰富和发展了痰火学说。

该书万历三十八年（1610年）刊本，现藏于苏州图书馆。陆世科刻本改名为《国医宗旨》，万历年间刻本，现藏于南京图书馆。1984年上海科学技术出版社出版影印本。

（2）《灵台问要》

〔明〕欧阳植，见康熙七年《景陵县志》卷十二《人物志·方技》。该书由邑进士胡懋忠刻于固始。

（3）《易简奇方》

〔明〕欧阳植，见民国十年《湖北通志》卷八十二《艺文志·子部·医家类》，亦见康熙七年《景陵县志》卷十二《人物志·方技》。

该书又称《救急疗贫易简奇方》，邑进士熊寅刻于婺源。

（4）《全生四要》

〔明〕欧阳植，见康熙三十一年《天门县志》卷十二《人物志·方技》。该书由知府王曰然刻于临洮。康熙七年《景陵县志》卷十二《人物志》云：宗伯李太泌先生《全生四要》序，里欧阳叔坚氏，以经术为诸生，而晚节弥精医，学士大夫叩之，叔坚出一编曰《全生四要》，不佞三复而叹曰，子之道非医也，儒也。儒者雅言诗书，而重执礼。子言四要，节饮食、寡色欲、清精血、慎方术，皆礼也。礼有之，饮食男女，人之大欲，故制礼必先焉……请绎《全生四要》而力行之，修身、齐家、治国、平天下有一不合者哉。

（5）《脉理汇编》

〔清〕周传复，见道光元年《天门县志》卷三十《方技传》。

（6）《伤寒简易》

〔清〕周传复，见道光元年《天门县志》卷三十《方技传·方技》。

（7）《时庵医录》四卷

〔清〕欧阳正谋，见道光元年《天门县志》卷三十《方技传》。

（8）《内经解》

〔清〕陈崇尧，见道光元年《天门县志》卷二十七《人物志·卓行传》。

6. 潜江市（潜江县）

（1）《本草述》三十二卷（《序录》一卷）

〔明〕刘若金，见民国十年《湖北通志》卷八十二《艺文志·子部·医家类》。

此书刊于 1690 年。刘若金按照明代李时珍《本草纲目》的分类和编排次序，编集近 500 种药物，分为水、火、土、金、石等 32 部，详细论述了所录诸药的性味、功用、主治、配方等。刘若金精选各家学说，既宗《神农本草经》，又参契《灵枢》《素问》；既旁征博引，广采金元四家及历代前贤之说，又结合临床实际，参以自己心得，耗费 30 年之精力编纂而成。

《郑堂读书记》云：明刘若金撰，若金当明亡之后，寓意于医且 20 年，爰取李氏《本草纲目》一书，删订为是编，部分一依其旧，为 32 卷，药不过 490 余条，洋洋乎，80 余万言，别具体裁，鉴别种类。其书宗乎《本经》，旁及各论，折中古今同异之说而曲畅之，辨百物禀气之原，推脏腑病气之变，精深微妙。一一参契于《灵》《素》而详说焉，于《纲目》外又能自成一家。其曰述者，《本经》合论，曲畅旁通，以示不居作者也。业医者究心《本草》，博之《本草纲目》，而约守之是书，则于斯道已大适矣。若以言乎儒者多识之学，则有孙辑《神农本草经》，暨唐氏《证类本草》在焉。无庸从事于此书也。书成于康熙甲辰，越三载丙午，吴骥为之序，又越二十四年己卯刊成，谭瑄、陈评、高佑记、毛际可俱为之序，至嘉庆庚午重刊，薛镐复为之序。

刘若金在《本草纲目》的基础上，结合历代医家见解和个人的临床体会，耗费 30 年的精力，撰著《本草述》一书（1664 年成书）。由于刘若金读书别具心裁，对每种药物精选各家见解，折中古今异同之说，并删去浮夸不实之词及迷信糟粕部分；以阴阳升降浮沉理论与脏腑气血经络的关系阐释药性；并附以行之有效的经验方剂，或间记以病例论证之，较《本草纲目》更切合于临床，所以，《本草述》问世之后，颇具影响，深受清代以后本草学家所称赞。

此书的版本有康熙二十九年(1690年)(扉页作刘尚书本草)本,藏于中国中医科学院图书馆。后有康熙三十八年(1699年)、嘉庆十五年(1810年)武进薛氏还读山房重刊本,道光二十二年(1842年)刊本,光绪二年(1876年)姑苏来青阁重印武进薛氏还读山房刻本,1933年上海万有书局石印本等版本。

(2)《脉诀指南》

〔清〕王三锡,见民国十年《湖北通志》卷八十二《艺文志·子部·医家类》。

(3)《伤寒夹注》

〔清〕王三锡,见民国十年《湖北通志》卷八十二《艺文志·子部·医家类》。

(4)《医学一隅》

〔清〕王三锡,见民国十年《湖北通志》卷八十二《艺文志·子部·医家类》。

(5)《幼科发蒙》

〔清〕王三锡,见民国十年《湖北通志》卷八十二《艺文志·子部·医家类》。

(6)《妇科摘要》

〔清〕王三锡,见民国十年《湖北通志》卷八十二《艺文志·子部·医家类》。

(7)《辨证奇闻》四卷

〔清〕王三锡,见民国十年《湖北通志》卷八十二《艺文志·子部·医家类》。

(8)《辨证摘要》

〔清〕王三锡,见民国十年《湖北通志》卷八十二《艺文志·子部·医家类》。

(9)《养生录》

〔清〕欧阳洛,见光绪五年《潜江县志》卷十八《人物志·方技传》。

(10)《伤寒论翼》

〔清〕郭唐臣,见光绪六年《潜江县志续》卷十八《人物志·方技传》。

7. 监利市(监利县)

(1)《医学大成》

〔明〕万拱,见同治十一年《监利县志》卷十《人物志·方技》。

（2）《伤寒指南》

〔明〕万拱，见同治十一年《监利县志》卷十《人物志·方技》。

（3）《病源》

〔明〕万拱，见同治十一年《监利县志》卷十《人物志·方技》。

（4）《壶天玉镜》

〔明〕李先芳，见民国十年《湖北通志》卷八十二《艺文志·子部·医家类》。

（5）《中流一壶》

〔明〕李先芳，见民国十年《湖北通志》卷八十二《艺文志·子部·医家类》。《中流一壶》，皆救急方。

（6）《医家须知》

〔明〕李先芳，见民国十年《湖北通志》卷八十二《艺文志·子部·医家类》。《医家须知》，论气运。

（7）《幼科医方录》

〔清〕陈大勋，见光绪六年《重修荆州府志》卷五十九《人物志·艺术》。

（8）《医家经验方案》四十卷

〔清〕邹廷光，见光绪六年《重修荆州府志》卷五十九《人物志·艺术》。

（9）《痰火点雪》

〔清〕曾葵局，见民国十年《湖北通志》卷八十二《艺文志·子部·医家类》。

（10）《温暑新谈》

〔清〕曾葵局，见光绪六年《重修荆州府志》卷五十九《人物志·艺术》。

（11）《伤寒诸证书》

〔清〕曾葵局，见光绪六年《重修荆州府志》卷五十九《人物志·艺术》。

（12）《医理医意》

〔清〕吴士振，见同治十一年《监利县志》卷十《人物志·方技》。

（13）《医医小草》

〔清〕宝辉，见《中医图书联合目录》。

此书不分卷，内容包括精义汇通、六经提纲、六字（表里、寒热、虚实）真言、六气便解、医经补正、治病法解(一,二)、素问摘要、辨证、治法、审脉,以及说寒、说温、风温、湿温、说疫等。末附《游艺志略》,为作者与其师友的医理问答。此书内容以论述营卫、气血、脏腑、经络(以奇经八脉为主)为重点,末论真中、类中证治,以及虚劳、膨、关格、温暑、燥疟、霍乱等证。

此书总结了临床用药经验,提出用滋腻之品容易阻碍脾胃运化,用刚烈药物则易引动内风,并指出慎用辛热、温补、苦寒、咸润方药。宝氏对病证的阐析,不囿于古说,特别是对一些伤寒、温病和六气病证尤多灼见。《游艺志略》以论述基础理论为主,宝氏精研营卫气血学说。

宝氏鉴于当时医者或以偏颇之学行世,甚则造成庸医误治,其害匪浅,故撰写《医医小草》等书,志在补偏救弊,变庸医为名医。裘吉生在《医医小草提要》中指出:宝氏"经历各省,访道群彦,博读古书,穷研经籍,其文皆补偏救弊之言"。

此书撰于光绪二十七年(1901年),后收入《珍本医书集成》中。

8. 钟祥市(钟祥县)

(1)《医学阶梯》

〔清〕蒋之杰,见民国二十六年《钟祥县志》卷二十二《先民传四》。

(2)《医学笔记》一卷

〔清〕戴世堃,见民国十五年《钟祥艺文考》卷四《人物考》。

戴之麟序曰:先严知医,医书靡不浏览,有得则笔之于书,语多独到,先严存曰,之麟,尚未知其宝贵也。己未仲秋弃养,之麟以耘耕不能读父书,自憾不肖等赵括,都先严所有庋藏之。于今年乙丑,六易裘葛,几忘其中尚有手泽存焉耳。春仲,石儿病瘟,几不起,日更数医,其曰此证忌药,如柴胡、羌活、葛根等,为昔日闻诸先严者,虑不确,乃发其书参考之,先严手泽犹新,忆父殁而不能读父书语,不禁泫然涕下,幸考记有资,石儿以瘥,于是将昔日所庋藏者,录其笔记,汇成一帙,上书原作,下注何书、何篇、何条,以便翻阅,公诸世人,先严其亦许我乎。

（3）《针灸图》

〔清〕何惺，见同治六年《钟祥县志补篇》卷一。

（4）《本草归一》

〔清〕何惺，见民国十年《湖北通志》卷八十二《艺文志·子部·医家类》。

（5）《保婴摘要》

〔清〕何惺，见民国二十六年《钟祥县志》卷十四《艺文志·书目》。

（6）《奇症（证）篇》

〔清〕肖裕全，见民国十五年《钟祥艺文考》卷三《人物考》。

（7）《脉诀辨同》

〔清〕艾如兹，见民国二十六年《钟祥县志》卷十四《艺文志·书目》。

（8）《医学会心》八卷

〔清〕樊继圣，见民国二十六年《钟祥县志》卷十四《艺文志·书目》。

（9）《伤寒问答》

〔清〕何增荣，见民国二十六年《钟祥县志》卷二十二《先民传四》。

（10）《医方奇验》

〔清〕黄培藩，见民国二十六年《钟祥县志》卷二十二《先民传四》。

（11）《医说》

〔清〕陆遇芳，见民国十五年《钟祥艺文考》卷三《人物考》。

9．石首市（石首县）

（1）《经验良方》三卷

〔明〕张维，见民国十年《湖北通志》卷八十二《艺文志·子部·医家类》。

（2）《医方便览》十六卷

〔清〕傅文霍，见光绪六年《重修荆州府志》卷七十四《艺文志·书目》。

（3）《蒙求略》二卷

〔清〕傅文霍，见光绪六年《重修荆州府志》卷七十四《艺文志·书目》。

（4）《分类字说》

〔清〕傅文霪，见光绪六年《重修荆州府志》卷五十五《人物志·孝义》。

（5）《六壬占验余庆》

〔清〕傅文霪，见光绪六年《重修荆州府志》卷五十五《人物志·孝义》。

（6）《博弱集》

〔清〕曹继石，见乾隆元年《石首县志》卷五《方技》。

（7）《古今医案》

〔清〕严正笏，见同治五年《石首县志》卷七上《艺文志·书目》。

（8）《内经编次》

〔清〕魏世轨，见同治五年《石首县志》卷七上《艺文志·书目》。

（9）《简括录医书》

〔清〕江锋，见咸丰九年《宜都县志》卷四下《艺文志·书目》。光绪六年《重修荆州府志》卷七十四《艺文志·书目》录有《活录医书》，〔清〕汪铎简著。《简括录医书》与《活录医书》实为一书，只是《重修荆州府志》在收录时误将江锋《简括录医书》断为江锋简《括录医书》，又将江误为汪，锋误为铎，括误为活，所以《简括录医书》成为《活录医书》，江锋成为汪铎简。

民国十年《湖北通志》卷八十二《艺文志·子部·医家类存目》云："简活"作"简括"。

（10）《医方辨证》

〔清〕罗宏材，见光绪六年《重修荆州府志》卷五十五《人物志·孝义》。

10. 京山市（京山县）

（1）《本草注解》

〔清〕聂继洛，见光绪八年《京山县志》卷十五《人物志·方技列传》。

（2）《证治稿》

〔清〕聂继洛，见光绪八年《京山县志》卷十五《人物志·方技列传》。

第六节　襄阳地区中医医籍

1. 襄阳市（襄阳县）

（1）《养生必用方》十六卷

〔宋〕初虞世，见光绪二十六年《襄阳四略》卷一《附录》。

晁氏曰：皇朝初虞世撰序，谓古人医经行于世多矣，所以别著书者，古方分剂，与今铢两不侔，用者颇难。此方其证易详，其法易用，苟寻文为治，虽不习之人，亦可无求于医也。虞世本朝士，一旦削发为僧，在襄阳与十父游从甚密。

焘按：《书录解题》有《养生必用书》三卷，灵泉山初虞世和甫撰，绍圣丁丑序，疑为此书，而卷数绝殊。襄阳今尚有灵泉寺，当即此山所由名也。

此书亦名《古今录验养生必用方》《初虞世方》。元丰年间（1078—1085 年）刊行，绍圣四年（1097 年）复刊，原书已佚，有佚文十余条存于《证类本草》。

（2）《尊生要诀》二卷

〔宋〕初虞世，见光绪二十六年《襄阳四略》卷一《附录》，此书亦名《四时常用要方》。即初虞世《四时常用要方》，有庐山陈准者，复附益焉。

（3）《医门小学》四卷

〔清〕赵亮采，见《中医图书联合目录》。

《医门小学》又名《医门小学本草快读贯注》，刊于 1887 年。此书列阴阳运气、脏腑经络及药性总义，以药性寒热温平四赋为纲，辑入诸家学说以为注解。末附《医门小学四诊心法》及运气、脏腑、经络、奇经主病。此书皆系歌赋体裁，以利记诵。此书湖北省图书馆有藏。

（4）《纂次张仲景伤寒论》三十六卷

亡名氏，见乾隆二十五年《襄阳府志》卷三十一《艺文志·书目》。

（5）《辨伤寒》十卷

亡名氏，见乾隆二十五年《襄阳府志》卷三十一《艺文志·书目》。

（6）《疗伤寒身验方》一卷

亡名氏，见乾隆二十五年《襄阳府志》卷三十一《艺文志·书目》。

（7）《金匮玉函》八卷

亡名氏，见乾隆二十五年《襄阳府志》卷三十一《艺文志·书目》。

（8）《五脏荣卫论》十卷

亡名氏，见乾隆二十五年《襄阳府志》卷三十一《艺文志·书目》。

（9）《孩子脉论》

亡名氏，见乾隆二十五年《襄阳府志》卷三十一《艺文志·书目》。

（10）《脉诀》一卷

亡名氏，见乾隆二十五年《襄阳府志》卷三十一《艺文志·书目》。

（11）《脉经》一卷

亡名氏，见乾隆二十五年《襄阳府志》卷三十一《艺文志·书目》。

（12）《脉诀机要》三卷

亡名氏，见乾隆二十五年《襄阳府志》卷三十一《艺文志·书目》。

（13）《口齿论》一卷

亡名氏，见乾隆二十五年《襄阳府志》卷三十一《艺文志·书目》。

（14）《疗妇女方》二卷

亡名氏，见乾隆二十五年《襄阳府志》卷三十一《艺文志·书目》。

（15）《评病要方》一卷

亡名氏，见乾隆二十五年《襄阳府志》卷三十一《艺文志·书目》。

（16）《论病》六卷

亡名氏，见乾隆二十五年《襄阳府志》卷三十一《艺文志·书目》。

（17）《尊生录》十卷

〔明〕郑达，见民国十年《湖北通志》卷八十二《艺文志·子部·医家类》。

（18）《推拿秘旨》四卷

〔明〕黄贞甫。此书为黄贞甫于1620年将自己的推拿经验予以整理而成。此书内述婴童诊法、推拿手法（附图）及穴位，兼述灯火灸及方药。其书存于徐赓云所录《味义根斋偶抄》。

2. 随州市（随县）

（1）《太素脉法》一卷

〔宋〕（释）智缘，见民国十年《湖北通志》卷八十二《艺文志·子部·医家类》。

（2）《小儿形证方》三卷

〔宋〕王汉东，见《中国医籍考》。《中国医籍考》云：曾世荣曰，小儿方书，世传有三。王氏汉东，作方论二十篇，今家宝是其或大同小异，往往好事作德君子，刊施济众，就平增损者有之。大抵其言有序，自微至著，其旨有归，自隐至显，话括周遍，事无繁述，参以数十名家，比较优劣。始知先生用药淳和，方排继续。考之而取其功，究之而救其疾。斟酌升降，以和为用，其意在调理，尽善之最也。钱曾曰，王氏《小儿形证方》二卷，医之科有十三，唯小儿为哑科，察色观形，最为难治，汉东王氏秘其方为家宝，良有以也。此书刻于元贞新元，序之者为古梅野逸，不知何人，后附录秘传小儿方三十二，及秣陵牛黄镇惊锭子方，皆庸医所不知者，宜珍视之。

《宋史·艺文志》另载王伯顺《小儿方》三卷，此书疑即《小儿形证方》，而王汉东与王伯顺则疑为一人。待考。

（3）《医学管见》

〔明〕何其大，见光绪十四年《德安府志》卷十九《艺文志·书目·子部》。

（4）《医学心悟》

〔清〕马负图，见光绪十四年《德安府志》卷十六《人物志·方术》。

（5）《医学秘传》

〔清〕何操敬，见民国十年《湖北通志》卷八十二《艺文志·子部·医家类存目》。

3. 枣阳市(枣阳县)

(1)《外科丛稿》

〔清〕王质庵,见民国十二年《枣阳县志》卷三十《艺文志·艺文补》。

(2)《医方便览》二卷

〔清〕王炳轩,见民国十二年《枣阳县志》卷三十《艺文志·艺文补》。

(3)《医林补微》三卷

〔清〕王琳,见民国十二年《枣阳县志》卷三十《艺文志·艺文补》。

(4)《效验新方》一卷

〔清〕王琳,见民国十二年《枣阳县志》卷三十《艺文志·艺文补》。

4. 老河口市(光化县)

(1)《范汪方》

〔东晋〕范汪,见《中国医籍考》。

(2)《范东阳杂药方》

〔东晋〕范汪,见《中国医籍考》。今佚,其佚文尚可见于《外台秘要方》《医心方》等书。此书为唐代以前研究伤寒较有成就的医学方书,于外科病治疗亦有一定水平,故陶弘景谓其"斟酌详用,多获其效"。

(3)《和香方》一卷

〔南北朝〕范晔,见《中医人物词典》。此书亦名《上香方》,记有多种芳香药物的用法。今佚。

第七节　郧阳地区中医医籍

1. 十堰市郧阳区(郧县)

《谈医大指》一卷

〔宋〕柳棨,见《江苏省立国学图书馆图书总目》。

2. 郧西县

《瘟病论》

〔清〕程乃时，见民国二十六年《郧西县志》卷十《人物志·懿行》。

3. 房县（房陵）

《外台秘要方》

〔唐〕王焘，见《眉县地方志·人物》。

天宝初（742年），王焘因婚姻之事贬官到房陵（今湖北房县），后遇赦迁任大宁（今山西大宁）。时值炎夏，暑气湿热，瘴疠之气很盛，百姓多患疾病，幼儿病死尤多。王焘即用自己掌握的医药方剂，尽力诊治，实践中他发现大量的方剂没有从临床病证到病理上分析论述，应用非常不便，深感自己有责任编写一部方、论兼备的新医典。正如他所说："赖有经方，仅得存者神功妙用，固难称述，遂发愤刊削。"适遇他在房陵和大宁之任官为闲职，有较充裕的时间从事研究。

此后，王焘擢任光禄大夫、持节邺郡（今河北临漳西）诸军事兼守刺史，但为了实现宏愿，他仍于军政事务之余，撰写不辍。他在遍览当时能看到的新旧医学著作的同时，着手进行删补整理，并结合自己的医疗实践，探讨分析，"凡古方纂得五六十家，新撰者向数千百卷，皆研其总领，核其指归（宗旨）"，采而录之，缮而辑之，精究病源，深探方论。经十年辛勤努力，他终于在天宝十一年（752年）完成了一部方论兼备的医药巨著，因此书为他远离朝廷台阁外任时编著而成，故取名《外台秘要方》。在自序中，他声明自己编著医书的缘由，并说明自己的目的，是想为后世医家留下可供研究的资料，"非敢传之都邑，且欲施于后贤"（此时，王焘已被封为银青光禄大夫、上柱国清源县开国伯）。

《外台秘要方》是汉晋以来古代医书集大成者，是一部综合性医学巨著，其规模宏大，内容丰富，上自炎昊，迄于盛唐，囊括阙遗，稽考隐秘。全书共40卷，编次1104门，包括伤寒、天行（流行病）、温病以及内、外、妇、儿、五官、针灸等科；所载医疗方法也很全面，有药物处方、单方、验方，还有外治法、人工急救法、疾病护理法等，至今对临床治疗仍有现实指导意义。

《外台秘要方》全面地总结阐述了前人对医学科学理论的见解和实践经验，特点是不搞门户之见，博采众长，融会贯通。该书引用唐朝以前的医学典籍 60 余部，几乎历史上所有医学家遗著都是他学习和引述的对象。他在隋代巢元方《诸病源候论》的基础上阐述医论，又针对该书有论无方，参考选用孙思邈《千金要方》及其他医书中的药方填补空白，形成先论后方的格局；每叙述一种疾病或症状之后，都附有若干个方剂。他治学严谨，凡所引用的医论和医方，都一一注明出处。其中《范汪方》《小品方》《深师方》《许仁则方》《张文仲方》等，均无传本，幸得《外台秘要方》的专录，才得以留传后世。他对论、方都做了认真的研究叙述，如对白内障的临床表现，在全面论述之后，又分别详细叙述了先天性白内障和外伤性白内障的区别。他对《金针拨障术》的阐述，成为我国最早的记载。后来《外台秘要方》传到国外，立即成为医学界的主要参考资料和研究对象。日本东京医官小岛尚质对《外台秘要方》引用《诸病源候论》和《千金要方》原著的有关条文逐条对照后，说道："凡王焘所引书之尚存者，莫不对读，所谓精之极。"王焘在医学上的造诣，在《外台秘要方》一书中得到充分体现。如对天花病的记载，他引《肘后备急方》时说："比岁有病天行发斑疮（天花病），头面及身须臾周匝，状如火疮，皆戴白浆……剧者数日必死……此恶毒之气也。"书中有 20 余处引述了有关季节流行病"天行病"的文献，足见他对传染病的重视。他对结核病也描述得极为详细。他对糖尿病的描述，是世界上关于糖尿病小便发甜的最早记录。他对针灸法持有偏见，只录灸法而不录针法，此乃医家之弊。

据传，王焘还著有《外台要略》十卷，惜已散佚。

第八节　宜昌地区中医医籍

1. 宜昌市（宜昌县）

（1）《伤寒补亡论》二十卷

〔南宋〕郭雍，见《中医图书联合目录》。郭雍晚年笃好张仲景之书，研究日深，淳熙八年（1181年）编辑此书。此书采《素问》《难经》《千金要方》《外台秘要方》诸论，又录宋代朱肱、庞安时、常器之等诸家之说，以补张仲景阙略。

此书的编次与一般《伤寒论》传本不同，且内容也有所扩充，在辑佚工作方面有一定的贡献。但此书体例混杂，张仲景原文与后世注文相互参混，又未能考证原始出处，是为此书的缺陷。

此书版本有万历年间重刻本、道光元年徐锦校刊本、宣统三年武昌医馆重校心太平轩本、1925年苏州锡承医社铅印本等。1959年上海科学技术出版社出版此书时，题名《仲景伤寒补亡论》。

（2）《心制神方》

〔明〕李本立，见同治三年《东湖县志》卷十八《方技志》。

2. 宜都市（宜都县）

（1）《医籍考目录》

〔清〕杨守敬，见《中医图书联合目录》。格兰抄本，现藏于重庆图书馆。

（2）《痘科图书》一卷

〔清〕王国泰，见咸丰九年《宜都县志》卷四下《艺文志·书目》。

3. 枝江市（枝江县）

（1）《瘟疫汇编》十六卷

〔清〕汪期莲，见《中医图书联合目录》。

汪期莲认为瘟疫多于伤寒，且其病甚急，遂肆意探研瘟疫证治。因本《温疫论》为纲，取戴天章、刘奎、杨璿之说分疏于后，删繁削衍，间采其他医家有关瘟疫证治经验，编汇而成。此书版本有道光八年（1828年）汪培芝堂自刊本、道光年间汪商彝汇刻本等。

（2）《防疫刍言》一卷

〔清〕曹廷杰，见《中医图书联合目录》。此书有宣统三年（1911年）铅印本、1918年京师铅印本等版本。

（3）《伤寒类编》

〔清〕张培，见同治五年《枝江县志》卷十七《人物志下·方技》。

4．远安县

《医案》

〔清〕陈世珍，见同治五年《远安县志》卷四《老寿》。

5．当阳市（当阳县）

《医方解补》

〔清〕卢嗣逊，见民国二十四年《当阳县志》卷十三《人物志·文苑》。

6．长阳土家族自治县

《杏林全丹集》

〔清〕田野治，见道光二年《长阳县志》。

第九节　恩施地区中医医籍

（1）《医学萃精》十六卷

〔清〕汪古珊，见《中医人物词典》。此书于 1896 年辑成，以《黄帝内经》《伤寒论》《金匮要略》为经，以陈修园、郑钦安、黄元御诸家之说为纬，述各科证治及藏象、经络、本草等。文辞浅近，兼有歌赋，且富地方色彩，甚便初学。

（2）《对证药》一卷

〔清〕郑机，见民国十年《湖北通志》卷八十三《艺文志·子部》。

参考书目

《湖广武昌府志》十二卷　康熙二十六年刻本。

《武昌县志》八卷　康熙十三年刻本。

《武昌县志》二十六卷　光绪十一年刻本。

《江夏县志》十五卷　乾隆五十九年刻本。

《江夏县志》八卷　同治八年刻本。

《江夏县志》八卷　民国七年重印同治本。

《夏口县志》二十二卷　民国九年刊本。

《续辑汉阳县志》二十八卷　同治七年刻本。

《汉阳县志》五十卷　乾隆十二年刻本。

《汉阳府志》五十卷　乾隆十二年刻本。

《汉阳县志》三十二卷　乾隆十三年刻本。

《汉阳县志》十卷　一九六三年上海古籍书店影印天一阁嘉靖本。

《汉阳府志》十卷　一九六三年上海古籍书店影印明嘉靖本。

《汉阳县志》三十六卷　嘉庆二十三年刻本。

《汉阳县志》八卷　光绪十五年景贤书塾刻本。

《汉阳县志》三十六卷　嘉庆二十二年刻本。

《汉川县志》二十二卷　同治十二年刻本。

《汉口小志》二册　民国四年铅印本。

《汉口丛谈》六卷　道光二年刻本。

《汉川图记征实》六卷　光绪二十一年刻本。

《大冶县志》二十九卷　同治六年刻本。

《大冶县志》十二卷　康熙二十二年刻本。

《大冶县志》十八卷　光绪十年重印同治六年本。

《大冶县志》十八卷　光绪二十三年重印同治六年本。

《大冶县志续编》七卷　光绪十年刻本。

《大冶县志后编》二卷　光绪二十三年刻本。

《大冶县志》十八卷　同治六年刻本。

《大冶县志》七卷　光绪十年刻本。

《蒲圻县志》十五卷　乾隆三年刻本。

《蒲圻县志》十卷　道光十六年刻本。

《蒲圻县志》十卷　同治五年刻本。

《蒲圻乡土志》一册　民国十二年铅印本。

《蒲圻县志》八卷　同治五年朝阳书院刻本。

《咸宁县志》十五卷　同治五年刻本。

《咸宁县志》八卷　光绪八年刻本。

《咸宁县志》十二卷　康熙四年刻本。

《嘉鱼县志》十二卷　同治五年刻本。

《重修嘉鱼县志》八卷　乾隆二年刻本。

《寿昌乘》一册　光绪三十三年刻本。

《通城县志》九卷　康熙十一年增刻顺治九年刻本。

《通山县志》八卷　同治七年活字印本。

《通山县志》八卷　同治六年心田局活字印本。

《通城县志》二十四卷　同治六年活字印本。

《兴国州志》三十六卷　光绪十五年刻本。

《兴国州志》三十六卷　同治季年刻本。

《兴国州志》三十六卷　光绪十五年富川书院之奎光阁刻本。

《荆门直隶州志》三十六卷　嘉庆十四年宗陆堂重刊本。

《重修荆州府志》八十卷　光绪六年刻本。

《荆州记》三卷　光绪十九年刻本。

《荆州府志》四十卷　康熙二十四年刻本。

《荆州府志》五十八卷　乾隆二十二年刻本。

《黄州赤壁集》十二卷　民国二十一年刻本。

《黄州府志》十卷　一九六五年上海古籍书店影印天一阁明弘治本。

《黄州府志》二十卷　乾隆十四年刻本。

《黄州府志》四十卷　光绪十年刻本。

《黄州府志拾遗》六卷　宣统二年铅印本。

《德安府志》二十卷　光绪十四年刻本。

《德安府志》二十四卷　康熙二十四年刻本。

《德安安陆郡县志》二十卷　康熙五年刻本。

《安陆县志》四十卷　道光二十三年霁照堂刻本。

《安陆县志补正》二卷　同治十一年刻本。

《安陆府志》三十六卷　康熙六年刻本。

《黄冈县志》二十四卷　光绪八年刻本。

《黄安乡土志》二卷　宣统一年铅印本。

《黄冈县志》二十四卷　道光二十七年刻本。

《续修归州志》十卷　光绪八年刻本。

《归州志》十七卷　光绪二十七年刻本。

《江陵县志》六十五卷　光绪二年刻本。

《江陵县志》六卷　嘉庆五年刻本。

《江陵县志》五十八卷　乾隆五十九年刻本。

《江陵志余》十卷　道光四年增刻顺治七年本。

《孝感县志》二十四卷　光绪九年刻本。

《孝感县志》二十四卷　光绪九年与五年合刻本。

《黄陂县志》十六卷　同治十年刻本。

《黄陂县志》十五卷　康熙五年刻本。

《云梦县志略》十二卷　光绪九年重印道光二十年本。

《续云梦县志略》十卷　光绪九年刻本。

《云梦县志》十二卷　康熙七年刻本。

《应山县志》三卷　一九六四年上海古籍书店影印明嘉靖本（明嘉靖十九年刻本）。

《应山县志》三十六卷　同治十年文明宫刻本。

《应城志》十四卷　光绪八年蒲阳书院刻本。

《应城县志》十二卷　雍正四年刻本。

《麻城县志》四十卷　光绪八年重订光绪三年本。

《麻城县志前编》十五卷　民国二十四年汉口中亚印书馆铅印本。

《麻城县志》四十卷　光绪八年刻本。

《麻城县志》五十六卷　光绪二年刻本。

《罗田县志》八卷　光绪二年义川书院刻本。

《罗田县志》八卷　民国十五年罗田王氏铅印明嘉靖二十一年本。

《蕲水县志》四卷　一九六三年上海古籍书店影印北京图书馆明嘉靖二十六年本。

《蕲水县志》二十二卷　光绪六年刻本。

《蕲州志》九卷　一九六二年上海古籍书店影印天一阁明嘉靖本。

《蕲州志》三十卷　光绪十年重校光绪八年刻本。

《蕲水县志》二十六卷　顺治十四年刻本。

《黄梅县志》四十卷　光绪二年刻本。

《黄梅县简志》一册　一九五八年湖北省方志纂修委员会铅印本。

《广济县志》十六卷　同治十一年志书局活字印本。

《重修英山县志》十卷　同治九年慎诒堂活字印本。

《英山县志》十四卷　一九二〇年活字印本。

《崇阳县志》十二卷　同治五年活字印本。

《宜昌府志》十六卷　同治四年文昌宫刻本。

《宜都县志》四卷　同治六年刻本。

《宜都县志》十二卷　咸丰九年清江书院刻本。

《续修宜昌县志》三十一卷　民国二十一年铅印本。

《宜都县乡土艺文志》一册　光绪三十二年刻本。

《宜都县志》十二卷　康熙三十六年刻本。

《襄阳县志》七卷　同治十三年刻本。

《重刊襄阳郡志》四卷　一九六四年上海古籍书店影印陕西图书馆明天顺三年本。

《襄阳府志》二十六卷　光绪十一年刻本。

《襄阳四略》二十五卷　光绪二十六年刻本。

《光化县志》六卷　一九六四年上海古籍书店影印天一阁明正德本。

《光化县志》八卷　光绪十年刻本。

《石首方志》一册　一九五八年铅印本。

《石首县志》七卷　乾隆元年刻本。

《石首县志》八卷　乾隆六十年刻本。

《石首县志》八卷　同治五年鄂垣冷文秀刻本。

《新修京山县志草例》一册　民国三十六年湖北通志馆铅印本。

《京山县志》二十三卷　光绪八年刻本。

《京山县志》残存八卷　康熙十二年刻本。

《京山县志》十卷　康熙十二年刻本。

《京山县志》二十七卷　光绪八年刻本。

《施南府志》三十卷续十卷　光绪十一年李秋月刻本。

《施南府志续编》十卷　光绪十一年刻本。

《施南府志》残十五卷　道光十七年刻本。

《京山县新志》五卷　一九四九年铅印本。

《钟祥县志》二十卷　同治六年刻本。

《钟祥县志补篇》二卷　同治六年刻本。

《钟祥县志》二十卷　乾隆六十年刻本。

《钟祥县志》二十八卷　民国二十六年铅印本。

《钟祥沿革考》一册　民国二十二年李氏铅印本。

《钟祥艺文考》四卷　民国十五年李氏双槐庐排印本。

《天门县志》十二卷　康熙三十一年刻本。

《天门县志》三十六卷　道光元年尊经阁刻本。

《监利县志》十二卷　同治十一年刻本。

《监利县志》十二卷　光绪三十四年重印同治十一年本。

《东湖县志》三十一卷　同治三年刻本。

《东湖县志》三十卷　乾隆二十八年刻本。

《续修东湖县志》三十卷　民国二十年铅印本。

《东湖县志》三十卷　同治三年刻本。

《建始县志》八卷　同治五年刻本。

《郧阳志》八卷　同治九年郧山书院刻本。

《郧阳府志》四十二卷（残存十一卷）　康熙二十四年刻本。

《郧阳志》十卷　嘉庆十四年刻本。

《郧阳府志》八卷　同治九年刻本。

《郧阳志》十卷　嘉庆二年刻本。

《郧县志》十卷　同治五年刻本。

《郧西县志》二十卷　同治五年刻本。

《郧西县志》十四卷　民国二十六年石印本。

《湖广馆志》一册　民国三十六年铅印本。

《楚宝》四十卷　道光九年邓显鹤重刊本。

《楚宝增辑》四十卷　道光九年增辑重刊本。

《湖北通志》一百七十二卷　民国十年刻本。

《湖北通志》一百卷　嘉庆九年刻本。

《湖北下荆南道志》二十八卷　乾隆三年刻本。

《湖北下荆南道志》二十八卷　乾隆五年补刻本。

《湖北下荆南道志》　光绪二十二年刻本。

《天门县志》二十四卷　乾隆三十年刻本。

《郧西县志》四卷　嘉庆九年刻本。

《郧西县志》二十卷　乾隆三十八年刻本。

《巴东县志》十六卷　同治五年刻本。

《巴东县志》十六卷　光绪六年刊本。

《荆门州志》三十六卷　乾隆十九年宗陆堂刻本。

《荆门直隶州志》十二卷　同治七年明伦堂刻本。

《来凤县志》十二卷　民国二十二年抄乾隆二十一年刻本。

《巴东县志》四卷　康熙二十二年刻本。

《汉川县系马区乡土志》一册　民国八年稿本。

《通山县志》八卷　康熙四年刻本。

《来凤县志》三十二卷　同治五年刻本。

《安远县志》八卷　同治五年刻本。

《远安县志》八卷　同治五年刻本。

《随州志》四卷　康熙六年刻本。

《随州志》三十二卷　同治八年刻本。

《随州志》十八卷　乾隆五十五年刻本。

《景陵县志》十二卷　康熙七年刻本。

《潜江县志》二十卷　光绪五年传经书院重刻康熙三十三年本。

《潜江县志续》二十卷　光绪五年传经书院刻本。

《潜江县志续》二十卷　光绪六年刻本。

《沔阳志》十八卷　一九六二年上海古籍书店影印天一阁明嘉靖本。

《沔阳州志》十八卷　一九二六年沔阳卢氏慎始基斋校刻旧抄明嘉靖本。

《沔阳州志》十二卷　光绪二十年刻本。

《当阳县志》八卷　康熙九年刻本。

《当阳县志》十八卷　同治五年刻本。

《当阳县补续志》四卷　光绪十五年宾兴馆刻本。

《房县志抄》残存十五卷　乾隆十三年抄本。

《房县志》十二卷　同治五年刻本。

《兴山县志》十卷　同治四年刻本。

《兴山县志》二十二卷　光绪十一年经心书院刻本。

《施南府志》三十卷　同治十年南郡书院刻本。

《枝江县志》二十卷　同治五年石印本。

《长乐县志》十六卷　光绪元年增补同治九年、咸丰二年本。

《长阳县志》七卷　同治五年刻本。

《归州志》十卷　同治五年增刻嘉庆二十二年本。

《恩施县志》十二卷　同治七年麟溪书院刻本。

《恩施县志》十二卷　民国六年补刻同治七年本。

《鹤峰州志》十四卷　道光二年刻本。

《鹤峰州志续修》十四卷　光绪十一年重印同治六年刻本。

《鹤峰州志续修》十四卷　光绪十一年刻本。

《宣恩县志》二十卷　同治二年龙洞书院刻本。

《咸丰县志》二十卷　同治四年蔚文书院精刻本。

《咸丰县志》十二卷　一九一四年劝学所精刻本。

《利川县志》十四卷　光绪二十年钟灵书院刻本。

《竹溪县志》十六卷　同治六年刻本。

《续辑均州志》十六卷　光绪十年刻本。

《竹山县志》二十九卷　同治四年刻本。

《郧西县志》二十卷　乾隆四十二年无倦堂刻本。

《襄阳府志》四十卷　乾隆二十五年刻本。

《南漳县志集抄》三十五卷　嘉庆二十年刻本。

《南漳县志集抄》二十六卷　同治四年增刻嘉庆二十年本。

《谷城县志》八卷　同治六年刻本。

《枣阳县志》十五卷　咸丰四年刻本。

《枣阳县志》三十卷　同治四年刻本。

《枣阳县志》三十四卷　一九二三年武昌正信印务馆铅印本。

《宜城县志》十卷　同治五年刻本。

《保康县志》七卷　同治五年东山书院刻本。

《鹦鹉州小志》四卷　同治十三年退补斋刊本。

《公安县志》八卷　民国二十六年铅印同治十三年刻本。

《松滋县志》二十四卷　康熙三十五年刻本。

《松滋县志》十二卷　同治七年刻本。

《通山县志》八卷　康熙四年刻本。

《沔阳志》十八卷　康熙十年刻本。

《南漳县志》十九卷　民国十一年石印本。

《谷城县志稿》十二卷　民国十五年石印本。

《宜城县续志》二卷　光绪九年刻本。

《光化县志》八卷　光绪十三年刻本。

《孝感县简志》二十三节　一九五九年铅印本。

《应城县简志》　一九五九年铅印本。

《黄安县志》十卷　同治八年刻光绪八年补刻本。

《兴国州志补编》三卷　光绪三十年刻本。

《通山县志》三卷　光绪二十三年活字印本。

《武昌县志稿》　光绪年间抄本。

《武昌要览》一卷　民国十二年铅印本。

《沙市志略》十卷　民国五年铅印本。

《长乐县志》十六卷　同治九年补刻本。

《长阳县志》十卷　道光二年刻本。

《建始县志》四卷　道光二十二年刻本。

《利川县志》十四卷　民国三年补刻光绪二十年本。

《房县志钞》三十三卷　乾隆五十三年抄本。

《月山乡土志》一卷　一九五九年传抄民国初年稿本。

《黄安初乘》二卷　一九六〇年传抄康熙四年重刻万历十三年本。

《咸宁县简志》　一九五八年湖北铅印本。

《汉川县简志》　一九五九年湖北铅印本。

《当阳县志》十八卷附四卷　民国二十四年熊明春辑印铅字本。

《浠水县志》二十三节　一九五九年湖北铅印本。

荆楚中医药继承与创新出版工程·
荆楚医学流派名家系列（第一辑）

荆楚医学流派

第四章

荆楚地域的中药学

湖北省是拥有中医药自然资源和人文资源双重优势的中医药大省,在地理条件上具有环境多样性、气候多样性、物种多样性的特征,适合多种动植物的生长,蕴藏着丰富的中药材资源,素有"中华药库"之称。湖北省有着悠久的中药材种植传统,在历史上形成了一大批闻名遐迩的道地药材,如"蕲春四宝"蕲艾、蕲蛇、蕲龟、蕲竹。罗田县的"九资河茯苓"早在元代就有种植栽培的历史。历史上恩施州属于四川省管辖,结合地方志及其相关历史文献和地域属地历史沿革等特征的研究表明,川黄柏、川杜仲、川木通、川麦冬、川牡丹皮、川桐皮、川升麻、川木香、川续断等 20 多种冠以"川"字的道地药材有的主产区就是恩施,有的主产区则包括恩施。这些中医药方面的人文历史积淀是宝贵的中医药科学文化遗产。湖北省中药材资源十分丰富,具有种类多、分布广、南北兼备的特点。《本草纲目》所记载的 1800 多味中草药,武当山有 400 多种,神农架有 1200 多种,其中,道地药材资源尤其丰富,占全国道地药材品种总数的 10.5%。迄今为止,湖北省已形成了多个生产基地,建立了多个道地药材主产区,拥有道地药材生产的极大优势。

(一)地理环境

湖北省面积为 185900 km²,处于中国地势第二级阶梯向第三级阶梯过渡地带,地貌类型多样,山地、丘陵、岗地和平原兼备。地势高低相差悬殊,西部号称"华中屋脊"的神农架最高峰神农顶,海拔达 3105.4m;东部平原的监利县谭家渊附近,地面高程为零。全省西、北、东三面被武陵山、巫山、大巴山、秦岭、武当山、桐柏山、大别山、幕阜山、大洪山等山地环绕,山前丘陵、岗地广布,中南部为江汉平原,与湖南洞庭湖平原连成一片。全省地势呈三面高起、中间低平、向南敞开、北有缺口的不完整盆地。

(二)气候特征

湖北省地处亚热带,位于典型的季风区内。全省除高山地区外,大部分为亚热带季风性湿润气候,光能充足,热量丰富,无霜期长,降水充沛,雨热同季。

全省年平均气温为 15～17 ℃，大部分地区冬冷、夏热，春季温度多变，秋季温度下降迅速。全省无霜期在 230～300 天之间，全省平均降水量在 800～1600 mm 之间。降水地域分布呈由南向北递减趋势，降水量分布有明显的季节变化，一般是夏季最多、冬季最少，6 月中旬至 7 月中旬雨最多、强度最大，是湖北省的梅雨期。

（三）资源概况

湖北省植物资源具有南北过渡特征，既有大量北方种类的落叶阔叶树，又有多种南方种类的常绿阔叶树，同时湖北省处在中国东西植物区系的过渡地区，是中国生物资源较丰富的省份之一。全省树种有 1300 余种，其中用材林约占一半，主要有马尾松、栎类、杉木、桦、楠竹等；经济林甚多，有油桐、油茶、乌桕、漆树、核桃、板栗和果树等。

全省天然分布维管植物 292 科 1571 属 6292 种。其中苔藓植物 51 科 114 属 216 种，蕨类植物 41 科 102 属 426 种，裸子植物 9 科 29 属 100 种，被子植物 191 科 1326 属 5550 种。其中天然分布的国家重点保护野生植物 51 种（其中国家Ⅰ级保护的 8 种，Ⅱ级保护的 43 种），如水杉、银杏、红豆杉、南方红豆杉、伯乐树（钟萼木）、珙桐、光叶珙桐、莼菜、鹅掌楸、水青树、喜树、金钱松等。列入《中国珍稀濒危保护植物名录（第一册）》的天然分布珍稀濒危植物 63 种，占全国总种数的 16.24％。湖北省是"活化石"水杉的原产地，闻名世界的"水杉王"就生长在恩施土家族苗族自治州的利川市；国家Ⅰ级保护植物珙桐在神农架国家公园、五峰后河、宣恩七姊妹山国家级自然保护区等地成群落分布。

湖北省在动物地理区划系统中属东泽界、华中区。全省有野生脊椎动物 893 种，其中兽类 121 种、鸟类 456 种、爬行类 62 种、两栖类 48 种、鱼类 206 种。属于国家和湖北省重点保护的野生动物有 258 种（国家重点保护的 112 种，其中国家Ⅰ级保护的 23 种，Ⅱ级保护的 89 种；湖北省重点保护的 146 种），如金丝猴、麋鹿、白鹤、白头鹤、中华鲟等都是闻名世界的珍稀保护动物。黄梅县、石首市被中国野生动物保护协会分别命名为"中国白头鹤之乡"和"中国麋鹿之乡"。全省鱼苗资源丰富,长江干流主要产卵场 36 处,其中半数以上在湖北境内。

(四) 人文背景

湖北省是"神农尝百草"这一古老传说的发生地,有着浓厚的中医药人文资源。湖北省也是医学著作《本草纲目》作者李时珍的故乡。此外,湖北省在历史上还诞生了葛洪等一大批著名中医学家,积淀了大量民间验方,留下了丰富的中医药科学文化遗产。

(五) 土壤概况

湖北省土壤类型较为复杂,主要有水稻土、潮土、黄棕壤、石灰土、红壤、黄壤及紫色土等。这 7 种土类耕地面积占全省总耕地面积的 98.65%。

(六) 道地药材

湖北省自改革开放以来,一批生产中药材的特色县市和专业乡镇村不断出现,郧西县被誉为"中国黄姜之乡",安陆市素有"中国银杏之乡"之称,罗田县素有"茯苓之乡"的美称,利川市被誉为"中国黄连之乡"。

第一节　荆楚地域中药学发展简史

湖北省的本草学历史最早可追溯到三皇五帝时期,概括来说荆楚地区的本草学研究起源于远古时期,奠基于秦汉时期,发展于唐宋时期,鼎盛于明清时期。

一、远古至春秋时期

药物是人类在长期生产、生活及与病痛抗争的过程中发现并逐步发展起来的。我国传统药物包括植物药、动物药、矿物药。随着对自然界认识的深入，人们首先从食物中发现了具有治疗作用的植物药和动物药，并有意识地加以重复利用，经过不断的探索、总结、积累，形成了最初的植物药和动物药知识。同时，人类在众多的自然资源中不断探寻，随着冶炼技术的发明与发展，矿物药也逐渐被人们所认识。

1. 关于药物起源的传说

人类早期活动的记载往往来源于神话传说，药物知识的起源也是如此。关于药物的起源，传说中主要将其归功于伏羲、黄帝和神农等远古时期的圣人。

在各种传说中，流传最为广泛、影响最大的是神农（即炎帝）尝百草。从春秋战国时期开始，历朝历史学家、历史文献都做了肯定的记载，炎帝神农诞生于"湖北随州厉山"，即炎帝神农故里烈山。如春秋《礼记·祭法》云："厉山氏之有天下也，其子曰农，能殖百谷。"东汉经学大师郑玄注："厉山氏，炎帝也，起于厉山，或曰有烈山氏。"春秋《国语·鲁语》云："昔烈山氏之有天下也，其子曰柱，能殖百谷百蔬。"三国时韦昭注："烈山氏，炎帝之号也，起于烈山，祭法以烈山为厉山也。"《春秋左传注》第四册云："有烈山氏之子曰柱曰稷，自夏以上祀之。"（沈韩补注云：《祭法》云厉山氏之有天下也，其子曰农，能殖百谷。注：厉山氏，炎帝也，起于厉山，或曰有烈山氏。农即柱，厉山在今湖北随县北四十里。）《左传·昭公二十九年》云："有烈山氏之子曰柱为稷，自夏以上祀之；周弃亦为稷，自商以来祀之。"当时神农看到人们靠吃兽肉难以维持生活，便教大家开垦土地，播种五谷，由此带动了原始社会后期由采集、渔猎、游牧生活向农耕生活的转变和发展。因此，神农是农耕文化的创始人。《淮南子·修务训》中有神农"尝百草之滋味，识水泉之甘苦……当此之时，一日而遇七十毒"的记载。《史记·补三皇本纪》也有"故号神农氏。于是作蜡祭，以赭鞭鞭草木，始尝百草，始有医药"之说。神农尝百草而创立药物学的传说一直延续至今。

神农尝百草的故事反映出远古时期人们在发现和认识药物的过程中曾付出过生命的代价，是人类实践的真实写照。同时，我们可以推测，历史上曾有许多如此致力于药物研究的人，他们对药物知识的发现与积累做出了贡献，甚至奉献了生命。

2. 药物的发现与应用

远古时期，人类为了生存而在自然界到处觅食。当通过狩猎无法满足对食物的需求时，人类便不断尝试采集各种野果、种子或挖取植物根茎来获取更多食物。在这一过程中，往往会因误食某些植物而中毒，出现呕吐、腹泻甚至死亡等意外情况；有时也会因食用了某些植物而使身体原有的痛楚、不适减轻甚至消失；或同食一种植物，因摄入量的多少而出现不同效果。随着人类思维的进步，人们开始关注这些经常出现的现象，并试图探究植物性能、毒性与药性之间的关系，从而逐渐认识了各种植物对人体的不同作用，进而趋利避害。这便是人类最初积累的植物药知识。随着狩猎和渔业的发展，人类获得了较多的肉类、鱼类及蚌蛤类食物，逐渐认识到某些动物的脂肪、血液、内脏、骨骼、甲壳等具有食用价值和治疗作用，从而积累了动物药知识。《山海经》一书中关于"河罗之鱼……食之已痈""有鸟焉……名曰青耕，可以御疫"的记载，就是中国先民从动物性食物中发现动物药的证明。因此，"药食同源"很有可能是早期人类了解药物的重要途径之一。

远古时期，人类开始了比较稳定的定居生活，采集经济逐渐向农耕经济过渡，人类在选择定居生活的同时开始尝试种植农作物，药物知识伴随着农业文明的进步而逐步积累起来。在狩猎等寻找食物的过程中，人类会因与野兽搏斗或部族之间的争斗而出现外伤，出于本能反应，人们会随手用树叶、草茎、泥灰涂敷在伤口上，久而久之，会发现某些植物的叶、茎对伤口有特殊治疗作用，于是逐渐认识了一些外用药，积累了外敷药物的经验。同时，远古时期的人类常与动物相遇，会见到受伤的动物进食某些植物后伤口痊愈，便会模仿着采后试食，从中也能积累药物知识。中药鹿衔草、淫羊藿等便是人类通过观察动物行为而认识的药物。原始社会末期，人类开始从事采矿、冶炼等生产活动。随着对矿物认识的不断加深，人类逐渐掌握了某些矿物的性能，如朱砂能安神定志、石膏能退热、芒硝能泻下等。从使用天然矿物质到人工炼制矿物药,经历了一个十分漫长的过程。

早期人类在生产劳动过程中不断发现、认识新的药物并对药物知识加以积累,经历了由感性认识到理性认识的漫长过程,最终形成了庞大而完整的中药体系。

3. 早期文献记载

从相关文献记载来看,夏朝至春秋时期,人们的药物知识开始丰富。这一时期,虽然没有本草学著作出现,但一些古籍记载了这一时期人们对药物的部分认识。

(1)《尚书·禹贡》中的记载

《尚书》,最早书名为《书》,约成书于公元前五世纪,传统《尚书》(又称《今文尚书》)由伏生传下来。传说为上古文化典籍《三坟五典》的遗留著作。《尚书》是重要儒家经典之一,"尚"即"上",《尚书》就是上古的书,它是中国上古历史文献和部分追述古代事迹著作的汇编,是我国现存最早的一部历史文献汇编。《尚书·禹贡》记载:"荆及衡阳唯荆州。江、汉朝宗于海,九江孔殷,沱、潜既道,云土、梦作乂。厥土唯涂泥,厥田唯下中,厥赋上下。厥贡羽、毛、齿、革唯金三品,杶、干、栝、柏,砺、砥、砮、丹唯箘簵、楛。"这里指出荆山与衡山的南面是荆州。禹划荆州为九州之一,荆州的地质是潮湿的泥地,其耕地是第八等,制定的赋税为第三等。《尚书·禹贡》对荆州土壤进行了类型划分和等级划分,并根据土壤的肥沃情况制定贡赋的标准,其中还有荆州贡物的记载。这反映了当时荆州物产丰富,有鸟羽、齿、矿产,还有柘树、椿树、柏树、栝楼、竹等植被,而柏、竹、瓜蒌都是临床常用的药物。

(2)《山海经》中的记载

《山海经》是一部富于神话传说的最古老的地理书,现存18篇,主要记述了我国古代地理、物产、神话、巫术、宗教、医药、民俗等方面的内容。该书虽非药物学专著,却包含了丰富的药物学知识。全书收载植物药、动物药、矿物药、水禽类、不详其属的药物总计约 130 种。书中较为详细地记载了多种药物的名称、产地、生境、形态、功用、主治、用法等内容。《山海经·中山经·中次八经》云:"东北百里,曰荆山,其阴多铁,其阳多赤金,其中多牦(máo)牛,多虎、豹,其木多松、柏,其草多竹,多橘、櫾(yòu)。"此处的荆山即现在的荆州一带,从该记载来看,远古时期荆州地区就盛产松柏、竹和橘、柚,而这些都是人们经常用到的药用植物。

(3)《楚辞》中的记载

屈原出生于楚国丹阳秭归(现湖北宜昌)。芈姓,屈氏,名平,字原;又自云名正则,字灵均。楚武王熊通之子屈瑕的后代。《楚辞》相传是屈原创作的一种新诗体,并且是中国文学史上第一部浪漫主义诗歌总集,它运用楚地(现湖南、湖北一带)的方言声韵,叙写楚地的山川人物、历史风情,具有浓厚的地域文化色彩,正如宋人黄伯思所说"皆书楚语,作楚声,纪楚地,名楚物"(《东观余论》)。全书以屈原的作品为主,其余各篇也都承袭屈赋的形式,感情奔放,想象奇特。在屈原的作品中,涉及药物学的诗歌有 19 首,仅可入药的植物就达 50 种,重复出现过 238 次,约 190 句之多;并对多种药用植物的形态、栽培、采集、性味及功用都有着生动的描述。《楚辞》中记录的香草香木共有 34 种。其中香草有 22 种,包括江离、白芷、泽兰、蕙、茹、留夷(芍药)、揭车、杜衡、菊、杜若、胡、绳、荪、苹、襄荷、石兰、枭、三秀、藁本、芭、射干及捻支;香木有木兰、椒、桂、薜荔、食茱萸、橘、柚、桂花、桢、甘棠、竹及柏这 12 种。

对于药物的栽培,《楚辞》中也有记载:"余既滋兰之九畹兮,又树蕙之百亩;畦留夷与揭车兮,杂杜衡与芳芷""故荼荠不同亩兮,兰茝幽而独芳",描写的都是药物栽培相关内容。前者写作者种植泽兰 9 畹(每畹 12 亩)和佩兰百亩,并在一垄垄留夷、揭车的草药地里,间杂栽种了杜衡与白芷;后者写苦菜与荠菜不能栽培在一起,兰、茝种植在阴凉的地方才会茂盛。对于药物的采集,屈原写道:"冀枝叶之峻茂兮,愿俟时乎吾将刈"(《离骚》),这里所提出的枝叶草本植物在茂盛时收割,符合现代中药学草本类药材的采集规律。

屈原还是第一个提出药汤浴的人,《九歌·云中君》载:"浴兰汤兮沐芳。"浴为洗澡，沐为洗头。用佩兰的香汤洗澡，以芬芳的花草洗头，对祛寒除湿、润肤美容有很大的好处。此外，屈原在辞赋中对动物药也有所涉及，据统计，屈原辞赋中记载了鸥、龟、虬龙、熊、犬、牛、雉、马、猿、狐、蛇、鲮鱼（穿山甲）、鳌、蜂、蛾、玄鸟、凤凰、鸠、燕、鹊、鹈鸪、雀等 20 余种动物名称。从中医角度看，这些动物多数可入药。我们今天所用的许多芳香类植物与中药剂型，都是经过屈原的描述与阐释而传承至今，成为中医药文化不可或缺的重要组成部分。

二、秦汉时期

这一时期，出现了荆楚药学的奠基之作——《神农本草经》。《神农本草经》简称《本经》或《本草经》，是我国已知最早的药物学专著，是我国药物学的第一次系统总结。《神农本草经》书名首见于南朝梁阮孝绪的《七录》，但书中未提及作者和成书年代。该书的作者是谁？什么时代成书？一直是学术界争论的问题。

《神农本草经》的作者，迄今主要有神农说、岐伯说、伊尹说、张仲景说、华佗说、子仪（扁鹊弟子）说和集体创作之说。如陶弘景的《本草经集注》云："今之所存，有此四卷，是其《本经》。所出郡县，乃后汉时制，疑仲景、元化等所记。"北齐颜之推的《颜氏家训》指出："譬犹本草，神农所述。"但是多数学者认为，《神农本草经》并非出自一人之手，是许多医药学家的集体创作。书名冠以神农，可能是因为古代有"神农氏……以赭鞭鞭草木，始尝百草，始有医药"（司马贞《史记索隐》中为《史记》所补的《三皇本纪》）的说法，以及受当时尊古之风的影响。又何以名冠"本草"呢？正如五代韩保昇《蜀本草》所云："按药有玉石、草木、虫兽，而直云本草者，为诸药中草类最多也。"

《神农本草经》的成书年代，有战国说、秦汉说、东汉说。多数学者认为，该书大约是秦汉以来，许多医药学家不断搜集各种药物学资料，直至东汉时期才最后加工整理而成的。其成书年代上限不早于西汉太初元年（公元前 104 年），因为秦和汉初实行颛顼历，以亥月为岁首，直到汉武帝太初元年改历以后，才换成以寅月为岁首。如陶弘景所说："凡采药时月,皆是建寅岁首,则从汉太初后所记也。"其成书年代下限不晚于东汉时期,因为除陶弘景等人的说法外,西晋嵇康、皇甫谧等都引用或提到过该书,说明该书在西晋已经存在。而且,书中重视养生、服石、炼丹及神仙不死说,与东汉时期的社会风气十分吻合。

《神农本草经》原书早在唐初已佚,其内容辗转保存于历代本草著作中,至今可见的传本,是从宋代唐慎微《证类本草》系统的几个修订本和由明代李时珍《本草纲目》中辑出的辑本。现存的辑本主要有明代卢复辑本,清代孙星衍和孙冯翼同辑本(简称孙辑本)、顾观光辑本(简称顾辑本)、黄奭辑本、王闿运辑本、姜国伊辑本,及日本狩谷望之志辑本和森立之辑本。目前比较流行的辑本为孙辑本、顾辑本、森立之辑本。

《神农本草经》全面总结了东汉以前的药物学成就,堪称集汉以前本草学大成之作。从该书对各种药物的记述内容分析,所论涉及药物正名、异名、产地、生境、采收、贮藏、加工炮制、辨伪、质量鉴别、分类、性味、功效、主治、宜忌、用法,及药物的配伍应用规律、方剂的君臣佐使组方原则等诸多内容,基本构建起中药学的理论框架,所以说它的问世标志着中药学理论体系的初步构建。魏晋以后历代诸家本草著作多将其作为蓝本,并且是在该书基础上的创新与发展。以对书中所载药物的继承性为例,后世许多本草著作将该书全部药物纳入其中,如陶弘景的《本草经集注》,保留了《神农本草经》全部药物 365 种,新增药物 365 种;第一部国家药典《新修本草》,在《本草经集注》的基础上,又新增药物 114 种。足见《神农本草经》在中医古代本草文献发展过程中影响之深远。《神农本草经》的重要影响还在于它的临床意义,书中记载的药物性味、功效、主治及临床用药理论和原则,一直有效地指导着中医临证,对人们的医疗保健发挥着积极的作用。

限于当时的历史条件,《神农本草经》中不可避免地存在某些谬误或不足。而且东汉时期的谶纬神学和道教追求"仙道"的思想,也直接或间接地影响到该书。如"伏翼"(蝙蝠)是有毒的,而该书说"久服令人喜乐,媚好无忧";"泽泻"只是一味利水渗湿的药物,而书中称其"久服耳目聪明,不饥,延年轻身,面生光,能行水上"；水银有毒，只适用于杀虫止痒，攻毒疗疮，而书中竟说"久服神仙不死"。这类内容需以历史的、客观的科学态度去伪存真。

三、晋唐时期

这一时期，在药物学发展方面做出贡献的代表人物有鲍靓、葛洪、陶弘景、孙思邈。

鲍靓为武当山道士，阴长生之徒。《云笈七签》记有这样一件事：东晋大兴元年（318 年），（鲍）靓暂住江东，于蒋山北道见一人，年方十六七许，好颜色。俱行数里，其人徐徐动足，靓奔马不及，已渐而远。因问曰：相观行步必有道者？其人曰：为仙人阴长生也。太上（即老君）使到赤城。君有心，故得见于我。靓下马，拜为师。鲍靓是葛洪的岳父兼师父，曾拜左慈为师，学道教医术，"耳聋左慈丸"至今还被广泛使用。鲍靓一生在道教医学上造诣甚深，他教授出的一代名医葛洪，是中国医学史上的一位重量级人物。

有史料记载，东晋道教理论家、丹术家、医学家葛洪曾来武昌县（现鄂州市）烧炉炼丹。葛洪来武昌县的时间，约在东晋永嘉初年。他先后在石山、新庙、泽林、葛店、华容、庙岭等地采药炼丹，并为穷苦百姓治病，深得当地群众爱戴。

葛山至今留有石洞，其踞之迹宛然。山阴名"夕阳红"，还有琴床石、洗药池等。道光十三年（1833 年），知县李锦源在山上修建葛仙寺以纪念葛洪。葛山之下，还有一条"洪港"。清末，武昌县调整行政区，在八乡中设有"神山""洪道"二乡，皆因葛洪而命名。

陶弘景是魏晋南北朝时期著名的道士及道教医药学家，他曾在武当山修道，他撰写的《玉匮记》描述武当山"太和山形，南北长，高大有神灵，栖凭之者甚多"。他长期在武当山从事采药制药及炼丹之术，著有《本草经集注》，为道教养生医学的发展做出了重大贡献。

初唐时期著名道士、医药学家孙思邈曾在武当山五龙峰西南的灵虚岩隐居修炼，清代山志记述其"遍游名山，历武当"。他著有《千金要方》等医书和《摄养论《太清丹经要诀》等道书，共三十余种。他被武当山道教称为"药王"，至今武当山紫霄宫内仍供奉其神像。

四、宋金元时期

1. 庞安时与荆楚医药

庞安时，字安常，蕲州蕲水（现湖北浠水）人。他出身于医学世家，自幼钻研医书，医术高超，民间称其为"北宋医王""庞真人"。他与明代罗田县的万全、蕲州的李时珍和清代广济县的杨际泰并称为鄂东四大名医。庞安时著有《伤寒总病论》六卷，另有《难经解义》一卷、《庞氏家藏秘宝方》五卷、《验方集》一卷、《主对集》一卷，但均亡佚。《宋史·庞安时传》记载："（庞安时认为）药有后出，古所未知，今不能辨，尝试有功，不可遗也，作《本草补遗》。"作为宋金时期湖北的著名医家，庞安时对荆楚医药学做出了重要贡献。

2. 苏轼与荆楚医药

北宋元丰二年（1079 年）十二月二十八日，因"乌台诗案"陷狱四个多月的苏轼责授检校水部员外郎黄州团练副使，本州安置，不得签书公事。到元丰七年（1084 年）四月上旬离开黄州，苏轼在黄州居住有五个年头。元丰三年，黄州遭遇了一场大疫。本无处事权、自身难保的苏轼惦念当地百姓，用圣散子方予以治疗，所活者不可胜数（《东坡全集》卷三十四《圣散子叙》）。他提及，自古论病，以伤寒最为危急，以圣散子方来治疗，尤为有效。此方是他从老乡巢谷处求得，本答应了巢谷不以此方传人，但还是将其传给了蕲水名医庞安时。后来庞安时在著作《伤寒总病论》中附了此方。并有《圣散子方》一卷流传，后被收入《苏沈良方》中。

附：《苏沈良方·论圣散子》

昔予览《千金方》，三建散云，于病无所不治，而孙思邈特为著论。以谓此方用药，节度不近人情，至于救急，其验特异，乃知神物用灵。不拘常制，至理开惑，智不能知。今予得圣散子，殆此类也。自古论伤寒为急，表里虚实，日数证候。应汗应下之类，差之毫厘。

辄至不救，而用圣散子者。一切不问阴阳二感，或男子女人相易，状至危笃，速饮数剂。而汗出气通，饮食渐进，神宇完复，更不用诸药。连服取瘥，其余轻者。心额微汗，正尔无恙。

药性小热，而阳毒发狂之类。入口便觉清凉，此药殆不以常理而诘也。若时疾流行，不问老少良贱，平旦辄煮一釜，各饮一盏，则时气不入。平居无事，空腹一服，则饮食快美，百疾不生，真济世卫家之宝也。其方不知所从出，而故人巢君榖，世宝之，以治此疾，百不失一，既得之。谪居黄州，连岁大疫，所全活者不可胜数。巢甚秘之，此方指松江水为誓盟，不得传人。予窃隘之，以传蕲水庞君安时。庞以医闻于世，又善著书，故以授之，且使巢君名与此方同不朽也。

圣散子启

圣散子主疾，功效非一。去年春，杭州民病，得此药，全活不可胜数。所用皆中下品药。

略计每千钱即得千服，所济已及千人。由此积之，其利甚薄。凡人欲施惠，而力能自办者，犹有所止，若合众力，则人有善利，其行可久。今募信士，就楞严院修制。自立春后起，施至来年春夏之交。有入名者，径以施送本院。昔薄拘罗尊者，以诃黎勤施一病比邱，故获报身。常无众疾，施无多寡。随力助缘，疾病必相扶持。功德岂有限量，仁者恻隐，当崇善因（吴郡陆广秀才施此方并药，得之于智藏主禅月大师宝择乃乡僧也，其陆广见在京施方并药，在麦糱巷住出此方）。

圣散子方

草豆蔻（去皮，面裹，炮，十个）　木猪苓（去皮）　石菖蒲　高良姜　独活（去芦头）　附子（炮制，去皮脐）　麻黄（去根）　厚朴（去皮，姜汁炙）　藁本（去瓢，土炒）　芍药　枳壳（去瓢，麸炒）　柴胡　泽泻　白术　细辛　防风（去芦

头） 藿香 半夏（姜汁制，各半两） 甘草（一两，炙） 茯苓（半两）

上剉碎如麻豆大，每服五钱，七水一钟半，煮取八分，去滓热服。余滓两服合为一服，重煎，空心服。

五、明清时期

明清时期涌现出大量本草学著作，其中个人编撰的著述占大多数，这一时期的本草学著作内容丰富，不仅药物数量多，对药物效能与治疗经验的阐述也比此前的著述更为翔实，编写的角度多样，具有综合与专题的不同特色。

1.《本草纲目》与李时珍

《本草纲目》是中国古代药物学发展的巅峰之作。作者李时珍（1518—1593年），字东璧，晚年自号濒湖山人，蕲州（现湖北蕲春）人。其祖父为铃医，父亲李言闻（号月池）为当地名医。李时珍自幼习儒，14岁曾中秀才，后3次乡试不第，于是弃举子业而跟随父亲行医，深得其父之传。他有感于本草书中错讹颇多，误人太深，于是发奋立志，决心修纂一部新的本草学著作。35岁时，他开始着手本草书的编撰。他参阅800余种文献，"渔猎群书，搜罗百氏。凡子史经传，声韵农圃，医卜星象，乐府诸家，稍有得处，辄著有数言"（王世贞《本草纲目》序）。他认真总结前人的经验，同时十分注重实地观察研究。他跋山涉水，亲历湖北、湖南、广东、河南、河北、安徽、江苏、江西等地走访考察验证，诚心诚意向药农、野老、樵夫、猎人、渔民等请教，从多方面获取知识。他历时近30年，三易其稿，终于在万历六年（1578年）编撰成《本草纲目》初稿。

《本草纲目》共有52卷，载有药物1892种，其中载有新药374种，收集医方11096首（其中8000余首是李时珍自己收集和拟定的），书中还绘制了1100余幅精美的插图，全书约190万字。《本草纲目》版本众多，历来除公认的祖本金陵本外，其余分为3个版本系统，分别是江西本、杭州本及合肥本，最早的版本是由南京胡承龙约在1593年刊刻的金陵本。1885年合肥本问世后，各家翻刻多以合肥本为底本。

李时珍另有《濒湖脉学》(1564 年)、《奇经八脉考》(1572 年)等流传于世。

《本草纲目》的主要成就如下。

（1）集明以前本草学之大成

该书以《证类本草》为蓝本，搜罗药物"不厌详细"，参考"八百余家"文献，亲自实地考察，精心编纂。全书记载了 1892 种药物，收纳诸家本草所收药物 1518 种，在前人基础上增收药物 374 种，纠正了以往本草学中的许多错误。书中以药类方，载方达万余首，另附药图 1100 余幅。《本草纲目》结构宏大、内容丰富，是对 16 世纪以前我国本草学全面系统的总结，其伟大成就对后来的本草学影响极为深远。

（2）创立了先进的药物分类方法

李时珍以"物以类聚，目随纲举"为宗旨，创立了"从微至巨""从贱至贵"的分类方法，将药物按照自然属性分为水、火、土、金石、草、谷、菜、果、木、服器、虫、鳞、介、禽、兽、人 16 部，以此为纲，下属 60 类目，纲举目张，非常清晰，这是当时世界上最先进的药物分类方法。《本草纲目》改进了中国传统的分类方法，格式统一，叙述也更为科学和精密，例如：把广义的"虫"药扩充到 106 种，其中昆虫药为 73 种，分为"卵生""化生"和"湿生"三类，这对动物和植物分类学的发展具有重要意义。《本草纲目》中的分类方法，已经过渡到按自然演化的系统，从无机到有机，从简单到复杂，从低级到高级，这种分类方法明显含有生物进化的思想，受到达尔文的高度重视。达尔文在《动物和植物在家养下的变异》一书中，引用了《本草纲目》中关于鸡的七个品种和金鱼家化的资料。《本草纲目》对植物的科学分类，要比瑞典分类学家林奈的分类早二百年。

（3）科学论述药物知识

李时珍在论述药物时，采用校正、释名、集解、正误、修治、气味、主治、发明、附录、附方等体例，对每味药物进行了详细的考证和阐述，书中引经据典，对药物的历史、形态、效能、方剂，叙述甚详。"发明"项尤为可贵，集中了李时珍的临证经验和实地考察结果,其中多有新发现、新经验、新见解。

(4)丰富了世界科学知识宝库

《本草纲目》不仅是一部药物学书籍,它还是一部中国古代自然科学知识的百科全书。书中第一次提出"脑为元神之府"的著名观点,从而认识到大脑在人的精神思维及中枢神经等方面的重要作用。《本草纲目》的医药学知识自不待言,还包含了植物学、动物学、矿物学、物理学、天文学、气象学、农艺学等领域的极为丰富的知识,后世许多科学家都到《本草纲目》中寻金探宝。

(5)保存了大量古代医药文献

《本草纲目》辑录了大量 16 世纪以前的医药文献,为后世保留了许多难得的古代文献资料,有些书籍现在已经无法看到,幸有李时珍在《本草纲目》中予以收载,使我们得以窥见佚书资料。

《本草纲目》涉及医学、药物学、生物学、矿物学、化学、环境与生物、遗传与变异等诸多科学领域。在化学史上,它较早地记载了纯金属、金属、金属氯化物、硫化物等一系列化学反应,同时记载了蒸馏、结晶、升华、沉淀、干燥等现代化学中应用的一些操作方法。李时珍还指出,月球和地球一样,都是具有山河的天体,"窃谓月乃阴魂,其中婆娑者,山河之影尔"。《本草纲目》不仅是我国的一部药物学巨著,也是我国古代的百科全书。正如李建元在《进〈本草纲目〉疏》中指出:"上自坟典,下至传奇,凡有相关,靡不收采,虽命医书,实该物理。"《本草纲目》自万历二十一年(1593 年)刊刻行世后,屡经再版,世代相传,对祖国医学产生了深远的影响。由于该书卷帙浩繁,其后不少本草学著作以该书为蓝本,进行补遗、节要、改编,使之方便实用。《本草纲目》很早流传到朝鲜、日本、越南等国,先后被全译或节译成日、朝鲜、拉丁、英、法、德等多种文字,在亚洲、欧洲、美洲的许多国家和地区产生了巨大影响,李时珍也成为国际上公认的杰出科学家。英国著名科学史专家李约瑟在《中国科学技术史》中评价说:"毫无疑问,明代最伟大的科学成就,就是李时珍那部登峰造极的著作《本草纲目》。"1953 年出版的《中华人民共和国药典》,共收载 531 种现代药物和制剂,其中采自《本草纲目》中的药物和制剂就有 100 种以上。英国生物学家达尔文称《本草纲目》为"1596 年的百科全书"。2011 年 5 月，金陵版《本草纲目》入选《世界记忆名录》。

《本草纲目》乃是一部集 16 世纪以前中国本草学大成的著作，书中所收集的资料广博，不免有些内容与现代的认识不符，甚至有些可能带有迷信的色彩，例如，铅粉"辛寒，无毒"，现代则认为其有剧毒；又如人部收录的孝子衣帽、寡妇床头灰、人魄（人吊死后的魂魄，镇惊吓）、人肉（疗羸瘵，割股疗亲）、人中黄（人粪，治呕血）、梁上尘（治昏厥）等皆可入药。这部分李时珍大多引用《辍耕录》《本草拾遗》的说法，采以姑妄信之"凡经人用者，皆不可遗"的态度。另外，李时珍同时驳斥陈藏器的《本草拾遗》，认为"人肉疗羸瘵"是错误的。不过也正由于巨细靡遗的收录，一些已散佚的古代医书及本草借由《本草纲目》而保存下来。

《本草纲目》自出版至今历经 400 多年。据统计，有 150 余版《本草纲目》图书出版问世，平均每 3 年就有一种新的版本问世。历代出版的《本草纲目》多是根据金陵本《本草纲目》刊行的，所以后世学者所编、所著的《本草纲目》多在原著的范围内"打转转"，更不敢越"原著"雷池半步。如今，虽然时移势迁，沧桑巨变，但李时珍精神仍有超越时空的力量，《本草纲目》亦待更深入的研究和利用。当前，中医药发展站在更高的历史起点上，迎来了天时、地利、人和的大好时机，我们有必要充分继承《本草纲目》中医药并重、药食同源的思想，做到医必知药、药为医用，让其为中医药现代化发展和人类健康事业贡献更大、更多的能量。

《本草纲目新编》的编写基于李时珍《本草纲目》的编写体例，充分体现了李时珍当时的编撰思想，即"剪繁去复、绳缪补遗、析族区类、振纲分目"，又吸纳了1596 年之后 400 多年来中医药学和现代科学技术的研究成果和临床应用经验，以继承、丰富、充实、提高和发展《本草纲目》的学术思想成就，为现代和将来的中医药科技工作者在临床、教学、科研等方面提供更翔实、更方便、更系统、更全面、更科学的大型专著，为实现中医药现代化、标准化、科学化、国际化提供参考。以湖北中医药大学副校长王平和著名中药学专家詹亚华为主编的编写团队就版本选择、校对考证、编排体例、内容安排、插图照片等一系列问题进行了反复讨论与论证，力求将原著编撰体例与现代中医药学著作的编写体例紧密结合,将现代中医药学有关研究成果贯穿其中,从而适应新时期中医药事业发展的需要,彰显新时期的中医药发展面貌,做到在继承中创新、在创新中发展、在发展中提高。

2.《本草述》与刘若金

《本草述》共 32 卷,刘若金撰。刘若金(1585—1665 年),字用汝,号云密,潜江(现属湖北省)人。天启五年(1625 年)刘若金中进士,以后由县令官至监司,忤时罢官归里,以"正气闻天下"。崇祯末年,膺荐复起,官至大司寇(刑部尚书),因此被称为刘尚书。随南明至闽海,后"见政柄下移,知事不可为",坚乞骸骨,束身引退,隐居著述三十年,完成《本草述》一书。刘若金潜心辨析历代中医药文献 370 余种,十易其稿,于 1664 年撰著成《本草述》。该书共 32 卷,约 80 万字,对明代及以前的药学成就进行了综合整理,由博返约,使义明理博,对后世学者影响深远。该书论药宗经典而旁及各家,以《神农本草经》《黄帝内经》为析药之本,兼涉《丹溪本草》《珍珠囊药性赋》《汤液本草》《本草纲目》《神农本草经疏》《雷公炮炙论》《本草衍义》《用药法象》《用药心法》等著作中的药论及陈嘉谟、刘河间、陈藏器、卢复、卢之颐、王绍隆、李中梓、罗周彦、陆养愚等数十位先哲的用药心得,择其精辟者,"一一参契于《灵》《素》而详说焉"。全书载药 480 余种,分为水部、火部、土部、五金部、石部、卤石部、山草部、芳草部、隰草部、毒草部、蔓草部、水草部、谷部、菜部、五果部、山果部、夷果部、果之味部、果之蓏部、水果部、香木部、乔木部、灌木部、寓木部、苞木部、虫部、鳞部、介部、禽部、兽部、人部等。每药以正名为标目,正名之下或附以习见的异名;其下次列气味、主治、附方、修治等项,内容多采自诸家本草及方书;再下为刘若金个人所撰的按语,皆以"愚按"为题,系对药学理论尤其是药物效用机理的阐发。现存多种清刻本和石印本。该书对药物药性的讨论较《本草纲目》详细。1842 年,清朝杨时泰重辑,名《本草述钩元》,共 32 卷。该书系《本草述》一书的摘要改编本。作者在不变更其药数、次序、分类的基础上,删去约百分之四十的次要内容,提要钩玄而成此书。现存几种清刻本。1949 年后有排印本。

《本草述》的成就体现在以下几个方面。

（1）精选药物，由博返约

《本草述》载药 480 余种，较《本草纲目》而言，则为简约型本草，刘若金能删繁趋简而择其精要，调整分类而定其次序，广征诸家而重于临证，破疑察伪而辨其名实，引经据典而详析药理，是一部独具特色的本草学专著。但其关于药性药理的论述又占去了大部分篇幅，因而又是探究药学理论的专著。

（2）药物编排较《本草纲目》有改进

在《本草述》中，刘若金对李时珍及前人明显的疏漏误排之处，在一定程度上做出了调整。比如果之味部，《本草纲目》列胡椒于吴茱萸、食茱萸之前，刘若金考虑吴茱萸、食茱萸皆属椒类而产于中土，胡椒则来自舶上，遂将果之味部的顺序变更为蜀椒—吴茱萸—胡椒。同时将食茱萸附于吴茱萸之后，秦椒（花椒）附于蜀椒之后。经此变更后，同一部类药品的主从关系、等次关系、土产与舶产关系均有章法可循，检索功能与实用价值也能在不增加篇幅的情况下得以增强。

（3）方药结合，以临床为指导

《本草述》在论述药物时，"经之以药，纬之以方"，既按部类纵向阐明药物单用时的个性专长，又按配伍关系横向论述药物合用后药性的差异。

此外，《本草述》既注重以药理指导用药，也注重用临床疗效验证和充实药理。这一特点在论及"从昔本草皆不载"的药物时尤为突出。

（4）改正前人本草学错误

刘若金学博识精，善于折中古今异同。例如在论述茺蔚子的功效时，本书先引证《神农本草经》之说，称本品"主明目"，并籍录后世方书的意见，证实本品之治以目疾为多。本书难能可贵之处在于其通权达变，明确指出茺蔚子行血甚捷，血滞目疾者本品宜之，但瞳子散大者，属血之不足，理当禁用本品。另外，本书对李东垣所言茺蔚子助火之说，也给予了反驳。

在本草学专著中，《本草述》起到了承前启后的作用。刘若金以"由博返约"的方式研究本草的经验，对后世有较大的影响。例如道光六年（1826 年）杨时泰偶获此书,"翻阅数过,爱不能释",花了五年时间,又"就其中论义删而约之"撰辑成《本草述钩元》,经门人伍恂刊行于世。

由于时代及个人的局限,《本草述》对某些药物的解说有"文辞蔓衍"的缺点,但总体来说,《本草述》仍属本草学专著中的上乘之作。刘若金对医药事业发展所做的贡献,将永远为世人所景仰。

六、近现代

近百余年间,我国传统医学受到冲击,但由于中药疗效显著,关于中药的现代研究仍受到广泛重视,在古籍本草的整理、中药药性和药效研究、中药鉴别与炮炙研究等方面,均取得了较大的进展。辛亥革命后,传统本草的主导地位受到影响,我国药学文献的内容和编排形式都有了很大的变化,西医药理研究方法也被应用于中药药理的研究。1840—1949年荆楚方药学是在夹缝中求生存。下面以"叶开泰"为例来进行说明。

"一个叶开泰号,半部中医药史。"随着历史的沉淀,"叶开泰"将中医药文化与中华文明有机结合,形成了独具特色的文化体系,成为中医药史上的宝贵财富和非物质文化遗产。"叶开泰"创立于1637年,与"同仁堂""陈李济"并称为中医药界的"初清三杰",另加"胡庆余堂",被誉为"中国四大药号"。在近四百年的发展历史中,"叶开泰"秉承"精、诚、仁、德"的中医药文化精髓,凭借精湛的医药技艺、优秀的管理制度以及先进的经营理念,规模不断壮大,成为我国近代史上最大的中医药号,缔造了一个与同仁堂宫廷医药并立的大众中医药领导者的传奇,谱写了一部中医国药波澜壮阔的发展史。1953年,"叶开泰"被改造为健民制药厂,仍坚守传统,在传承中创新。如今,"叶开泰"已经发展成为中国知名的医药上市公司——健民集团。

1. 源远流长、名誉九州的发展历程

明朝末年,兵荒马乱,有"叶神仙"之称的安徽神医在汉口行医卖药。适逢岳州（现湖南岳阳）瘟疫，"叶神仙"派儿子叶文机前往应诊，叶文机医术高超，深得驻军简亲王的赏识。在简亲王的资助下，崇祯十年（1637年），叶文机在武汉开设"叶开泰"药号，寓意"叶氏悬壶开号，唯求国泰民安"。在其后将近400年的发展历程中，"叶开泰"逐渐发展成为全国最大的医药号，其所制名药参桂鹿茸丸、小金丹等是进贡宫廷的御药，其他产品如八宝光明散、虎骨追风酒、梅花点舌丹也都闻名遐迩，远销南洋。道光年间叶调元的《汉口竹枝词》记载，"叶开泰"丸药被称为"皆俗所引重者"。武汉三镇曾流传一首儿歌，"叶开泰，好得快，医药界，它为首，金字招牌传九州……"1953年6月1日，由叶氏家族经营了316年的"叶开泰"制药部分被改造为健民制药厂，"叶开泰"第十代传人叶蓉斋出任董事长。此后，健民集团先后荣获"中国名牌""全国五一劳动奖""中华老字号""非物质文化遗产"等称号，成为中国知名的医药企业之一。

2. 前店后厂、医药合一的经营模式

叶文机开设"叶开泰"药号，悬壶应诊救，由于前来求医问药的民众络绎不绝，"叶开泰"开始制售成药，率先开创了"前店后厂"的经营格局，前店看病、售药，后厂制药，后来者争相效仿。叶志诜、祝松青、戴植樵、沈楚南等都是"叶开泰"有名望的中医大家。前店后厂、医药合一的特色，不仅满足了大众对中医药的需求，促进了"叶开泰"自身的发展，更重要的是这一模式符合中医药的发展规律，使传统中医药得以发扬光大。

3. 敢为人先的现代企业管理制度

"叶开泰"于1859年正式确立职业经理人制度，从社会上聘请管事，叶氏只当东家。"叶开泰"历史上的经理人依次是余仁德、吴冠文、戴廷耀、徐金门、陈让泉、郑铁臣等。他们都是当时中医药界赫赫有名的人物，受人推崇和尊敬。

1912年，第九代传人叶凤池对"叶开泰"实行了股份制改革，创立了现代企业经营体制和分配制度。管理人员、技术员、普通员工皆可以工龄和工资入股，使员工从雇佣者变为股东。"叶开泰"是我国近代较早实行股份制的企业之一。

"进叶开泰不穷，出叶开泰不富"，这是当年的流行语。"叶开泰"提倡任人唯贤,以优薪厚酬广纳全国中医药人才。群英荟萃、贤能毕至是"叶开泰"持续壮大的重要保证。

4. 亦官亦商、政商各强的时代特色

"上医医国","叶开泰"以医药立世,却不忘人才培养,为国分忧。

第四代传人叶廷芳官至光禄大夫、建威将军。

第五代传人叶继雯,乾隆五十五年中进士,官至给事中。其被大臣阿桂所赏识,大学士王杰、刘墉皆倚重之。叶继雯所作之诗,纵横跌宕,与陈诗、喻文鏊并称为文坛"汉上三杰"。

第六代传人叶志诜,官至国子监典簿、兵部武选司郎中,为刘墉门生。他学识渊博,著有《神农本草经赞》等,是近代知名的医药家、书法家、收藏家。

第七代传人叶名琛,历史上最为出名。他当时被称为"中国宰相""大清第二号人物"。他中进士、点翰林,官至两广总督、钦差大臣、体仁阁大学士。叶名琛是第二次鸦片战争的主要指挥官,后在印度加尔各答绝食殉国,其义举震撼全国。受此影响,"叶开泰"声名更大,并逐渐走向鼎盛。

清朝晚期,"以商养官、以官护商"的"红顶商人"现象十分突出,但"叶开泰"却坚持"政商自强、官商各表"的道路。"民业安平泰,官方清慎勤",这是"叶开泰"第六代传人叶志诜的亲笔题词,也是"叶开泰"官商各强的真实写照。

5. 虔诚修合、损己无欺的文化理念

"叶开泰"自开号之日起就以"修合虽无人见,存心自有天知"作为堂训,并书写成条幅悬挂在大堂,时刻提醒叶开泰人谨遵恪守。如今这一信条已成为中医药人的共同信念。"叶开泰"还信守"虔诚修合,遵古宜今;寿世健民,崇德贵生""并蓄兼收益人长寿,遵古酌今损己无欺"的理念,从配方、选材到制剂均精益求精,决不苟且通融。

过去,药材质量分为上、中、下三等,上层的叫"面子",下层的叫"底子"。每次药材交易开市,一般不开秤,要把"叶开泰"的管事请来宣布开市,在选购药材时,"叶开泰"的管事就说:"把'面子'给叶开泰。""叶开泰"不惜花高价只要'面子'，即上层药材。"要面子""给面子"的说法就由此流传开了。

6. 世代相传、自成一体的制作技艺

"叶开泰"拥有独特的制作技艺，并自成一体，世代相传，成为中医药行业的典范。以丸药生产为例，丸药的烘干技艺很关键，一般药号只要将丸药用火烤干就可以了。而"叶开泰"却有与众不同的丸药"烘干"技艺，此技艺不用明火而用暗火，有很多特制的烘箱，每一个烘箱先烧板炭，等板炭烧过性后将它打碎，用灰蒙好，不让它露出明火，然后将待烘干的湿药丸送进烘箱，关好门，不让热气外溢，慢慢将药丸逼干，历时三天三夜才出烘箱。这样烘药虽然麻烦，但是药的原始成分全部被吸收，疗效更好，而且香味不走，久放不坏。

1929年，中医药将遭废除之时，"叶开泰"挺身而出，提出"提倡中医以防文化侵略，提倡中药以防经济侵略"的主张，与全国同仁一道打了一场轰轰烈烈的中医药保卫战。经此一役，中医药得救，"叶开泰"在中医药界的风头也一时无两。

七、新中国成立后

1949年中华人民共和国成立，各族人民在中国共产党和中央人民政府的领导下，走上了建设社会主义新中国的道路。

1956年在党和国家以及周恩来总理的亲切关怀下，北京、上海、广州、成都四地分别建立了中国第一批中医学高等院校。至此，中医教育正式进入国家高等教育的轨道。

1958年毛泽东主席提出：中国医药学是一个伟大的宝库，应当努力发掘，加以提高。在这一指示精神的引导下，我国制定了"面向工农兵，预防为主，团结中西医，卫生工作与群众运动相结合"的卫生工作四大方针，积极扶持中医药事业的发展，培养出一批西医学习中医的高级临床人才，为中西医结合工作的深入开展奠定了基础，中医药事业迎来了蓬勃发展的新时期。

这一时期,湖北省发展中医药的政策法规纷纷出台,开始建立中医药学校,一系列振兴中医药的措施不断推出并实施。

(1)建立省级中医药高等学校

1958年湖北中医学院成立,这是湖北省唯一一所高等中医药本科院校,其前身是成立于1954年的湖北省中医进修学校。2003年,湖北中医学院与湖北药检高等专科学校合并,成立新的湖北中医学院,2010年3月更名为湖北中医药大学。

湖北中医药大学药学院成立于1971年,原名中药系,1997年更名为药学系;2004年与湖北药检高等专科学校(创立于1939年)的药学系合并,更名为药学院。经过约五十年的建设和发展,药学院已成为办学规模适当、师资队伍结构合理、学科特色与优势明显、在国内外有一定影响力的学院,是教育部特色专业和湖北省品牌专业建设单位,先后为社会输送各类人才2万余人。药学院努力发挥湖北省中医药重点研究单位的龙头作用,积极开展科学研究。近年来,药学院共承担了国家自然科学基金项目、科技部重大专项等国家级科研项目37项,省局级、市级科研项目93项,与企业横向合作项目106项,总经费4000余万元。发表科研与教学论文900余篇,其中被SCI、EI收录102篇,中文核心期刊收录400余篇。获重大科技成果5项,获国家科学技术进步奖二等奖1项,湖北省科学技术进步奖一等奖3项、二等奖2项、三等奖2项,武汉市科学技术进步奖一等奖2项,中国烟草总公司科学技术进步奖二等奖1项,国家烟草专卖局科学技术进步奖三等奖1项。获原国家食品药品监督管理局新药证书及临床批件7项,获得国家发明专利15项。

湖北中医药大学药学院充分利用"中药产业技术创新战略联盟""湖北省中药企业共性关键技术推广中心"、国家中药材产业技术体系——黄冈综合试验站等机构团体、研发平台和学科专业特色,积极开展技术推广、社会服务和精准扶贫工作,承担全省中药材种植加工、产品研发等技术服务,作为技术依托单位,为省内外企业申请各级各类项目10余项,总经费6000余万元;制定行业标准20余项;承担第四次全国中药资源普查湖北省普查区技术指导工作,发现新属 1 个、新种 10 个、新分布 20 余个，发现植物中药资源 4200 余种；派遣科研人员担任科技扶贫副县长，前往房县等地开展精准扶贫工作；组织师生开展"三下乡"和"中医药产业现状调查"，获得良好的反响，分别获团中央与各级政府部门的表彰和鼓励。

在文化传承方面，湖北中医药大学药学院围绕中医药特色，发挥国家名师、传承基地、植物园、标本馆等资源优势，积极开展中医药文化宣传，被《湖北日报》《长江日报》等广泛报道；积极承担《本草纲目新编》《神农架中药资源图志》编写工作，为中医药文化传播增添活力；认真组织中医药传统知识调查，收集整理各类中医药传统知识 100 余条、中医药古籍图书 20 余部，活跃中医药文化传承氛围。

"文化大革命"时期，各行各业发展都受到很大的影响，中医学也受到了一定的冲击。古籍整理、中医教育、基础研究等方面的工作基本停滞。1978 年，党的十一届三中全会以后，中医药迎来了发展的春天。邓小平同志亲自做出批示："特别要为中医创造良好的发展与提高的物质条件。"在这一精神指引下，中医界拨乱反正，中医药事业得到迅速恢复和发展，中医药学在理论和实践领域都取得了丰硕成果。

改革开放给中国社会带来了深刻的变化，也为中医药的发展提供了良好的环境和条件。中医药事业的建设和发展取得了显著成就，借助西方现代科学技术对中医药体系进行整体研究已成为中医药事业发展的主流。与此同时，中医文化、中医理念也逐渐向世界各地传播。

（2）振兴中医药事业的举措

湖北省作为中药资源大省，近几年也相继出台了一系列发展中医药事业的举措。

①2016 年 12 月，湖北省人民政府颁布了《湖北省人民政府关于全面推进中医药发展的实施意见》，其中对中药材发展提出的目标是中医药产业现代化水平明显提高，中药材种植面积达到 300 万亩，中药工业总产值达到 500 亿元。到 2030 年，中药工业发展水平显著提升，对社会经济的贡献率不断提高。

②2018年6月,湖北省人民政府印发了《湖北省人民政府关于促进中医药振兴发展的若干意见》。其中第三个方面指出,全面提升中医药产业高质量发展水平。实施野生中药材资源保护工程、优质中药材生产工程,推进中药材标准化种养,鼓励中药材种植基地开展中药材生产质量管理规范(GAP)备案工作。鼓励商业保险公司开发中药材种养保险产品。推进中药材"订单式"种养、湖北道地中药材品牌化发展。开展中药材精深加工和综合利用。发展中医药龙头企业。促进中医药产业融合发展。

③2018年6月5日,国家中医药管理局与湖北省人民政府签署《推进湖北建设中医药强省合作框架协议》(以下简称《协议》)。根据《协议》,双方将在中医药服务能力提升、中医药产业发展等五个方面进一步深化战略合作,推进湖北省基本建成中医药强省的目标。

《协议》提出了促进中医药产业发展的具体举措:深入开展第四次全国(湖北)中药资源普查,支持湖北省建立中药资源普查成果共享服务平台,建立一批道地中药材生态种植基地、中药材良种繁育基地,加强中药材原产地及其资源保护、研究、开发和合理利用;鼓励和支持全国有实力的医药企业与湖北本地企业和科研机构合作,加强湖北道地药材的研发;在中药研发技术、人才、产品准入等方面给予湖北省大力支持,扶持现代中药高新技术产业项目,扶持湖北老字号中药企业做大做强。

④2019年9月,湖北省深化医药卫生体制改革领导小组印发《湖北省道地药材"一县一品"建设实施方案》(以下简称《方案》),确定神农架林区、蕲春县等11个地区和对应中药材单品为道地中药材"一县一品"建设品种,力争三五年内,建成具有湖北特色、全国一流的"1+10"道地药材生产基地和道地药材品牌。湖北省确定的道地中药材"一县一品"建设11个试点地区和对应中药材品种分别是神农架综合品种、蕲春蕲艾、英山苍术、罗田茯苓、利川黄连、麻城菊花、潜江半夏、京山乌龟、通城金刚藤、巴东玄参、南漳山茱萸。

《方案》要求,各级各部门健全标准规范体系,组织制(修)订"一县一品"中药材生态种植养殖标准及采收加工标准;加强规范化基地建设,加快建设"一县一品"中药材原种及优良种子种苗集中繁育基地，推进道地中药材 GAP 基地建设和中国地理标志保护认证；推动中药材精深加工，鼓励生产企业发展"一县一品"中药材产地初加工，规范采收、分拣、清洗、脱皮、干燥等环节管理；培育知名中药品牌，着力将蕲艾打造为国家级品牌，并带动形成一批中药材区域品牌、产品品牌；建立完善流通体系，建立道地中药材现代仓储物流基地和道地药材种（养）、初加工、包装、仓储、运输和销售全产业链的现代物流体系等；强化质量监管，鼓励和引导中药饮片、中成药生产企业逐步使用质量可追溯的中药材原料；加强科技创新，集中科研力量，组织开展中药产业化的基础和应用研究。

⑤2019 年 11 月，《湖北省中医药条例》（以下简称《条例》）正式施行，这是推进湖北省中医药发展的一件大事，是运用法治思维和法治方式解决湖北省中医药发展中存在的问题、保护中医药传承与发展的重大举措，是全面推进中医药行业治理能力现代化的重要成果。

《条例》明确了荆楚道地中药材的保护与发展措施。一是《条例》规定湖北省人民政府应当组织有关部门对本省中药资源进行定期普查和动态监测，建立中药数据库和特有中药材种质资源库、基因库。制定荆楚道地中药材目录，加强对荆楚道地中药材的原产地、种原、种质和品牌保护。县级以上人民政府应当保护荆楚道地中药材生产基地的生态环境，鼓励采取申请地理标志产品等知识产权保护措施保护荆楚道地中药材，推动荆楚中药品牌建设。二是《条例》明确了中药材种植养殖规范化和标准化，规定县级以上人民政府应当结合实际制定本行政区域中药材种植养殖发展规划，支持市场主体建设中药材良种繁育基地、种植养殖基地和加工基地，鼓励中药生产企业向中药材产地延伸产业链，采用绿色、有机农产品标准种植养殖中药材。三是《条例》规定符合条件的中药制剂可以在规定的行政区域或者指定的医疗机构调剂使用。

第二节　湖北中药材及产业发展

湖北省地处长江中游南北过渡地带，优越的地理位置、得天独厚的自然条件,孕育了湖北省丰富的中药资源。

一、湖北省中药资源分布情况

据第三次中药资源普查结果,湖北省有中药资源 3974 种,其中药用植物 3389 种(包括变种和亚种)、药用动物 524 种、药用矿物 61 种,中药资源居全国第五位,中药材产量居全国第七位。

湖北省现有中药材种植面积 420 万亩,主要分布在恩施土家族苗族自治州、三峡库区(宜昌、神农架等)、鄂西北及大别山区,主要有罗田九资河、英山草盘的茯苓生产基地,利川福宝山的黄连生产基地,长阳的木瓜、独活生产基地,襄阳的山麦冬生产基地,英山、大悟的桔梗生产基地,五峰的辛夷生产基地,恩施的"三木"(厚朴、杜仲、黄柏)生产基地等。

湖北省植物药栽培历史悠久,具有显著的地方特色,并积淀了一批道地药材品牌。湖北省境内有大宗中药材品种 60 余个,主要的道地药材有茯苓、黄柏、半夏、桔梗、杜仲、黄连、麦冬、贝母和厚朴等,如长阳资丘木瓜以个大、色正、皱皮而闻名;恩施紫油厚朴、利川鸡爪黄连、恩施板党、咸丰鸡腿白术已经获批国家地理标志保护产品;九资河茯苓、古老背金头蜈蚣、资丘独活、宣恩皱皮木瓜、湖北麦冬、荆半夏、五峰辛夷、英山桔梗、蕲春四宝(蕲艾、蕲蛇、蕲龟、蕲竹)、建始湖北贝母、巴东玄参、恩施窑归等已形成独特品牌,尤以利川鸡爪黄连、九资河茯苓著名,素有"黄金""白银"之说。

湖北省中药材主产品种如下:植物类药材主要有黄连、茯苓、杜仲、黄柏、厚朴、三尖杉、娑罗子、梅花、大血藤、独活、绞股蓝、当归、党参、海金沙、细辛、续断、射干、杜仲、白术、苍术、半夏、湖北贝母、款冬花、重楼、黄精、石松、石韦、金银花、灯芯草、车前子、银杏、辛夷、天麻、独活、山茱萸、麦冬、银耳等,动物类药材主要有麝香、全蝎等,矿物类药材有石膏、石英、赤铁矿、斑铜矿、滑石、云母、龙骨、龙齿、钟乳石等。

湖北省现有中药材加工企业 140 余家,基本形成医药化工、中成药制剂、饮片加工、医药保健、药材生产和营销的网络格局。目前已形成一批以木瓜、黄连、山药、竹节参、板党、藤茶为代表的具有自主知识产权的系列保健饮品、食品企业。

二、湖北省中药材产业发展现状

1. 区域内中药资源及产业分布特点

（1）鄂西北秦巴山区

鄂西北秦巴山区是指湖北省西北部的十堰市、神农架林区以及襄阳市的谷城、南漳、保康等县（市）。本区境内有秦岭东段、武当山、荆山和神农架等山脉，山地面积占山区总面积的80％以上，平均海拔为1000～2000 m，神农架的神农顶海拔达到3105.4 m，为华中第一峰。神农架林区素来就是闻名遐迩的中药宝库，武当山素有"天然药库"之称，《本草纲目》记载的1892种中药中，武当山就有400多种。所以此区的药用资源丰富多样，是湖北省中药材主产区之一。此区出产的中药材有黄姜、肚倍、重楼、射干、白术、白及、独活、黄连、沙参、柴胡、山茱萸、天麻、灵芝、连翘、桔梗、杜仲、木瓜、苍术、金银花、玉竹、夏枯草、丹参、玄参、何首乌、决明子、半夏、黄精、娑罗子、板蓝根、红豆杉、七叶树、白芍、葛根、前胡、白果、野菊花、蜈蚣、鱼腥草、蒲公英、艾叶、益母草、虎杖、淫羊藿、白蔹、白芷、乌头、苦参、百合、防风、栀子、百部等。

（2）鄂西南武陵山区

鄂西南武陵山区是指鄂西恩施土家族苗族自治州和宜昌地区的远安、宜昌、宜都等7个县市，包括长江三峡（湖北省境内）谷地、清江流域、巫山和武陵山的一部分。此区内地势高峻，平均海拔一般在1000 m以上；气候温暖潮湿，水热条件十分优越，气候垂直变化显著，适宜植物生长，因此此区内药用植物种类多、资源丰富，是湖北省许多大宗中药材的主产区。此区海拔1500 m以下的低山、二高山分布着杜仲、厚朴、何首乌、黄连、远志、三七、柴胡等药用植物。利川黄连的产量占全省总产量的50％左右,福宝山是黄连老产区,而咸丰、恩施、宣恩逐渐成为新产区。海拔1500～3000 m的高山,分布着党参、当归、黄连、细辛、大黄、五味子、大叶三七、续断、白术、云木香、天麻等。巴东、鹤峰、五峰、兴山也是一些药用植物集中分布区。此区栽培生产的中药材有黄连、玄参、独活、厚朴、杜仲、百合、山银花、丹参、桔梗、川牛膝、白术、川党参、云木香、大黄、川续断、天麻、当归、柴胡、瓜蒌、白花前胡、茯苓、藁本、白及、防风、山茱萸、湖北贝母、黄柏、木瓜、金银花、牡丹皮等。

（3）鄂东北大别山区

鄂东北大别山区位于桐柏山脉、大别山脉绵延的低山丘陵地区,包括广水、大悟、红安、麻城、罗田、英山、蕲春等地。湖北境内的大别山区属大别山脉南麓,整个地势为东北高、西南低,地形复杂,自北向南呈阶梯状坡降,依次出现中山、低山、丘陵;北部海拔500 m以上,中部、南部低平,一般海拔在300 m以下,最高峰天堂寨海拔1729 m。此区气候属于华东湿润亚热带大陆季风气候,总的特点是雨量充沛、气候湿润、热量充足,水热的时空分布与植被生长发育节律同步。适宜的气候环境,加上复杂多样的地理环境,造就了植被多样性的自然条件,此区是湖北省药用植物资源富集区,近年来此区的引种栽培也发展得非常迅速。鄂东北桐柏山和大别山交汇处的桔梗以干品断面呈现明显的菊花心形而驰名,主产于英山、广水等地。鄂东的黄冈市是湖北省马尾松林地的集中分布区之一。此区还是全国茯苓的主产区,英山、罗田两县的茯苓总产量占全省总产量的90％,罗田的九资河茯苓更是驰名海内外。在麻城以福田河镇为中心的大别山区,是湖北省药用菊花的主产地。此区生产的中药材有茯苓、天麻、苍术、菊花、蕲艾、蕲蛇、山茱萸、葛根、金银花、百合、玄参、山楂、栀子、香附、莲子、桔梗、白芷、丹参、射干、厚朴、银杏等。

（4）鄂东南幕阜山区

鄂东南幕阜山区属于幕阜山脉的低山丘陵地区,该山脉位于湖北、湖南和江西三省交界处,大致呈东北-西南走向,海拔较高的山峰有老鸦尖（1656.7 m）、幕阜山（1595 m）、黄龙山（1511 m）、药姑山（1261 m）等。北部湖北境内的丘陵海拔多在500 m以下,地势自东南向西北递降。此区气候属于亚热带大陆性季风气候,温和湿润、雨量充沛、日照时间长,水热条件优越,其生态条件适合药用植物的生长。鄂东南低山丘陵地区包括通山、通城、崇阳、黄梅、咸宁等地,野生中药资源主要有黄精、栀子、玉竹、骨碎补、天门冬、何首乌、绵萆薢、金樱子、金银花、乌药、金刚藤、雷公藤、徐长卿、鱼腥草、夏枯草、白茅根、茵陈等,栽培生产的中药材主要有茯苓、杜仲、厚朴、玉竹、桔梗、五味子、栀子、吴茱萸、白术等。

(5)鄂中和鄂北丘陵岗地区

鄂中和鄂北丘陵岗地区主要包括安陆、随州、枣阳、襄阳、老河口等地,位于大洪山脉和桐柏山脉区系内,药用植物的种类也较多,是湖北省药用植物资源相对富集区。随州、安陆是湖北省的银杏生产基地,襄阳地区是山麦冬的主产地,此外此区栽培生产的中药材主要有杜仲、半夏、桔梗、葛根、芍药、白及、栀子、玄参、牡丹皮等。

(6)江汉平原区

江汉平原区位于湖北的中南部,地处长江中游,跨长江南北,但绝大部分在长江以北,大部分为坦荡的平原,海拔在50 m以下。江汉平原、鄂东沿江平原是江河冲积平原或湖积平原,气候湿热,地下水位高。此区水网密布,湖泊众多,因此水生、湿生药用植物资源分布较多,如莲、芡、薏米、泽泻、水菖蒲、虎杖等。此区生产的中药材有杜仲、半夏、桔梗、白术、天花粉、瓜蒌、芡实、香附、薏苡仁、紫菀、鱼腥草、白茅根、葛根、虎杖、金银花、金樱子、络石藤、千里光、商陆、玉竹、百合、莲子、泽泻等,有野生也有栽培,养殖宽体金线蛭、医蛭、鳖等药用动物。

2. 区域内中药材产业发展现状

(1)中药材GAP基地发展迅速

湖北省十分重视中医药产业的发展,《湖北省科技发展十五规划(纲要)》中明确指出要以中药现代化为突破口,形成一批优质中药品种。自"十五"以来,湖北省就将中药材规范化种植及 GAP 基地建设作为发展中药产业,促进中药现代化、调整农村经济结构的重要举措,致力于推进大宗道地药材 GAP 规范化、规模化种植和示范研究的工作。湖北省"十五"重大科技攻关计划决定启动首批茯苓、黄连、苍术等 30 种中药材规范化种植及示范基地建设项目,攻关的主要内容有建立 15～20 种优质道地药材的示范生产基地,并制定中药材生产标准操作规程。截至目前,湖北省已有 6 个品种的中药材规范化种植基地通过国家药品监督管理局组织专家 GAP 认证,分别是玄参、菊花、黄连、苍术、茯苓、北柴胡。目前湖北省通过中药材 GAP 认证的数量和规模在全国处于前列,尚有射干、桔梗、蕲艾、夏枯草、厚朴、半夏、木瓜等中药材品种正在开展中药材规范化种植研究和示范基地建设。此外,湖北省还建成了一批优质中药材生产基地,如利川的黄连生产基地,巴东的玄参生产基地,郧西的杜仲生产基地,恩施的厚朴、党参生产基地,英山、罗田的苍术生产基地,麻城的福白菊生产基地,长阳的木瓜、独活生产基地,襄阳的山麦冬生产基地,英山、大悟的桔梗生产基地等。截至 2016 年,湖北省已建成中药材示范基地 40 余个。湖北省中药材种植面积呈不断扩大之势,到 2014 年,全省中药材留存面积 3530 km^2,其中播种面积 1513 km^2,产值 62 亿元。

(2) 中药材产业布局相对完善,优势品种基本形成

湖北省中药材生产品种结构和产业布局已相对完善,初步形成了武陵山区、秦巴山区、大别山区、幕阜山区、鄂中和鄂北丘陵岗地区、江汉平原区六大中药材产区。鄂西南武陵山区的恩施、鄂西北秦巴山区的十堰和鄂东北大别山区的黄冈已确定了中药材产业发展的重要战略地位,中药材种植和产业开发得到重视,已成为湖北省中药材产业发展的中流砥柱。据统计,到 2015 年,恩施土家族苗族自治州各类中药材种植面积达到 930 km^2;十堰市中药材种植面积达 855 km^2(人工种植 456 km^2、野生采养 399 km^2);2012 年,黄冈市中药材种植面积已超过 400 km^2。一批优势中药材品种已形成,全省单品种留存面积达 70 km^2 以上的品种有 8 个:杜仲 324 km^2,产量 15000 吨;厚朴 285 km^2,产量 6974 吨;黄柏 269 km^2,产量 7278 吨;木瓜 155 km^2,产量 4450 吨;银杏 140 km^2,产量 2360

吨;黄连 80 km²,产量 690 吨;黄姜 72 km²,产量 48000 吨。截至 2019 年底,湖北省共有 35 种优质中药材获批国家地理标志保护产品(表 4-1)。

表 4-1 湖北省部分获批国家地理标志保护产品的中药材

保护产品名称	主 产 地	保护公告时间/年
洪湖莲子	洪湖市	2011
襄阳山麦冬	襄阳市襄城区	2008
襄阳杜仲	襄阳市	2014
竹溪黄连	竹溪县	2014
郧阳木瓜	十堰市郧阳区	2007
竹山肚倍	竹山县	2014
安陆银杏	安陆市	2014
九资河茯苓	罗田县	2007
罗田苍术	罗田县	2011
罗田金银花	罗田县	2011
英山桔梗	英山县	2012
蕲艾	蕲春县	2011
蕲春薏苡仁	蕲春县	2014
蕲春夏枯草	蕲春县	2014
广济佛手山药	武穴市	2009
团风射干	团风县	2012
麻城福白菊	麻城市	2014
随州银杏	随州市	2014
利川黄连	利川市	2004
利川山药	利川市	2007
恩施紫油厚朴	恩施市	2005
板桥党参	恩施市	2006
咸丰白术	咸丰县	2007
巴东独活	巴东县	2009
巴东玄参	巴东县	2011

3. 湖北省的主要中药材种植区

湖北省作为全国中药材主产地之一,拥有武陵山种植区、神农架种植区及秦巴山种植区等6个中药材种植区。

①武陵山种植区,包括恩施、巴东、利川、咸丰、鹤峰、建始等7个县市。重点发展13个道地药材品种,即板党、黄连、湖北贝母、独活、五鹤续断、白术、贯叶连翘、缬草、紫油厚朴、玄参、白三七、黄柏、杜仲。

②秦巴山种植区,包括郧西县、十堰郧阳、房县、竹山、竹溪、丹江口、谷城、保康、南漳9个县市区。重点发展黄姜、肚倍、麦冬、半夏、桔梗、黄连、杜仲、白柴胡等道地药材。

③大别山优势种植区,包括蕲春、英山、罗田、麻城4个县市。重点发展白术、菊花、茯苓、元胡、桔梗、射干、天麻等道地药材。

④幕阜山种植区,包括通城、崇阳、通山3个县市。重点发展金银花、菊花、白术、百合、厚朴、黄柏、辛夷、金刚藤、杜仲等。

⑤神农架种植区,重点发展独活、党参、当归、黄连等高山中药材,款冬花、绞股蓝、柴胡、桔梗、丹参等中低山药材,以及杜仲、黄柏等木本药材。

⑥三峡种植区,包括五峰、长阳、远安、宜都、宜昌夷陵、兴山6个县市区。重点发展党参、天麻、当归、贝母、杜仲、厚朴、栀子、独活、木瓜、辛夷等品种,适当发展黄姜。

4. 湖北省中药材基地

目前湖北省已建成中药材示范基地40余个,利川黄连、恩施紫油厚朴、板桥党参、襄阳山麦冬等道地药材获批国家地理标志保护产品。资丘独活、荆半夏等5种道地药材完成商标注册,菊花、苍术、茯苓、黄连、玄参、北柴胡6个品种的生产基地通过国家GAP认证现场检查。

(1)恩施土家族苗族自治州

恩施土家族苗族自治州地处云贵高原的东延部分,位于湖北省的西南部,东连荆楚,南接潇湘,西邻渝黔,北靠神农架,是湖北省唯一享受国家西部大开发政策的地区。恩施土家族苗族自治州辖恩施、利川 2 个县级市和巴东、建始、来凤、鹤峰、咸丰、宣恩 6 个县及 1 个省级经济开发区。同时，它独特的地理、气候、土壤等生态环境也孕育了丰富的中药资源，素有"华中药库"的美誉。

①板桥党参：板桥党参是党参家族中最为珍贵的一种，品质最好，因产于湖北省恩施市板桥镇而得名。板桥党参于明朝洪武年间由野生转为家种，1997 年在国家工商局登记注册。板桥党参外形美观、根条细嫩、肉质饱满，是纯天然绿色植物，无污染，药用功能独到，可与人参媲美。

②鸡爪黄连：利川素有"黄连之乡"的美誉，盛产"南岸味连"，其品质明显优于云连、雅连及其他黄连。黄连以根、茎、叶入药，是多种中成药的主要原材料。

③紫油厚朴：其原产地为恩施市，有 500 多年的种植历史，属名贵药材和珍稀保护植物。紫油厚朴以根皮、茎皮入药，皮细，断面灰棕色，内表面深紫色，油性重，香气浓烈，厚朴酚含量高。2000 年 3 月，国家科技部将其列为 GAP 试验示范研究品种，2002 年 11 月紫油厚朴种子种苗规范种植与研究经国家科技部验收合格。

④石窑当归：恩施石窑所产当归因其品质俱佳留芳天下，历来被称为窑归。本品"主根圆柱形，归尾多少不相等，质地油润色黄棕，裂缝油性为特征，气香浓郁，甘辛苦，活血补血又调经"。经农业部检测中心检测，窑归为合格产品，并且含有 16 种氨基酸。该产品在 2001 年中国国际农业博览会上被认定为湖北省名优产品。

⑤竹节参：又名白三七，属五加科植物，以根茎入药。它具备南药三七和北药人参的共同品质，专家学者称其为"百草药之王"。其因具有扩张冠状动脉、降低心肌耗氧作用，可用于滋补强身、散瘀止痛、止血等。其药用价值潜力巨大，近来已成为研究热点。据统计，我国的竹节参储量只有 2 吨左右，属珍稀名贵药材。竹节参为恩施土家族苗族自治州珍稀野生药用植物资源，"野生转家生"种植研究已获成功，为湖北省农业科学院中药材研究所具有独立知识产权的科研成果，1992 年获恩施土家族苗族自治州科学技术进步奖二等奖，2002 年申报科技部创新基金获 65 万元项目资金资助，现有种植面积 40 亩（1 亩 ≈

$667 \, m^2$），规范化种植研究已取得突破性进展，为恩施土家族苗族自治州重点发展品种之一。

⑥湖北贝母：别名窑贝、板贝。鳞茎呈卵球形、扁卵形或倒圆锥形，表面白色或黄白色，较光滑。湖北贝母原产于建始县花坪乡白果坦村，富含贝母碱，质量上乘。花坪乡平均海拔在 $1000 \, m$ 左右，气候温暖湿润，非常适宜贝母生长，目前 2000 亩 GAP 基地正在建设中。

⑦缬草：多年生草本植物，根茎中的挥发油为高级香料，现代医药学研究发现，其根茎中所含异戊酸龙脑酯、乙酸龙脑酯、缬草三酯等活性成分，在镇静、解痉、降血压、抗菌等方面功效显著，且无明显副作用，已被广泛用于治疗焦虑、失眠和心脑血管疾病患者。恩施山区是缬草生长的理想地域，在海拔 $1300 \sim 1500$ m 的高山地带，缬草野生资源丰富，品质优良。目前"野生转家生"技术已成熟，通过大量的人工栽培，已能满足缬草提取物生产的需要。

⑧贯叶连翘：贯叶连翘属藤黄科植物，具有收敛、止血、解毒、退热和治疗灼伤、外伤出血，抗病毒、抗辐射等作用，能舒缓闭经期带来的心理障碍，如烦躁不安、抑郁、忧虑、注意力不集中、精神紧张等，对性生活也有帮助，还具有治疗老年痴呆、抑郁的独特功效。其含有的金丝桃素是治疗抑郁的有效成分，所含类胡萝卜素可以治疗灼伤。鹤峰县正在实施 2 万亩贯叶连翘 GAP 基地建设。

⑨三叶木通：三叶木通为历代文献记载之木通正品，随着关木通的禁止使用，《中华人民共和国药典》规定以三叶木通替换关木通，三叶木通呈现出巨大的市场空间。鹤峰县野生资源丰富，规范化基地建设已完成总体规划设计及生态环境评估，是国家科技部"三叶木通野生抚育和人工繁育技术研究"基地、湖北省科技厅 GAP 研究及示范基地。

（2）蕲春县

蕲春县地处长江中下游北岸，大别山南麓，境内低山丘陵交错，气候冬冷夏热，雨量充沛，适宜多种中药生长，《本草纲目》记载的 1892 种药物中，见于蕲春县的就有 700 多种。截至 2015 年，蕲春县中药材种植面积已超 30 万亩，以杜仲、银杏、厚朴、黄柏、白术、桔梗、蕲艾、生地黄、牡丹皮、杭菊花、辛夷、丹参、玄参、紫苏、茯苓、天麻等"四木十草两菌"为主导品种。蕲春县所产蕲艾、蕲竹、蕲龟、蕲蛇，世称"蕲春四宝"。史料记载，"蕲春四宝"源于西周，名于明代，用充方物，列为贡品，上国史，入方志，登专著，为历代文人墨客赞颂的佳品、王公贵族追索的贡品、博物学家和医药学家研究的珍品，为后世留下了极为珍贵的载述，形成了源远流长、雅俗共赏的四宝文化。

①蕲竹：蕲竹源于桃枝竹，别名笛竹、丛竹、孝顺竹、蓬莱竹等，其竹或细如拇指，或粗如酒杯，色泽晶莹，竹节稀疏，篾质柔软，用途广泛，是全世界 1200 余种竹子中的良品之一。《本草纲目》记载蕲竹药用有清热、泻火、息风等作用，并按其形态、功能又称"桃枝""堇竹""笛竹"。入药用堇竹，次用淡苦竹。蕲竹为竹类入药首选品。《本草纲目》云：堇竹叶，气味苦、平，无毒。主治咳逆上气，溢筋，急恶疡，杀小虫。除烦热风痉，喉痹呕吐。煎汤，熨霍乱转筋。

②蕲艾：蕲艾为菊科艾及其近缘种。蕲艾与其他艾的不同之处在于其植株高大，可达 1.5～2.5 m，含挥发油较多，气味浓郁，叶厚纸质，被密厚长毛，取干叶揉之可成茸团，其形和质均属上品。蕲艾是名贵药材，茎和叶都可以入药，其味苦或微甘，性微温。现代化学分析结果显示，蕲艾含多种已知化合物，能治疗多种疾病。另外，蕲艾中挥发油成分含量高出其他艾一倍以上，可通过水蒸气蒸馏法制得蕲艾油，广泛用于医药、食品、日用化工等行业。

③蕲龟：蕲龟因背腹上下长有绿毛，毛中有金丝状金线而俗称"绿毛龟"。其绿毛之说为藻类附生物，但焚之，毛蜷缩并发出咝咝声和散发出焦毛味，可见实为绿毛而非藻类。"脊骨有三棱，底甲如象牙色。"龟肉味甘酸，性温，能滋阴补血、逐风祛湿、柔肝补肾、去火明目、凉血。龟血为跌打损伤要药；龟胆对眼肿不开有疗效；龟板，即龟的腹甲，又称龟甲、元武板，甘咸、纯阴、气味厚浊，补肾滋阴，质重而能潜敛浮阳，益肾又能健骨，通任脉，因药力雄厚，疗效确切，为药中珍品。

④蕲蛇：蕲蛇为蝰蛇科动物尖吻蝮，俗称"五步蛇""五步龙""五步倒"，其鼻（吻鳞和鼻间鳞）尖上翘，背部两侧各有黑褐色与浅棕色组成的"V"形斑纹 17～25 个，头侧土黄色，腹部乳白色，并有黑色念珠斑。蕲蛇味甘、咸，性温，有毒，具

有祛风、通络、止痉之功效,用于风湿顽痹、麻木拘挛、中风口眼歪斜、半身不遂、抽搐痉挛、破伤风、麻风疥癣。

⑤白术:别名于术、冬术、于潜白术。咸丰县小村乡境内独特的小气候及土壤条件特别适合白术的生长,是武陵山区重要的白术产区,也是湖北省道地药材白术 GAP 示范基地和"国家中药现代化科技产业(湖北)基地"。基地所产白术以个大、皮细、质坚实、肉白、断面平坦、无硬筋、香气浓郁等为主要特征。其形状似鸡腿,故名"鸡腿白术"。至 2004 年,咸丰白术种植面积达 3 万亩,年产量达 1.05 万吨,约占全国白术常年产量的 35%。

除上述道地药材外,湖北省的茯苓、独活、续断、射干、杜仲、苍术、半夏等中药材也可称得上是品质优良的道地药材,可见湖北省中药材资源十分丰富,具有种类多、分布广、南北兼备的特点。

三、湖北省道地药材优势品种

(1) 蕲春蕲艾

蕲艾植株高大(高 150~250 cm),香气浓烈;叶厚纸质,被毛密而厚,中部叶羽状浅裂,上部叶通常不分裂,椭圆形或长椭圆形,最长可达 8 cm,宽 1.5 cm,叶揉之常成茸团;入药,性温,味苦、辛、微甘。蕲艾挥发油含有乙酸乙酯、1,8-桉叶油素、水合莰烯、樟脑、龙脑等,还含有侧柏酮。药理分析显示其挥发油对多种霉菌、球菌、杆菌有抑制作用,还有平喘、镇咳作用。

《本草纲目》记载,艾叶自成化以来,则以蕲州者为胜,用充方物,天下重之,谓之蕲艾。

蕲艾产自湖北省蕲春县。蕲春县地形狭长,形如船帆,地势北高南低,地貌复杂。北部为山区,中部为丘陵地带,南部为平畈围区。境内最高点为青石镇境内的云丹山主峰,海拔 1244.1 m;最低点为八里湖农场境内的龙凤寺闸,海拔 12 m。蕲春县属亚热带大陆性季风气候,四季分明,雨量充沛,气候温和,如 2018 年,蕲春县无霜期 306 天,降水量 1146.3 mm,日照时数 1700.7 小时,平均气温 18.6 ℃,适宜种植蕲艾。

2011 年,国家质量监督检验检疫总局发布公告,批准对蕲艾实施地理标志产品保护。2012 年,蕲春县开始规模化种植蕲艾。截至 2017 年底,蕲春县涉艾企业工商注册总量超过 1135 家;100 亩以上连片蕲艾种植基地 246 个,1000 亩以上连片蕲艾种植基地 12 个,种植面积达 16 万亩,年产鲜艾叶 30 万吨;先后开发出蕲艾条、艾炷、日化、精油、灸贴等 8 大系列近千个健康养生产品,以蕲艾为名的品牌连锁养生馆有 4000 余家。蕲艾产业年产值 30 余亿元,大健康产业年产值 100 亿元。

（2）利川黄连

中国是世界上种植黄连最早的国家,利川市是中国种植黄连较早的地区之一。顾学裘于 1939 年在《西康药材调查》中记载,中国从唐朝就开始人工种植黄连。利川黄连种植始于唐朝,天宝元年(742 年)《元丰九年志》载:"施州(即后之恩施)上贡黄连十斤,木药子百粒。"由此可见,在唐朝,黄连就是极为珍贵的贡品。《宋史·志》第 42 卷记载"施州下清江郡……贡黄连"。光绪十七年(1891 年)《利川县志·卷七·物产》记载:"黄连,邑产甚多,似鸡腿者良。"这说明明朝土司制度时期利川黄连已广有栽培,且有鉴别良莠的标准。其实,从唐朝至清朝,黄连一直是利川市重要的土产,并用作贡品。清朝以后,黄连种植面积逐渐增加,利川市就有部分黄连经重庆万州(万县)出口日本和欧美各国。

利川市位于鄂西南隅,属于云贵高原东北的延伸部分,为大巴山系余脉,武陵山系西北部,面积为 4605.53 km²。全市平均海拔 1100 m,最高点位于东北部的寒池山,海拔 2415 m,最低点位于西南部长顺郁江出境处,海拔 315 m。利川市地处中亚热带与北亚热带的过渡地带,属亚热带大陆性季风气候。与同纬度平原相比,利川市具有明显的山地气候,低山四季分明、冬暖夏热,无霜期长;高山春迟秋早,湿润多雨,冬长夏短。利川市年平均气温 16.7 ℃,年日照时数 1409.2 小时,年降水量 1300～1600 mm,年平均无霜期 210 天。

利川黄连形如鸡爪,根茎集聚成簇,黄肥坚实,早在唐朝就被列为贡品。利川市国营福宝山药材场和谋道三合药材场被评为湖北省 GAP 中药材示范基地。20世纪50年代至70年代利川市为国家商贸部、供销合作总社制定计划种植、调拨黄连基地。1976年,利川市被定为"全国黄连基地",1991年通过了农业部、国家计委"利川黄连基地建设项目"验收,该项目包括苗圃体系、种植体系、技术推广体系和加工体系建设,被评为优质工程项目。1993年出版的《中国名乡大全》(海风出版社)中,利川市被评为"黄连之乡"。2001年农业部、外贸部确定利川市为"全国园艺产品出口示范区"。2004年,国家质量监督检验检疫总局发布公告,对利川黄连实施原产地域保护。到2008年底,利川市共有黄连留存面积9.8万亩,占全国黄连留存总面积的54%;黄连产业总收入达2.7亿元。利川市人民政府网报道,截至2021年9月,利川市黄连种植面积稳定在11.7万亩,年产干黄连4000吨,综合产值超2亿元。

（3）英山苍术

苍术为菊科苍术属多年生草本植物。根状茎平卧或斜升,不定根。茎直立,高可达100 cm,单生或少数茎成簇生,基部叶花期脱落;中下部茎叶几无柄,呈圆形、倒卵形、偏斜卵形、卵形或椭圆形,中部以上或仅上部茎叶不分裂,呈倒长卵形、倒卵状长椭圆形或长椭圆形,全部叶硬纸质,两面绿色,无毛,边缘或裂片边缘有针刺状缘毛或三角形刺齿或重刺齿。头状花序单生茎枝顶端,总苞钟状,苞叶针刺状羽状全裂或深裂。小花白色,瘦果倒卵圆状,被稠密的顺向贴伏的白色长直毛,冠毛刚毛褐色或污白色。6—10月开花结果。

苍术根状茎入药,为运脾药,性味苦温辛烈,有燥湿、化浊、止痛之效。该植物有许多药材商品名称,如汉苍术和茅术(茅苍术);但诸多的商品名称,大体可以分为两大类,即北方产的北苍术和南方产的南苍术(也称茅苍术)。南苍术与北苍术的区别:北苍术外表呈疙瘩块状,质较疏松,表面黑棕色,断面散有黄棕色油室,香气较淡,味辛、苦;茅苍术外表呈不规则连珠状或结节状圆柱形,表面灰棕色,质坚实,断面黄白色或灰白色,散有多数橙黄色或棕红色油室,气香特异,味微甘、辛、苦。

苍术具有燥湿健脾、祛风散寒、明目的作用,主治湿阻中焦、脘腹胀满、泄泻、水肿、风湿痹痛、风寒感冒、夜盲、眼目昏涩。阴虚火旺、吐血、衄血、气虚多汗者忌用。英山县陶家河乡拥有得天独厚的气候与地理条件,乡里12个村,村村种苍术。经过几十年的发展,英山县已成为中国苍术之乡、中国苍术第一县。

研究表明,英山苍术挥发油含量达4.6%,是北苍术的3倍以上,为全国稀有的道地药材,英山苍术已占据全国苍术销售市场70%的交易份额。英山苍术种植基地通过国家GAP认证、日本GACP认证。2018年,英山县年出产苍术鲜货3000吨,可加工销售800吨干货,年产值突破了1亿元。随着国内外需求量与日剧增,为满足市场需求,英山苍术的种植面积也在逐年扩大。为了促进英山苍术全产业链升级,近些年来,英山县一直在加快推进工厂建设,加快推动科技成果转化应用,加强苍术全产业链研究。

（4）麻城菊花

麻城菊花种植历史悠久。据记载,早在宋至道三年（997年）,麻城人就开始栽培菊花。历经千年风雨洗礼,菊花已成为麻城市"五朵金花"之一,麻城市也被誉为"中国保健菊花之乡"。截至2020年,全市各类菊花种植面积达8.2万亩,建成了全国最大的菊花生产基地。麻城市盛产的福白菊,是国家地理标志农产品,与杭白菊、江苏盐城白菊并列成为中国三大知名品牌。经原湖北中医学院、原湖北农学院等的科研专家认定,麻城菊花具有"朵大肥厚、花瓣玉白、花蕊深黄,汤液清澈,金黄带绿,气清香,味甘醇美"等品质特征,为药食兼用型中药材。

麻城市政府从实际出发,大力倡导福白菊产业,建立了无公害和GAP示范基地,成立了福白菊专业合作社指导农民生产和销售。麻城市人民政府网报道,全市2015年菊花种植总面积5万亩,总产量5000余吨。其中,主产区福田河镇4万余亩,总产量4000余吨,年系列总产值4亿元以上。

（5）潜江半夏

半夏是我国中药宝库中的一种重要药材,产地只有亚洲的中国和日本。它的功能是燥湿化痰、和胃止呕,主治痰湿水饮、呕吐、咳喘等症。半夏有水生和陆生两种,即所谓的水半夏和旱半夏。旱半夏的药用价值高于水半夏。

潜江半夏产于湖北省潜江市辖区内的高石碑镇、王场镇、积玉口镇、广华寺办事处、周矶办事处、周矶管理区、竹根滩镇、园林办事处、杨市办事处、浩口镇、后湖管理区、熊口镇、总口管理区、龙湾镇、渔洋镇、老新镇等 16 个镇（办事处、管理区）。地域范围：东经 112°29′至 113°91′、北纬 30°04′至 30°39′，版图面积 2004 km²。2019 年，潜江市半夏收获面积 9099.9 亩，产量 270 万千克，产值 7450 万元；截至 2020 年 4 月，全市半夏种植面积达到 7028.83 亩，上半年半夏种植面积有望突破 8000 亩，全年半夏收获面积或远超 1.2 万亩的规划种植面积。

"潜半夏"为地理标志证明商标，且获国家农产品地理标志登记保护。潜江市是我国旱半夏的主要产区。《辞海》在"潜江"这一词条内有"盛产……半夏等药材"之语。所以潜江市所产半夏有"潜半夏"之誉。老一代的中医在处方上写"潜半夏"，犹之乎"贝母"冠之以"川"字而成"川贝"，"潜半夏"也是闻名遐迩、行销海内外的名贵中草药。

（6）京山乌龟

京山乌龟，湖北省京山市特产，国家地理标志保护产品。

京山市是"中国生态龟鳖第一市"。京山乌龟主产区属北亚热带季风气候区，四季分明，春暖夏热，秋凉冬寒，适宜养殖乌龟。1989 年，京山县成立京山乌龟原种场。2017 年 1 月 10 日，中华人民共和国农业部正式批准对"京山乌龟"实施农产品地理标志登记保护。

京山乌龟体为长椭圆形，壳厚坚硬，背甲隆起，呈黑橄榄色，有三条纵棱，脊棱明显；腹甲平坦，后端具缺刻；前部皮肤光滑，头大，占前廓 1/3，眼睛光亮有神，头、颈侧面有黄色线状斑纹，颈部、四肢及裸露皮肤部分呈灰黑色或黑橄榄色；后部有细鳞，四肢比较扁平，爪子锋利，趾间具有全蹼。单只重量 400～700 g。京山乌龟钙含量 31～53 mg/kg，水分含量≤80%，蛋白质含量 15.3%～20.1%，氨基酸含量 10.5%～21.6%，脂肪含量 1%～1.5%；肉质鲜香，汤汁醇厚，柔韧绵长。

2011 年底，京山县龟鳖养殖面积 8 万亩，其中龟鳖专养面积 3 万亩，产量 11000 吨，产值 8.8 亿元。2014 年底，京山乌龟原种场拥有野生原种乌龟 11 万余只,年育龟苗达到 230 万只。截至 2016 年底,京山县龟鳖养殖生产规模达 4.2 km²,年产量 450 吨。2019 年 4 月,京山市龟鳖产业从 2011 年的 1300 户发展到 8000 余户,养殖面积增加 2 万亩,达到 10 万亩,产值已突破 11 亿元。京山市已建成湖北省首家国家级乌龟原种场,打造的盛老汉牌中华草龟已成为中国驰名商标,荆京甲牌中华鳖、老柳河中华鳖已成为湖北省著名品牌。

（7）巴东玄参

巴东玄参,湖北省巴东县特产,国家地理标志保护产品。

巴东县属于亚热带季风气候。海拔高低悬殊,立体气候明显,从低到高形成了温热较湿、温暖湿润、温和湿润、温凉潮湿、冷凉过湿五种立体复合农业气候特征,全县适药面积达 100 万亩以上。据统计,分布在巴东县境内的中药材有 550 多种,在国家规定药材普查的 363 个品种中,巴东有玄参等 182 种。巴东玄参个体均匀,质坚实,特异香气浓郁,药用成分含量高。2011 年 6 月 27 日,国家质量监督检验检疫总局批准对巴东玄参实施地理标志产品登记保护。

巴东县属于巫山山脉的山原切割地带,在地理区位上,西邻重庆,南连湘西,北接神农架林区。与云南、贵州、四川等省处于同类地理环境。境内山峦起伏,沟壑纵横,山高谷深,具有优良的生态环境,加上巴东县人口分散和工业欠发达,以及恩施土家族苗族自治州的农业产业化规划,巴东县绿葱坡、野三关、水布垭成为玄参的重点种植区域。该区域耕地面积大,土壤大多深厚,耕层疏松、多孔通气,质地从轻壤到重壤,土壤反应从酸性到微酸性或中性,富含腐殖质和有机质,速效氮、磷、钾比较丰富。这与玄参喜土层深厚、肥沃、富含腐殖质的微酸性疏松砂质壤土的生物学特性十分相宜,且巴东县玄参种植历史悠久。因此,无论是从当地长期的生产实际,还是从自然生态条件来看,巴东县大部分地区进一步扩大发展玄参种植符合产地适宜性优化原则。2006 年,巴东玄参GAP 种植试验示范通过国家认证。2011 年,巴东县玄参种植面积已发展到 2 万亩以上,产量达到 3500 吨。2012 年,巴东县玄参种植面积达 3.7 万亩,每年可为农民增收约 8550 万元。巴东县玄参产地范围为溪丘湾乡、沿渡河镇、茶店子镇、绿葱坡镇、大支坪镇、野三关镇、清太坪镇、水布垭镇、金果坪乡这 9 个乡镇海拔 500～1700 m 的现辖行政区域。

（8）南漳山茱萸

山茱萸俗名枣皮,供药用,味酸涩,性微温,为收敛性强壮药,有补肝肾、止汗的功效。山茱萸为落叶乔木或灌木;树皮灰褐色;小枝细圆柱形,无毛。叶对生,纸质,上面绿色,无毛,下面浅绿色;叶柄细圆柱形,上面有浅沟,下面圆形。伞形花序生于枝侧,总苞片卵形,带紫色;总花梗粗壮,微被灰色短柔毛;花小,两性,先叶开放;花萼阔三角形,无毛;花瓣舌状披针形,黄色,向外反卷;雄蕊与花瓣互生,花丝钻形,花药椭圆形;花盘无毛;花梗纤细。核果长椭圆形,红色至紫红色;核骨质,狭椭圆形,有几条不整齐的肋纹。花期 3—4 月,果期 9—10 月。

山茱萸在《南漳县志》同治版（1862 年）和民国版（1912 年）中均有记载。1975 年南漳县开始种植山茱萸,1986 年,山茱萸就以专题形式入选了湖北省地方志编纂委员会办公室主编的《湖北土特产》一书。根据南漳县农业农村局的数据,截至 2021 年全县栽种山茱萸 3.06 万亩,产山茱萸鲜果 3825 万斤,产值 3442 万元。

（9）通城金刚藤

金刚藤又名菝葜、铁菱角、金刚根,为百合科植物菝葜的干燥根茎。其为攀缘木本,茎实心,无刺。叶长圆状披针形,长 5～8 cm,宽 1～2 cm;叶柄长 0.5～0.8 cm,鞘稍不明显,长几乎为叶柄的 1/2,鞘端有 1 对卷须。伞形花序腋生,花序柄长 1.5～2 cm,稍扁;花柄长 7～8 cm;花单性,雌雄异株;花被片 6。浆果球形,熟时红色。

金刚藤的功能为祛风除湿、利小便。主治风湿痹证、跌仆肿痛、疗疮瘰疬。它的根含菝葜素、异黄杞苷、齐墩果酸、山奈素、二氢山奈苷、β-谷甾醇、β-谷甾醇葡萄糖苷、薯蓣皂苷的原皂苷元 A、薯蓣皂苷、纤维薯蓣皂苷、甲基原纤维薯蓣皂苷、甲基原薯蓣皂苷等。

湖北福人药业股份有限公司从 1999 年起,着手金刚藤种植研究,2001 年与湖北中医学院合作,进行"金刚藤规范化种植研究及示范基地建设"课题研究,该课题被列入 2001 年湖北省科技攻关计划,2004 年通过课题验收,先后发展 GAP 示范种植基地 1050 亩。2008 年,通城县的金刚藤中药材种植标准化示范区建设分别被国家标准化管理委员会和湖北省质监局列为农业标准化示范区建设二类和一类项目。2012 年,通城县以"公司＋基地＋农户"为主要模式,带动 316 户农户参与金刚藤种植。湖北福人药业股份有限公司以金刚藤为主要原料精制而成的金刚藤糖浆,已正式载入原国家卫生部部颁药品标准。

（10）神农架综合品种

神农架林区因其独特的地理环境和气候条件,成为多种动植物区系成分汇集之地,被世人誉为"天然植物园""天然动物园""植物、动物种质基因库",同时,神农架林区蕴藏着极为丰富的中药资源,有"中草药王国"之称。其除门类齐全的常用中药外,更有疗效奇特的民间草药。其民间草药地域性强,命名独特,疗效显著。该地药源丰富,开发新药的潜力巨大。

神农架林区地处神奇北纬 31°,因炎帝神农搭架采药而得名,这里的森林覆盖率达到 91.1%,森林脚下生长着数百种中草药。据第四次全国中药资源普查,神农架中草药品种共有 252 科 1081 属 2552 种,资源总种类占全国中药资源的 1/6 以上。

2018 年,神农架中药材种植面积已达 7 万亩,其中木本药材约 5 万亩、草本药材约 2 万亩,中药材年产量稳定在 1500 吨左右。神农架还形成了以新华镇为代表的"杜仲之乡"和以下谷乡为代表的"黄连之乡"。神农架中药材、中药提取物出口日本、韩国等多个国家,其中柴胡、厚朴、杜仲、独活、苍术、当归、蜂蜜等 10 多个品种出口量大,年出口 300 多吨。

四、神农架民间草药简介

神农架被称为"百草药园",药园里遍地皆药,百草争艳,炫人眼目。草本药物多达千余种,农家多为之取一个好听的土名,或以其形象特征命名,譬如头顶一颗珠、七叶一枝花、江边一碗水、文王一支笔;或以其主要功用命名,譬如生血草、对月草、还阳草、舒筋草等；或突出其生境特点，譬如过江龙、过岗龙、半边草、六月雪等；或在名字前加个序数，譬如一支香、二郎箭、三棵针、四季青、五朵云、六月雪、七叶胆、八爪龙、九死还阳草、十大功劳等。人们凭其形便不难判其名，凭其性便不难知其用。

神农架药园里珍奇纷呈、世所罕见。"四个一""三十六还阳"和"七十二七""九个一"都闻名遐迩。它们为神农架珍稀药物的代表，药名形象、易记忆。"七十二七"是民间对主治五劳七伤草药的总称，主要包括红三七、鞭杆七、冰盘七、穿山七、葱头七、对叶七、防风七、肺痨七、凤尾七、蛤蟆七、海龙七、扣子七等。据调查"七"类草药远不止 72 种。"三十六还阳"因能让生命垂危者"起死回生"而得名，七步还阳、百合还阳、豆板还阳、豆瓣还阳、金耳还阳、金丝还阳、韭菜还阳、菊花还阳、蜡梅还阳、梅花还阳、铺地还阳、松柏还阳、青菜还阳等都在其中，"还阳"类草药远不止 36 种，此即将常见、常用的"还阳"类草药归类而成。据调查，"七"类和"还阳"类草药名称还有重叠的情况。

"金钗"类草药是以金钗命名的一类名贵民间草药，通常具有滋阴清热、滋补强壮、延年益寿等功效。其包括龙头金钗、凤尾金钗、人字金钗、豆芽金钗、竹节金钗等，皆因其主要药用部位的形状特点而得名。龙头金钗或凤尾金钗最显神奇，它们确实有头，大小若大头针顶，其头伸两须，身体盘曲、尾巴细长，像龙或像凤；其通体金黄，酷似古代贵妇头饰的金钗，故而得名。它们对生境的要求十分苛刻，传说一要长在悬壁间，二要下临无底深渊（潭），三要深渊水面反射的日月光辉恰好回落崖头，三者缺一不可。凭借如此条件，方能得日月精华、天地灵气，因而民间传说其具有"起死回生"的功效。

还阳草神，还阳虫也奇。最有名的还阳虫是脆蛇，它长短不过尺余，皮色暗红，主要特性是喜欢从树上跌落到地上，落地时全身即断为数节，神奇的是，散落的各节很快便会自动接合如初，然后再上树、再跌落。有经验的草药医生多在其第九次接合时将其捉住，因为此时的药力最强，故称之为"九死还阳虫"。清代赵学敏在《本草纲目拾遗》中只说脆蛇产于云贵山区，却不知道神农架也有。另有一种小虫也俗称"还阳虫"，它细如米粒，皮色乳白，特殊习性表现为总是成千上万只聚成一列，整体行进，行进途中，任人用树枝拨乱，它们又能迅速接合如初。这两种还阳虫都有剧毒，千万不能直接用手捕捉，土郎中的办法是视还阳虫前进方向，预先将布、头巾等堆放在前面的地上，待还阳虫身体全部进入后，即猛收布，将其紧紧扎在布袋中。处理方法是将布袋置于瓦片之上，连布带虫一起用文火烤干，碾磨成粉后，装瓶备用。还阳虫是接骨斗榫的绝药，能使粉碎性骨折接合如初。其用法很简单，一般是将药粉用黄酒或温开水吞服，也可将药粉配制成药膏敷于伤处。

据调查，"一""金钗""还阳"和"七"类药物远不止 9 种、18 种、36 种和 72 种，如以"还阳"命名的药物达 70 多种，在民间又有"七十二还阳"之说，冠以"七"为药名的药物达百余种。"一""金钗""还阳"与"七"类药物的用药历史源远流长，且在本地区民间使用广泛。但由于民间医生各承其师、互用门户、相互封锁，加上传男不传女、传内不传外的旧习，以及无文字记载等多方面原因，这些药物只限于口传心授、指药传授和亲教密传等形式，药物的名称和用药经验散存于民间。由于各承其师，相互用药得不到统一，有些药物名称相互重复、混淆，它们虽然长期应用但未经过系统整理。通过调查和整理，现将重点使用的"一""金钗""还阳""七"类民间草药介绍于下。

（一）"一"类草药

所谓"九个一"是指 9 种名称中均带有"一"字的草药。其中，尤以头顶一颗珠、江边一碗水、七叶一枝花和文王一支笔在神农架颇负盛名、颇具影响，在草药中堪称"神农四宝"。

（1）头顶一颗珠

名称来历：其具叶 3 枚，轮生于茎的顶端，花单生于轮生叶之上，开花后结出圆球状的果实，成熟后呈黑紫色，富有光泽，好似披纱少女头上戴有一颗宝珠，因此而得名。其果实因生长于茎顶端而又称"天球"。根茎粗壮肥大、椭圆形，下端多生须根，加工成药材时常将其编扎在根茎之外，形成球状。其因生长于地下，又称"地珠"。

生境分布:生于海拔 2000～2900 m 的山坡林下草丛中。分布于大九湖、红坪、木鱼、宋洛等地。

功效主治:镇静安神,活血止血,消肿止痛;用于头痛、头晕目眩、高血压、神经衰弱、跌打损伤、外伤出血等。

用法用量:干品 6～9 g,水煎、泡酒服或研末冲服;外用适量,研末,撒敷,或鲜品捣烂,敷患处。本品有小毒,用量宜轻,应遵医嘱使用。

（2）文王一支笔

名称来历:其因独茎之上的肉穗花序形如毛笔,民间传说周文王路经此地时,曾用它当笔写诗作画、批阅公文,故得名。又因其为寄生植物,常寄生在其他植物的根部,故称"借母怀胎"。

生境分布:生于海拔 1100～2500 m 的山坡林下。寄生于木本植物的根部。分布于大九湖、木鱼、松柏、下谷、红坪等地。

功效主治:止血、生肌、镇痛;用于胃痛、衄血、血崩、痢疾、跌打损伤、外伤出血等。

用法用量:干品 9～18 g,水煎或泡酒服;外用适量,研末,撒敷患处。

（3）江边一碗水

名称来历:其因根茎的每一茎节处有一碗状小凹,多生长在沟边溪旁,故得名。又因其根茎呈黄褐色,每节部均有凹窝,故名"金鞭七""窝儿七"。

生境分布:生于海拔 2200～2700 m 的山坡林下或沟边阴湿处。分布于红坪、木鱼、大九湖等地。

功效主治:散瘀、活血、止痛、消肿,用于关节痛、风湿骨痛、跌打损伤、五劳七伤、乳痈、疮疖等。

用法用量:干品 1.5～3 g,水煎或泡酒服;外用适量,研末,撒敷患处。本品有毒,用量宜慎,应遵医嘱使用。

（4）七叶一枝花

名称来历:其因叶多为 7～10 枚、轮生于茎顶端,而花单生于轮生叶片之上,故得名。又因其花的外轮花被片大,形似叶状,内轮花被片退化,呈长线形,成熟时显金黄色，故名"重楼""灯台七"。其因根茎略似海螺，又称"海螺七"。

生境分布：生于海拔 800～2300 m 的沟谷林荫下。分布于新华、红坪、木鱼、下谷、松柏等地。

功效主治：清热解毒，消肿止痛；用于咽喉肿痛、肺结核、跌打损伤、毒蛇咬伤、疮痈肿毒等。

用法用量：干品 3～9 g，水煎服；外用适量，磨汁、捣汁或研末调醋，敷患处。本品有小毒，应控制用量。

（5）活血一颗珠

名称来历：其因假鳞茎具有活血消肿的功效，底部圆形，似圆珠，故得名。

生境分布：生于海拔 1300～1800 m 的山沟边或山坡岩石上。分布于大九湖、下谷、木鱼、红坪、新华等地。

功效主治：清热解毒，消肿散结，舒筋活血；用于痈肿疔毒、瘰疬、跌打损伤、毒蛇咬伤等。

用法用量：干品 3～9 g，水煎服；外用适量，捣烂或磨汁，涂敷患处。体虚弱者慎服。需遵医嘱使用。

（6）独叶一支箭

名称来历：其因叶片单生，孢子囊狭线形，细长似箭，故得名。

生境分布：生于海拔 1300～1700 m 的山坡林下草丛中。分布于大九湖、木鱼、松柏、宋洛等地。

功效主治：清热解毒，消肿散结，舒筋活血；用于痈肿疔毒、毒蛇咬伤、胃痛等。

用法用量：干品 6～15 g，水煎服；外用适量，研末或捣烂，敷患处。

（7）露天一颗珠

名称来历：其因假鳞茎露于地面，常被日光照射而形成白色干膜质鞘，形如圆珠，故得名。

生境分布：生于海拔 1700～2400 m 的山坡岩石边。分布于大九湖、红坪等地。

功效主治:活血祛瘀,消肿止痛;用于跌打损伤、风湿筋骨疼痛、瘀血肿痛、痈肿疮毒等。

用法用量:干品6～9 g,水煎或泡酒服;外用适量,鲜品捣烂,敷患处。

(8)花蛇一支箭

名称来历:其因叶具灰白网状纹,花茎直立,似蛇形,故得名。

生境分布:生于海拔700～1600 m的山坡或沟谷林下。分布于木鱼、松柏、宋洛、新华等地。

功效主治:清热解毒,活血止痛,软坚散结;常用于关节肿痛、跌打损伤、瘰疬、痈肿疮疖等。

(9)独叶一支厥

名称来历:其因茎部叶为单叶,似厥,故得名。

生境分布:生于海拔800～1800 m的山谷林荫下草丛中或向阳处。分布于大九湖、红坪、木鱼、宋洛、下谷、新华等地。

功效主治:清热解毒,散结,止咳;用于毒蛇咬伤、痈疖肿毒、肺结核、咳喘、小儿惊风等。

用法用量:干品6～15 g,水煎服;外用适量,研末或捣烂,敷患处。

(二)"还阳"类草药

所谓"三十六还阳"是指36种名称中带有"还阳"的草药。民间以"还"意为"回","阳"意为"生",即这类药物具有康复肌体、消除疾病、起死回生的功效。据调查,该类药物远不止36种,现列举一些常用的"还阳"类草药。

(1)银丝还阳

名称来历:其因叶状体呈淡灰绿色,悬挂于老树干上,远望如银丝悬垂,故得名,又名"清丝还阳"。

生境分布:生于海拔1500 m以上的高山阴湿林中的老树干上。分布于神农架林区各地。

功效主治:清热解毒,止血,活血通络,止咳平喘;用于蛇虫咬伤、外伤出血、风湿痹痛、疮伤、肺结核、咳嗽、哮喘、风湿疼痛等。

用法用量:干品6～9g,水煎服;外用适量,煎水洗患处或研末调敷患处。

(2)碎骨还阳

名称来历:其因具有治疗跌打损伤、骨折的功效,故得名。又因其根的下部须根较多,且延长相互交织成网状,中空,形如麻袋,故有"麻布七""口袋七"之名。

生境分布:生于海拔1400～2800m的山谷或山坡林下。分布于神农架林区各地。

功效主治:祛风除湿,活血止痛;用于跌打损伤、劳伤、风湿痛、肢体麻木等。

用法用量:干品3～6g,水煎、研末或泡酒服;外用适量,捣敷患处。本品有毒,用量宜慎,应遵医嘱使用。

(3)马尾还阳

名称来历:其因叶片条形,形如马尾,故得名。

生境分布:生于海拔800～1300m的岩石或老树上。分布于新华、木鱼等地。

功效主治:活血止痛,止血;用于跌打损伤、劳伤、腰痛、风湿关节痛、筋骨痛、咯血、吐血等。

用法用量:干品9～15g,水煎或泡酒服。

(4)鸡脚还阳

名称来历:其因叶片分裂,形如鸡脚,故得名。

生境分布:生于海拔600～2000m的山地岩石上或河沟边。分布于神农架林区各地。

功效主治:清热解毒,利尿消肿;用于黄疸、咽喉痛、足痛、痢疾、淋浊带下、痈肿疔疮、毒蛇咬伤等。

用法用量:干品6～15g(鲜品30～60g),水煎或泡酒服;外用适量,敷患处。

（5）铁板还阳

名称来历：其因叶片形如铁板，故得名。

生境分布：生于海拔 800～1500 m 的林下或沟边岩石上。分布于木鱼、松柏、宋洛、下谷、新华等地。

功效主治：利尿通淋，清热止血；用于热淋、血淋、小便涩痛、血热崩漏、外伤出血等。

用法用量：干品 9～15 g，水煎服；外用适量，研末，外敷患处。

（6）韭菜还阳

名称来历：其因叶片长条形，形如韭菜，故得名。

生境分布：生于海拔 1500～2100 m 的林下岩石上或树干上。分布于大九湖、红坪、木鱼、宋洛等地。

功效主治：活血散瘀，祛风除湿，止痛；用于风湿疼痛、跌打损伤、腰腿痛、劳伤肌损等。

用法用量：干品 15～30 g，水煎或泡酒服。

（7）瓜子还阳

名称来历：其因形如瓜子，故得名。

生境分布：生于海拔 1500 m 以上的沟谷林下岩石上或山坡岩壁上。分布于新华、宋洛、木鱼、下谷等地。

功效主治：清热解毒，活血散结；用于小儿高热、风火牙痛、瘰疬、疔疮、无名肿毒、跌打损伤等。

用法用量：干品 9～15 g（鲜品加倍），水煎或泡酒服；外用适量，捣碎，敷患处。

（8）鸡毛还阳

名称来历：其因叶片羽状分裂，形如鸡毛，故得名。

生境分布：生于 500～2500 m 的山坡林下。分布于神农架林区各地。

功效主治：清热解毒，止血，生肌；用于小儿高热惊风，跌打损伤、肺结核出血、外伤出血等。

用法用量：干品 6～9 g（大量时可用至 30 g），水煎服；外用适量，研末，调敷患处。

（9）铜丝还阳

名称来历：其因茎呈黄褐色，光滑，形如铜丝，故得名。

生境分布：生于海拔 1000 m 以下的山坡林下、沟边或岩石上。分布于新华、阳日、松柏、宋洛等地。

功效主治：清热解毒，祛风除湿；用于痈肿疮毒、无名肿毒、烧烫伤、风湿疼痛等。

用法用量：干品 9～15 g，水煎服；外用适量，捣烂，敷患处。

（10）清水还阳

名称来历：其因地衣体干后萎蔫，遇水后又舒展并恢复原状而复活，故得名。又因其子器柄直立呈树状，形如鹿角，故有"老君鹿角"之称。

生境分布：生于海拔 2100～2900 m 的高山草地、岩石或古老树皮上。分布于大九湖、红坪、木鱼等地。

功效主治：消肿解毒，止血生肌；用于水肿、小便不利、衄血、吐血、外伤出血、脓疮等。

用法用量：干品 9～15 g，水煎服；外用适量，煎水洗患处或研末调敷患处。

（三）"金钗"类草药

所谓"十八金钗"是指 18 种以"金钗"命名的草药。民间因其色黄如金、茎枝通过加工后酷似贵妇发髻上的饰品而得名。其又因疗效显著，是滋阴清热、滋补强壮、延年益寿的名贵药材，价格昂贵如金而闻名遐迩，如龙头金钗、凤尾金钗、耳环金钗等。本书重点介绍其中 10 种常用"金钗"类草药。

此外，本类草药还有蜈蚣金钗、人字金钗、辫子金钗、细叶金钗、竹叶金钗、米金钗等。据调查，有些是同物异名，如人字金钗与凤尾金钗来源相同，细叶金钗与竹叶金钗来源相同，米金钗与石米金钗来源相同，辫子金钗与吊吊金钗来源相同；有些"金钗""七""还阳"混称，如百合科斑叶竹根七（豆芽金钗）又称"黄金七"。

（1）耳环金钗

名称来历：其因假鳞茎形似"耳环"，故得名。

生境分布：生于海拔700 m左右的岩石上。分布于阳日、新华、宋洛等地。

功效主治：润肺止咳，生津，活血止痛；用于肺结核咳嗽、久咳、胸胁疼痛、跌打损伤、月经不调等。

用法用量：干品9～15 g，水煎或泡酒服。

（2）凤尾金钗

名称来历：其因茎的尖端形似"凤尾"，故得名。

生境分布：生于海拔600～1200 m的岩石或古老的树干上。分布于阳日、新华、宋洛、下谷等地。

功效主治：益胃生津，滋阴清热；用于口干烦渴、津液不足、病后虚热、阴虚眼目不明、老年体虚等。

用法用量：干品6～12 g，煎汤服或代茶饮。

（3）龙头金钗

名称来历：其因茎加工成螺旋状或弹簧形，一端可见茎基及残留的短须根，称"龙头"，色黄，形如妇人之钗，故得名。

生境分布：生于海拔600～1200 m的岩石或古老的树干上。分布于阳日、新华、宋洛、木鱼、下谷等地。

功效主治：生津益胃，清热养阴；用于热病伤津、病后虚热、口干烦渴、阴伤目暗等。

用法用量：干品9～15 g（鲜品15～30 g），水煎服。

（4）马牙金钗

名称来历：其因假茎密集排列于根茎上，形如马牙，故得名。

生境分布：生于海拔600～800 m的山谷岩石上。分布于新华、木鱼等地。

功效主治：生津止渴，润肺；用于热病伤津、口干烦渴、肺热咳嗽等。

用法用量：干品9～15 g，水煎服。

（5）绿豆金钗

名称来历：其因假鳞茎斜立，一侧偏臌，形如绿豆，故得名。

生境分布：生于海拔 600～800 m 的山地林中树干上或沟谷岩壁上。分布于新华、阳日、木鱼等地。

功效主治：生津益胃，滋阴清热；用于热病伤津、口干烦渴、阴虚燥热等。

用法用量：干品 9～15 g，水煎服。

（6）竹节金钗

名称来历：其因茎如竹节，色黄如金，故得名。

生境分布：生于海拔 600～800 m 的密林中树上或岩石上。分布于木鱼、新华、阳日、宋洛、下谷等地。

功效主治：滋阴养胃，清热生津，润肺；用于热病伤津、口干烦渴、病后虚热、阴伤目暗等。

用法用量：干品 9～15 g，水煎服。

（7）瓜子金钗

名称来历：其因叶形如瓜子，故得名，又称"瓜米还阳"。

生境分布：生于海拔 600～800 m 的山坡岩石上。分布于木鱼、宋洛、新华等地。

功效主治：生津止渴，润肺止咳；用于阴虚燥热、咽干口渴、肺虚燥咳、肺结核、小儿高热等。

用法用量：干品 6～9 g，水煎服。

（8）石米金钗

名称来历：其因生于干燥的悬崖峭壁上，假鳞茎形如大米，故得名。

生境分布：生于海拔 600～800 m 的干燥的悬崖峭壁上。分布于木鱼、新华、宋洛等地。

功效主治：清热化痰，生津养胃；用于白喉、百日咳、风热咽痛、肺结核咯血、月经不调、小儿惊痫等。

用法用量：干品 15～30 g，水煎服。

（9）鹿角金钗

名称来历：其因假鳞茎形如鹿角，故得名。又因其两叶形似喜鹊张嘴，故称"鸦鹊还阳"。

生境分布：生于海拔700 m左右的岩石上。分布于红坪（塔坪）、木鱼、新华等地。

功效主治：滋阴生津，润肺止咳，活血止痛；用于阴虚燥热、咽干口渴、肺热咳嗽、咯血、胸肋疼痛、月经过多、跌打损伤等。

用法用量：干品15～30 g，水煎服；外用适量，捣烂，敷患处。

（10）鸡爪金钗

名称来历：其因匍匐的假鳞茎形如鸡腿，故得名，又称"鸡腿还阳"。

生境分布：生于海拔700～900 m的山坡岩石或老树干上。分布于新华、宋洛等地。

功效主治：滋阴清热，养胃生津，润肺止咳；用于阴虚燥热、咽干舌燥、小儿高热烦渴、肺结核咳嗽等。

用法用量：干品9～15 g，水煎服或代茶饮。

（四）"七"类草药

"七十二七"是指72种冠以"七"字的草药，这类药物多具有活血祛瘀、消肿止痛、祛风除湿、解毒、止血的功效，通治五劳七伤、跌打损伤、风寒湿痹、外伤出血、水火烫伤、毒蛇咬伤等。本书简要收录十种"七"类草药。

（1）岩三七

名称来历：其因多生于岩石边，又具三七的功效，故得名。

生境分布：生于海拔1500～2800 m的沟边林下草丛中。分布于红坪、木鱼、宋洛、新华等地。

功效主治：消肿，止血，解毒；用于跌打损伤、劳伤、疮痈肿毒、蛇虫咬伤、外伤出血等。

用法用量：干品15～30 g，水煎或泡酒服；外用适量，捣烂敷患处，或绞汁涂患处。

（2）鸳鸯七

名称来历：其因根茎一大一小、一红一白，故得名，又称"红白二丸"。

生境分布：生于海拔 600～1100 m 的山谷潮湿的灌木林下或岩石边。分布于宋洛、红坪、阳日、松柏、木鱼、大九湖、下谷等地。

功效主治：清热解毒，止血，活血；用于痢疾、疝气、腹痛、腹泻、崩漏、痛经、赤白带下、损伤、外伤出血等。

用法用量：干品 15～30 g（鲜品 30～60 g），水煎或泡酒服；外用适量，捣烂敷患处。

（3）蜈蚣七

名称来历：其因根茎形如蜈蚣，故得名。

生境分布：生于海拔 600 m 以下的山坡林下或较阴湿处。分布于木鱼等地。

功效主治：活血止血，消肿止痛；用于吐血、咯血、血虚、风湿关节痛、跌打损伤、外伤出血、蛇虫咬伤等。

用法用量：干品 9～15 g（鲜品 30～60 g），水煎、泡酒服或研末吞服；外用适量，捣烂敷患处。

（4）算盘七

名称来历：其因根茎呈结节状，形如算珠，故得名。

生境分布：生于海拔 1300～2300 m 的山坡林下草丛中。分布于新华、宋洛、木鱼、红坪、松柏等地。

功效主治：散瘀止血，理气止痛；用于胃痛、崩漏、闭经、痛经、跌打损伤、腰痛、外伤出血等。

用法用量：干品 9～15 g，水煎或泡酒服；外用适量，研末，调敷患处。

（5）蝎子七

名称来历：其因根茎粗、短，肥厚，多须根，具有一些残留老叶，形如蝎子，故得名。又因略似土蜂，称"蜂子七"。

生境分布:生于海拔 1900～2700 m 的山坡草丛中或林荫下。分布于新华、宋洛、红坪、木鱼、大九湖等地。

功效主治:活血,止血,解毒,止痛;用于咽喉肿痛、胃病、腹痛、关节痛、吐血、衄血、崩漏、带下、跌打损伤、外伤出血、局部溃疡等。

用法用量:干品 9～15 g,水煎或泡酒服;外用适量,研末,撒敷患处。

(6)蜂王七

名称来历:其因根茎形如蜂王,故得名。

生境分布:生于海拔 2800 m 的山坡草丛中。分布于红坪、木鱼等地。

功效主治:清热解毒,散瘀止血;用于跌打损伤、血瘀肿痛、损伤疼痛、胃痛、吐血、衄血、血崩、带下等。

用法用量:干品 9～15 g,水煎或泡酒服;外用适量,研末,调敷患处。

(7)血三七

名称来历:其因根茎断面呈血红色,能活血止痛,治疗跌打损伤,功同三七,故得名。

生境分布:生于海拔 1000～2500 m 的沟边或林下潮湿处草丛中。分布于宋洛、新华、松柏、红坪、下谷、大九湖等地。

功效主治:清热解毒,活血止痛;用于胃痛、跌打损伤、骨折、劳伤腰痛、风湿疼痛等。

用法用量:干品 3～9 g,水煎或泡酒服;外用适量,研末,撒敷患处。

(8)鸡骨七

名称来历:其因根茎粗壮坚硬,表面红褐色,形如鸡骨,故得名。

生境分布:生于海拔 800～1200 m 的山坡草丛中或溪沟边。分布于下谷等地。

功效主治:清热解毒,利湿止痢,活血消肿;用于外感风邪、赤白带下、风湿骨痛、痢疾、跌打损伤、乳痛、疮疖等。

用法用量:干品 15～30 g(鲜品 30～60 g),水煎服;外用适量,捣烂敷患处,或煎水洗。

（9）红三七

名称来历：其因根茎内部为紫红色，又有类似于三七的功效，故得名。

生境分布：生于海拔 900～1900 m 的沟谷林下草丛中。分布于新华、红坪、宋洛、大九湖、下谷等地。

功效主治：舒筋接骨，凉血止血，止痛；用于跌打损伤、骨折、劳伤、胃痛、咯血、痢疾、崩漏、痛经等。

用法用量：干品 15～30 g，水煎服或用酒冲服；外用鲜品适量，捣烂敷患处。

（10）冷水七

名称来历：其因多生于寒冷阴湿之地，故得名。

生境分布：生于海拔 1200～2000 m 的山沟、山坡、灌木丛、草地或疏林等中。分布于新华、宋洛、木鱼、红坪、下谷、大九湖等地。

功效主治：利尿，通便，消积破瘀，止痛；用于二便不通、积聚腹胀、胸膈不利、劳伤、跌打损伤、痈肿疮毒等。

用法用量：干品 1.5～3 g，水煎服；外用适量，捣烂敷患处。本品有毒，用量宜轻，应遵医嘱使用。

五、湖北省中成药企业发展

（一）湖北省中成药企业发展概况

1949 年前湖北省没有中成药企业，省内几个商业城市只有几家作坊性质的药店，如当时在汉颇有名望的"叶开泰""同仁堂""达仁堂""刘有余堂""保和堂""三多轩""桐君阁""陈太乙""陈天保"等中药店，它们在加工药材为饮片的同时，亦生产一些丸、散、膏、丹、酒剂等中成药，如参桂鹿茸丸、八宝光明散、虎骨追风酒等，专供自己的药店销售。作坊的规模和产值产量都是很小的。1949 年后，党和政府决定建立中药厂。1952 年武汉市中联制药厂建立。武汉市中联制药厂是武汉市 199 家中药饮片行业会员户联合集资组织起来的。厂名定为"中联",即有武汉市中药业联合之意。1953 年武汉市健民制药厂建立。武汉市健民制药厂是由当时的"叶开泰"中药店联合"陈太乙""陈天保"两家中药店成立的,此后又吸收了"桐君阁"中药店入厂,工厂规模不断扩大。1953 年沔阳县中药厂建立。1954 年 1 月宜昌市的"兴盛祥""义安顺""怡安"三家药材批发号,从商业转到工业而建立了宜昌民康制药厂。1955 年鄂城县制药厂建立;1956 年黄石市制药厂建立。从 1949 年初到 1956 年,湖北省共建立了 6 家中药厂,为湖北省中成药的发展奠定了基础。

1949 年初期,湖北省中药厂的规模、职工人数都是有限的。如武汉市中联制药厂 1955 年国家投资了 25 万元,全厂共有职工 157 人。武汉市健民制药厂 1955 年固定资产只有 1.5 万元,流动资金 6 万元,年产值 50 多万元,职工 56 人。宜昌民康制药厂 1954 年建立时资金仅有 16 万余元,职工 58 人。1956 年湖北省中成药工业总产值为 347 万元。从 1957 年到 1976 年湖北省又兴建了 12 家中药厂,详见表 4-2。

表 4-2　1957—1976 年湖北省新建中药厂

厂　　　　名	建 立 日 期	投 产 日 期
湖北省恩施地区制药厂	1968 年 6 月	1970 年 1 月
安陆县制药厂	1970 年	1970 年
湖北省襄阳中成药厂	1970 年 10 月	1970 年 12 月
武汉市洪山制药厂	1970 年	1970 年
湖北省黄陂县鄂中制药厂	1970 年	1970 年
湖北中医学院制药厂	1970 年 7 月	1971 年 1 月
武汉市中草药厂	1971 年	1971 年
湖北省应山县广水制药厂	1971 年 3 月	1972 年 1 月
武汉市东山制药厂	1974 年 1 月	1975 年 7 月
沙市市制药厂	1975 年	1975 年
湖北省长阳县制药厂	1975 年 10 月	1976 年 10 月
武汉市东西湖中成药厂	1976 年 8 月	1978 年 8 月

到 1976 年底湖北省的中药厂主要剂型已发展到 15 种,除丸、散、膏、丹、药

酒、糖浆等常用剂型外，还增加了片剂、滴丸剂、橡皮膏、胶剂、药露、软膏、酊剂、针剂及某些保健滋补品。中成药产品有 200 种左右。武汉市中联制药厂的中药片剂生产工艺水平，一直处于全省的领先地位。这一时期，湖北省生产的主要品种有银翘解毒片、桑菊感冒片、牛黄解毒片、三黄片等。中药片剂不用蜜、机械化操作、片重差异小、包装美观适用，相比传统的丸剂有很多优点，所以片剂一问世就发展很快，成为湖北省中成药的主要剂型。1973 年武汉市健民制药厂研制成功滴丸剂——牡荆油胶丸。1975 年该厂又研制出闻名中外的滋补水鸭精，并于 1978 年正式投产。

党的十一届三中全会以来，湖北省又陆续新建立了 22 家中药厂，新增加了冲剂、栓剂、胶囊剂、眼膏剂等剂型。截至 1984 年 3 月，全省经省卫生厅批准生产的品种（包括产品名称相同、生产工艺不同的产品）达 502 种，其中全省常年生产的品种达 360 余种。据统计，到 1982 年底，经湖北省整顿药厂办公室整顿验收合格的中药厂共 24 家，其中集体所有制企业 6 家。全省厂级领导干部共 119 人，其文化程度为大专以上 19 人、中专 15 人、高中 27 人、初中或以下 58 人。全省工程技术人员共 221 人，其中工程师 31 人、助理工程师 88 人、技术员 102 人、化验员 104 人。全省中药厂职工人数 5857 人。全省中药厂厂房占地总面积 688857 m²，其中建筑面积 134857 m²。1982 年全省中药厂固定资产原值为 2513 万元，净值为 1983 万元，定额流动资金为 2097 万元，至 1982 年底为国家实现总积累 11572 万元。1982 年全省中药厂工业总产值为 10935 万元，实现利润 1441 万元。

武汉市中联制药厂是湖北省发展得较快的一家工厂，到 1982 年已成为有 6 个车间、1 个分厂、1 所中成药研究所和 1 所中药技术学校的综合性中成药工业企业。全厂有职工 1311 人（全民所有制职工 964 人，集体职工 347 人），工程技术人员有 52 名，占全民所有制职工总数的 5.4%。全厂 1982 年工业总产值为 2580 万元，实现利润 265 万元，分别比 1979 年增加了 1.2 倍和 2.15 倍。1980 年、1981 年、1982 年三年实现的利润相当于全厂固定资产的 5.6 倍，为湖北省中成药工业的发展做出了一定的贡献。20 世纪 60 年代以来，先后有美国、德国、澳大利亚、柬埔寨、新加坡等国家的外宾来武汉市中联制药厂参观和洽谈业务。

武汉市健民制药厂的发展也较快。20世纪60年代末武汉市健民制药厂仍处于"三区九处十八门"的分散状态,给生产带来了极大的不便。20世纪70年代初,该厂在汉阳建港建立了新厂。厂内车间安排合理,布置整齐,畅通的厂区大道宽阔干净,新竣工的水鸭精出口车间和办公大楼较为壮观,整个厂区呈现一派蓬勃兴旺的景象。全厂1982年已有职工946人,其中工程技术人员39人,拥有5个车间、1个附属工厂,还有1个中心实验室。1982年工业总产值为2400万元,上缴利润222万元。1979年以来该厂亦有日本、新加坡、英国等国家和地区的外宾来厂参观或洽谈业务。

坐落在宜昌市西坝的宜昌民康制药厂,也有较大的发展。1981年7月宜昌民康制药厂与宜昌制药厂(西药厂)正式分家,专门从事中成药产品的生产。宜昌民康制药厂创制的浓缩丸,其工艺较为先进合理。宜昌民康制药厂有浓缩鼻渊丸等100余种产品出口日本、新加坡等国家,从出口品种数来看,宜昌民康制药厂在全省排行第一。1982年该厂建成全省一流的机械化程度较高、设备较好的针剂大楼,为湖北省中药针剂的发展做出了贡献。

湖北省医药管理局成立以来,中药厂的管理日趋完善,特别是1980年9月湖北省整顿药厂办公室成立后,更加快了全省中药厂改进管理的步伐。整顿后的全省24家中药厂布局更为合理。武汉市是湖北省工业生产和经济贸易中心,集中了8家中药厂,其中中联制药厂、健民制药厂规模较大。黄石市、原沙市市、宜昌市、原襄樊市、十堰市各有1~2家中药厂,各地区(自治州)基本上也都有1~2家中药厂。整顿后的全省中药厂在生产管理、质量管理、品种布局方面都更为合理。如武汉市中联制药厂相继建立了生产管理、技术管理、质量管理等十大管理制度,有效加强了企业管理,做到了有章可循。其中该厂在技术管理方面又制定了工艺规程管理、技术措施管理、技术档案管理等七项基本管理制度,有利于建立良好的生产秩序,从而保证生产顺利进行。在质量管理中,该厂健全了从原料进厂到成品出厂的八项质量管理制度,严格地把住了药品质量关，使产品质量有了显著提高。武汉市健民制药厂由于狠抓企业管理，在全省药厂整顿验收中也取得了一次验收即合格的好成绩。

1979 年由国家经委发起"创优夺牌"的活动后，湖北省各中成药企业都在为提高产品的质量、争创各级优质产品而努力。到 1985 年，湖北省已评选出国家优质医药产品金质奖 1 个，银质奖 3 个；国家医药管理局优质产品 5 个；省优质产品 20 个。随着党的对内搞活经济、对外实行开放的方针的全面贯彻和实施，湖北省中药厂的发展更加欣欣向荣。1983 年湖北省中成药企业工业总产值已达 12164 万元，其中中成药产值为 11074 万元，实现利润 1495 万元。湖北省中成药产品不仅在全国各地销售，而且远销澳大利亚、日本及东南亚。产品除了在质量上有所提高外，在品种上也有所创新。如原中联制药厂自 1982 年以来共研制了 22 个新产品，其中保心宁片、葛藤降压片、灵芝健身晶等 13 个品种已审批投产，有力地促进了中药生产的发展。许多中药厂在吸取传统制剂技术精华的同时，充分运用现代科学技术，改进生产工艺、技术、设备，使产品质量、劳动生产率不断提高。原中联制药厂的丸剂生产由原来的手工操作改进为机械起模、叠丸、选丸、成型，直至包装。该厂还革新了 WWJ-78-1 型微丸灌装机，减少了包装污染，工效提高了 4～5 倍。该厂的片剂包衣生产也由原来的间歇上浆、床外热风干燥改为混浆包衣新工艺，包衣过程采用计算机程序控制，大大缩短了包衣时间和降低了工人劳动强度，并在解决环境污染问题和保障工人身体健康方面起到了一定的作用。此外，原健民制药厂的水鸭精车间、原民康制药厂的针剂车间的规模、设备也较为先进。还有不少中药厂安装了喷雾干燥器、多能提取罐、快速离心沉降机、各种灌装机等新设备，这些都为湖北省中成药的发展奠定了物质基础。人们对中医药的日益信赖，正有力推动着湖北中医药产业的蓬勃发展。2017 年全省中药工业主营业务收入过亿元的企业增至 64 家，中药材种植面积 320 万亩，中药材 GAP 规范化种植基地 8 个，位居全国第 5 位。中药批准文号 2443 个，中药生产企业 152 家，省级中药现代化科技示范企业和示范基地 50 家,中药工业产值 393.4 亿元,占全省医药工业的 33%。中药材成为地方重要的绿色经济产业,成为乡村振兴战略中脱贫致富的优势产业。

(二)湖北省中成药产业的优势和不足

1. 湖北省中成药产业的优势

(1)拥有一批中华老字号品牌

湖北省中医药历史源远流长。一批中华老字号工业企业,如马应龙(武汉马应龙药业股份有限公司)、叶开泰(武汉健民药业集团股份有限公司)、陈太乙(国药集团中联药业有限公司)、初开堂(武汉初开堂药业有限公司)、刘天保(武汉刘天保药业有限责任公司)等,为湖北省中医药产业的发展奠定了坚实的基础。

(2)中药农业、中药工业、中药商业、中医药健康服务业产业体系基本完善,容易形成集群效应

湖北省中药材资源在全国排名第 5 位,中药材产量居全国第 7 位,拥有中药材生产专业乡镇 20 多个,专业村 50 多个,目前已拥有黄连、厚朴、玄参、茯苓、苍术、菊花、半夏等 GAP 规范化种植基地。由于区域优势、历史积淀和政府引导,湖北省中药商业相对发达,拥有全国排名前三的九州通医药集团、湖北省医药公司改制后成立的湖北医药集团等一批大中型企业,形成了以零售药店、医药物流性企业、中药保健品营销公司等为主要组成的营销网络。

(3)中医药发展基础环境较好,中成药有广阔的应用空间

截至 2017 年底,湖北省中医药综合服务能力和就医环境得到极大改善,社区卫生服务中心和乡镇卫生院国医堂 1512 个,覆盖率达 71.49%;96% 的社区卫生服务中心、91% 的乡镇卫生院、72% 的社区卫生服务站、65% 的村卫生室能够提供中医药服务;全省共建设 70 个国家中医药科研实验室,取得 690 项省部

级以上科研成果；全省共有县级以上公立中医医院 95 家、民营中医医院 53 家，床位 4 万余张，中医从业人员约 4 万人，中医药医疗服务体系覆盖城乡。

2. 湖北省中成药产业的不足

（1）中成药企业规模普遍较小，对行业的带动作用不足

中国为制造大国，工业制造对产业的发展和调节作用举足轻重。但湖北省中药工业企业普遍偏小，在统计的 337 家中成药生产企业中，中型企业仅 54 家，大型企业仅 5 家（且含 1 家综合企业）；统计的 218 家中药饮片生产企业中，中型企业仅 22 家，没有大型企业，这与湖北省丰富的人力资源、明显的区位优势和悠久的中医药历史形成了较大反差，难以化解中药农业销售风险，难以拉动中药农业的发展。与相对丰富的中药材资源和相对发达的医药流通商业相比，湖北省中成药工业发展太过弱势。两头大，中间小，"腰背无力"，这显然不是一种有利于中成药产业长远健康发展的结构布局。

（2）普遍科技投入不足，缺乏有影响力的大品种

湖北省中药工业企业规模较小，经济效益总量不足，企业科技创新意识欠缺，导致科技创新投入普遍不足，高科技含量产品缺乏，重量级独家产品奇缺，因而企业转型发展受限。除个别品种外，源于湖北省的中成药产品在国内的品牌总体上不强，进入国际市场更是有漫长的路要走。

（三）湖北中成药产业提升战略

1. 多层次合并重组，提升规模

湖北省数量众多的中成药企业普遍存在生产技术水平不高，创新能力不强，产品科技含量不高，同质化严重等问题。2011 年国药集团并购武汉中联药业，2012 年扭亏为盈，中成药主营业务不变，品牌不变。2011 年 3 月 15 日九州通医药集团与劲牌有限公司合资成立的湖北九州通中药产业发展有限公司，注册资金 2 亿元，2012 年实现销售额 7.2 亿元，同比增长 33%。大型企业尚且如此，湖北省内众多的中小型企业更应适时合并重组。对众多中成药企业来说，

先做大后做强或许是一种务实选择,先集中优势资源,然后发展重点品种,逐步做强。传统观念认为同类企业数量众多有利于竞争,但现在中成药企业面临的发展问题是面向国内外的广阔市场,走上科技创新之路,生产工艺水平要向化药和生物制剂看齐。数量众多的中小型企业生产着相同或相似的中低端产品,导致力量分散、资源浪费,创新投入不足,回报就不高,仅仅依靠价格取胜,甚至由于地方保护主义导致"劣币驱逐良币",妨碍行业发展。

2. 医药融合,创造出疗效突出的中成药产品

中成药凝聚着中医的传统理论,同时具备药物制剂的基本特征。如何创新发展中成药?可以从"医"和"药"两个层面协同发展。从"药"的现代化要求来看,中成药制剂的中药材来源应该优选道地产区,规范种植;在炮制阶段应该遵循古法,适度创新;尽可能明确中成药的功效成分,保证中成药的均一稳定。目前更多的研究集中在提高中成药的现代制剂水平方面。中成药的制剂有向化药和生物制剂方向靠拢的趋势,这是中成药发展的巨大进步。

此外,中成药的研发应该来源于临床,服务于临床,坚持中医思维和中医理论,这是保证中成药生命力的关键所在。由于"药"更容易现代化和科学化,所以既往中成药的发展中存在"废医存药"的倾向。正是因为脱离临床实践和疏离中医理论指导,所以在以往的研发历史中,有不少在实验研究阶段效果突出的药物,在真实的临床应用中疗效却不显著,生存力不强。实践证明,只有来源于临床并在中医理论指导下研发的中成药产品才有良久的市场活力。湖北省拥有多位国医大师和国医名师,他们从事临床工作数十年,理论建树卓越,拥有众多效方验方;多家中医医院有疗效肯定的院内制剂,但目前省内中成药企业很少从此层面开发。医药融合,开发新药,使中药的运用始终不脱离中医理论的指导,才有可能创造出疗效理想的中成药制剂。

中成药产品的研发应该在中医理论指导下,来源于临床,服务于临床。从大健康产业发展看,中医的临床需求可以分为治未病和治已病两个方面,在治未病方面,可以调体质以改善亚健康状态,调治慢性病防传变,以及扶正祛邪防

时疫；在治已病方面，重点可以放在攻克心身疾病、急危重症和细菌耐药方面。中成药的研发始终要有中医思维，有中医特色，着重在治未病领域大发展，在治已病领域选择性重点发展，既重质，也重量，不断满足治病救人和促进健康的实际需求。

《中医药发展战略规划纲要（2016—2030 年）》提出，到 2030 年中医药应该在治未病中发挥主导作用，在重大疾病治疗中发挥协同作用，在疾病康复中发挥核心作用。在医学模式已从生物医学模式转变为生物-心理-社会医学模式的今天，中医药确实应当发挥优势，在服务民众健康中有所作为。《国务院关于改革药品医疗器械审评审批制度的意见》确立了"以临床价值为导向的药物创新"模式以鼓励研究和创制新药。现代中成药无疑要符合现代医药科技制剂的发展方向，实现"药"的数字化、标准化和现代化；同时中成药更应该服务于临床，满足临床需求。

3. 增加科研投入，培育湖北省的中成药大品种，进而发挥大品种的引领作用

中成药大品种是指临床价值高、科学价值强、市场价值高的产品，优秀的中成药大品种年销售额通常在 10 亿元以上，对地方经济发展的贡献突出，对整个中医药产业发展的拉动作用明显。2017 年中华中医药学会中药大品种联盟、万方医学、中华中医药学会研究与评价办公室编制了《中药大品种科技竞争力报告（2017 版）》，此项研究从 6 万多个上市中成药品种中综合遴选确定了 552 个入围中药产品，其中湖北省的大品种数量为 12 个，居全国第 21 位；各省区市中药大品种总科技竞争力湖北省排第 25 位，产品平均竞争力排第 29 位；马应龙麝香痔疮膏是湖北省的大品种科技因子排名较高的产品，居全国第 13 位。总科技因子方面，江苏、广东、四川、山东列第一阵营；贵州、天津、河北、北京、吉林、浙江、云南、江西、陕西、黑龙江、上海、湖南列第二阵营；山西、安徽、重庆、福建、辽宁、河南、广西、甘肃、湖北列第三阵营，其他省区市属于第四阵营，湖北省几乎要进入垫底的第四阵营。

在防治新型冠状病毒肺炎的过程中,许多中成药大品种发挥了重要作用,如藿香正气系列(液、水、丸、软胶囊)、连花清瘟胶囊(颗粒)、金花清感颗粒、疏风解毒胶囊(颗粒)、防风通圣丸(颗粒)、苏合香丸、安宫牛黄丸、喜炎平注射液、血必净注射液、参附注射液、生脉注射液等,但这些中成药基本都不是湖北省的品牌中药。

湖北省中医药历史文化灿烂,区位优势明显,人口数量众多,高校和研究机构云集,天然中药资源和医疗资源相对丰富,为何中成药科技数据横向比较会让人如此汗颜?

新一轮医药卫生体制改革对医药产品价值回归、品质提升提出了更高的要求,中成药行业已从过去的传统销售模式发展为靠产品自身价值驱动市场发展的模式。药品价值回归本源,临床价值、科学价值成为决定药品市场价值的核心。以临床价值、科学价值为核心的科技创新驱动,正逐渐成为中成药产业发展的主要推动力。以科技造就中药精品,靠价值驱动市场,是中成药产业发展的必由之路,科技创新已成当前中成药产业发展的燃眉之急。从企业到政府层面大力增加科技投入是促进湖北省中成药产业发展的必由之路,各界需要下定决心,加强科技联合攻关,发挥湖北省优势,融合多学科力量,建立更多中成药研发和转化平台,破解中成药产业发展过程中的各类技术难题,培育高技术含量和本土知识产权的中成药优质产品。

4. 加强中医药文化宣传,树立文化自信

习近平主席曾指出:"中医药学凝聚着深邃的哲学智慧和中华民族几千年的健康养生理念及其实践经验,是中国古代科学的瑰宝,也是打开中华文明宝库的钥匙。深入研究和科学总结中医药学对丰富世界医学事业、推进生命科学研究具有积极意义。"中华文化复兴,离不开中医药文化的复兴;中国民众的健康也离不开中医药产业的发展。湖北省应该大力推进传统中医药文化和科普教育,中医药应该尽早走进大学课堂,走进中小学课堂,走进老百姓的生活中。只有这样,中医药的物种资源价值才能充分迸发。

六、非物质文化遗产中的荆楚药物概况

　　非物质文化遗产是指各种以非物质形态存在的与群众生活密切相关、世代相承的传统文化表现形式，包括口头传统、传统表演艺术、民俗活动和礼仪与节庆、有关自然界和宇宙的民间传统知识和实践、传统手工艺技能等，以及与上述传统文化表现形式相关的文化空间。非物质文化遗产是以人为本的活态文化遗产，它强调的是以人为核心的技艺、经验、精神，其特点是活态流变。在非物质文化遗产的实际工作中，认定的非物质文化遗产标准是由父子（家庭）或师徒或学堂等形式传承三代以上，传承时间超过100年，且要求谱系清楚、明确。

　　从2005年国务院第一次提出要进行非物质文化遗产保护开始，我国的非物质文化遗产事业已经走过了17年的时间。在这17年里，我国已建立起从县级、市级到省级，再到国家级的四级非物质文化遗产保护名录，现审批通过的国家级非物质文化遗产已经达到了1000余项。湖北省已有多项方药制作技艺入选国家级及省级非物质文化遗产名录。

（一）国家级非物质文化遗产

1. 马应龙眼药制作技艺

项目序号：443　　　　　　　　项目编号：Ⅸ-4

公布时间：2011（第三批）　　　类别：传统医药

所属地区：湖北省　　　　　　　类型：扩展项目

申报地区或单位：湖北省武汉市　保护单位：马应龙药业集团股份

武昌区　　　　　　　　　　　　有限公司

　　马应龙传统制药技艺起源于明朝万历年间的河北定州，历经十四代人的传承，距今已有400余年的历史。

　　当初，创始人马金堂潜心研究，摸索总结出一套独特的制药技艺，制成眼药。历经清朝、民国时期的砥砺发展，新中国成立时，马应龙第十三代传人马惠民任马应龙制药厂（后变更为武汉第三制药厂）厂长，在古方验方的基础上遵循传统制药技艺，生产眼药、痔疮药等多种药品。1995年，武汉第三制药厂更名为马应龙药业集团股份有限公司，马应龙传统制药技艺得以延续保存和弘扬。

马应龙制药技艺有其传统的特色和规范，从选材、炮制、配料到成药有一整套严格的规程，独成一家。选材唯真唯优，忌劣忌假，且所采用的药材十分名贵。在制药过程中，器皿的卫生、原料投放的先后顺序、药物的细度成色都要严格掌握。因春夏秋冬四季气候的不同，炮制原料的方法各有差异，对药物的盛放有严苛的要求，所使用的盛器质地各异，种类繁多。马应龙传统制药技艺对外界绝对保密，在家庭内部也只单传长子长孙，或择优相传，数百年来从未违例。

马应龙传统制药技艺流程复杂，工序细腻，堪称我国中药传统生产工艺的代表，具有独特的历史文化价值、科学开发价值和实用价值。现代生产技术给手工作坊式的传统制药工艺带来了巨大挑战，从而导致传统工艺失传，对此应引起高度重视。

2. 夏氏丹药制作技艺

项目序号：443　　　　　　　　项目编号：IX-4

公布时间：2011（第三批）　　　类别：传统医药

所属地区：湖北省　　　　　　　类型：扩展项目

申报地区或单位：湖北省京山市　保护单位：京山市文化馆

炼丹术是古人为求"长生不老"而炼制丹药的方术。中国炼丹活动起源于公元前3世纪的战国时期，在中医传统制剂基础上将药物加温升华发展为炼丹术。炼丹术所制成的药物有外用和内服两种。外用者至今还有医疗价值，内服者则由于毒性较大而逐渐被淘汰。

炼丹一直被披上神秘色彩，其实验方术大多失传，然而在湖北，以夏大中、夏小中为代表性传人的夏氏家族至今却仍延续着这一古老的制药方法，通过烧炼矿物类药物以制造"白降丹"。夏氏炼丹术炼出的丹药是一种外用药物。

外科常用的丹药有红升丹、白降丹两种。所谓"升丹"，就是在炼丹时罐口朝上，谓之"升"；罐口朝下，就是"降"，炼成的丹药称为"降丹"。白降丹具有拔毒消肿、去腐杀虫之功效。现代多用于蜂窝织炎、慢性骨髓炎、全身各部的化脓性感染等。

随着时代的变迁，各种先进制药工艺冲击传统的炼丹术，夏氏炼丹术处于濒危状态，亟待抢救。

夏氏丹药制作技艺是一门源于清朝宫廷御医的丹药炼制及临床运用技艺。夏小中作为传承人，出生于1958年，自幼随父从事丹药炼制，至今已历50多年，特别是对白降丹炼制技艺既有传承，又有所革新：一方面，他仍然沿用传统丹药炼制时运用的炭火烧炼方法以确保丹药的质量；另一方面，他改进了结胎鼎以提高丹药产量，即使用钢罐代替常用的陶罐，每炉丹药产量提高了25倍以上。

（二）湖北省省级非物质文化遗产

1. 武当山道教医药

2007年武当山道教医药成为湖北省传统医药类别的省级非物质文化遗产。

武当山是世界文化遗产、中国著名的道教圣地。这里不仅孕育了博大精深的道教文化，而且其道教医药源远流长，富有特色，成为道教文化中的一枝奇葩。武当山道士修道行医，扶贫济危，为发展中国传统医学做出了很大贡献。武当山也是一座天然药库。经普查，李时珍《本草纲目》一书中记载的1892种中药中，武当山就有417种。武当山道教医药遗产十分丰富，现在还生长着蔓陀罗花、七叶一枝花、头顶一棵珠等稀有珍贵药材。2004年来，湖北省十堰市卫生局和武当山特区高度重视道教医药遗产的挖掘整理与开发工作，专门成立了武当山道教医药研究所。

武当山道教协会王泰科道长将中药按来源归纳成二十三类，以歌诀形式描述诸药的性味、归经、功能、主治、炮制、鉴别、禁忌、产地、验方、配伍原则以及代表性方剂等内容。另外还有相反、相忌、妊娠禁忌、中药炮制、四气、五味、升降浮沉、五脏主病用药等内容,歌诀朗朗上口,易读易记,久读不厌,熟读深思,自然领悟其理,众学速成。以下列举三例。

人参:人参东北出产多,味甘微苦性温和;此为脾肺二经药,补气生津固虚脱;若加归芍益阴血,妄血虚家第一科;再加升麻升气机,黎芦相反切记着;合之术苓与甘草,四君子汤属要药;若是四君加四物,补气补血八珍作;添上桂芪十全歌,古人立说得吟哦!

甘草:甘入脾胃和胸怀,脾虚之人无多食;诸药解毒离不了,量大中满胃难安;生泻炙补真是妙,梢治尿少有涩痛;遂芫戟藻四味反,唯用海藻散结核。

党参:党参味甘性平和,补中益气生津用;健运脾胃治贫血,气血虚陷可提升;若得黄芪可实卫,配以石莲能止痢;配以当归能活血,佐以枣仁以补心;补气健脾加术陈,唯有功效弱人参。

在历史的长河中,武当山高道们在修炼过程中精心研制,并不断在民间收集良方妙法,使得道观中留存有不少比较有名的成药秘方。这些药方虽与传统中医药方剂关联很大,但也有鲜为人知的独到之处。

(1)八宝紫金锭

《神仙济世良方》云:紫金锭,一名神仙太乙丹,一名玉枢丹,一名万病解毒丸。明代道士曾抱一研制成功的"八宝紫金锭",含有76味中草药和14种矿物药,对治疗小儿麻痹症,癫痫,老年咳嗽,无名肿毒,各种蛇、蝎、蜈蚣咬伤,高热等都有特效。顺治年间,武当山道人曾和宗奉诏进宫,用武当山道教医药中的秘制"八宝紫金锭"治愈疾病,得到皇帝封赏。

(2)老君益寿散

宋代张君房《云笈七签》卷七十七云:老君益寿散方,天门冬五两(去心,焙)、白术四两、防风一两(去芦头)、熟地黄二两、细辛三分、干姜一两(炮裂,锉)、桔梗一两(去芦头)、天雄半两(炮裂,去皮、脐)、桂心半两、远志一两(去心)、肉苁蓉一两(酒浸,去皱皮)、泽泻一两、石斛半两(去根锉)、枳实半两、云母粉半两、石韦半两（去毛）、牛膝半两（去苗）、杜仲半两（去粗皮锉）、白茯苓半两、菖蒲半两、五味子半两、蛇床子半两、甘菊花半两、山茱萸半两、附子半两（炮裂，去皮、脐）。

（3）太和散

现玄武派为太和散正宗传人，据传为宋代高道创立。该药由 10 多味中药组成。该药主治脏腑怯弱，内有积滞，脐腹撮痛，下利脓血，日夜无度，里急后重，肠鸣腹胀，米谷不化，少气困倦，不思饮食，或发寒热，渐至羸瘦。

（4）黑虎丹

当代王庆余、旷文楠先生所著《道医窥秘——道教医学康复术》一书载有"黑虎丹"处方，云：黑虎丹，功能祛瘀软坚散结，化痰消肿，解毒。主治积疼坚结成块，骨节粘连活动受限，及无名肿毒坚硬疼痛者。

（5）九龙消渴丸

《正统道藏·保生要录》载药：九龙胆、翻白草、仙鹤草、党参、黄芪、茯苓、苍术、葛根、丹参、山药、五味子、生地黄、知母、山茱萸等主治因湿热内蕴、痰湿阻络导致的糖尿病及各种并发症。

（6）万应灵膏

万应灵膏为宋代高道创立，明宣德年间松山道人为其正宗传人，载曰"布膏药每张价钱四十文整，朔望之日，药价一串"。此药由二十多味中药组成。

（7）皇经茶

《正统道藏·保生要录》记载，此药以黄金茶、南沙参、金银花、桔梗、甘草等为主方配伍组成。

（8）黄龙洞眼药

黄龙洞眼药原名"龙砂虎液八宝紫金锭眼药"。现存黄龙亭明代广告牌上书 155 字，对该眼药的配药（药引）、用药方法及注意事项做了简明扼要的介绍，并标明"有缘早遇，错过难逢。救人疾病，莫大阴功""每锭大钱十文或文银一分，不可短价尔"。

（9）苍术煎

元代罗霆震《武当纪胜集》中有《苍术煎》诗一首，云：贱同草芥贵金瑰，换骨成仙火是媒。造化鼎中熬炼到，长生药不在蓬莱。

（10）艾元煎

《武当纪胜集》中有《艾元煎》诗，云：荆榛丛里有参苓，帝造钟英地又灵。任是七年真病久，汞炉勋业炳丹青。

（11）川芎饼

《武当纪胜集》中有《川芎饼》诗，云：疾攻头目苦虚疼，攻疾仙家药力弘。片片雪花魁蜀产，不须灌顶说三乘。

（12）黄精饼

武当山盛产的黄精以个大质嫩、疗效高而著称，特别是武当山道教医药的黄精炮制方法更是独一无二。黄精饼一直作为宫廷贡品和武当山道士修炼专用食品。

武当山道教医药博大精深，许多临床方技有待我们验证。挖掘整理武当山道教医药，对于保护和传承非物质文化遗产意义深远。随着医学养生日益受世人重视，相信在不远的将来，武当山道教医药中更多有价值的方剂秘方会被挖掘出来。

2. 七星镇痛膏制作技艺

七星镇痛膏发扬于人杰地灵的古城襄阳，经过李氏家族五代人的传承及完善，本着治病救人、普济众生的思想理念，不断发扬光大。传至李旭升院长时，已经有 200 多年的历史了。李旭升院长在襄阳成立了唯一一所慈善医院——襄阳普济医院，并于 2001 年投资 300 多万元，对七星镇痛膏的药理、药性、毒副作用等进行了深入研究，历经 7 年，于 2008 年获得制药制剂许可证，成立了完善的药物制剂室，使七星镇痛膏能造福于百姓，成为国内闻名的秘制膏药。七星镇痛膏为家传秘方改良而来，有活血化瘀、除风散寒、通络止痛之功效，起初用于治疗风湿、类风湿、骨髓炎、骨结核等疾病，后李旭升院长对其进行改良，配合独门绝技"导引按跷术"，并结合对人体及各医学著作的深入研究，创建了一套自己的治病方法，使七星镇痛膏的治疗领域得到扩展，从最早的风湿骨髓类疾病，扩展到各种疑难杂病的治疗。2017年七星镇痛膏制作技艺入选湖北省第五批省级非物质文化遗产名录。

3. 荆门上清丸制作技艺

荆门上清丸又称荆门积荫堂上清丸，是荆门传统的中成药产品，相传为荆门城南薰门外板桥头李老"积荫堂"家传秘制的"常备良药"。该药首创于明朝末期，迄今已有三百余年的历史，现由荆门市中医医院生产。该产品主要用于治疗人体上焦之火，对头痛、头晕、耳鸣耳聋、眼睛赤暴、眩晕流泪、口舌咽喉生疮痛烂、牙龈肿痛、鼻内肿塞、鼻中生疮、风热咳嗽、伤风中暑、口渴唇焦、小便短赤等有特效。

关于荆门上清丸的问世，民间曾流传李氏先祖李文光遇仙得秘方后在南薰门外开上清丸药店济世活人的故事（在《荆门直隶州志》仙释篇中有记载）。因李氏家居荆门城南薰门外板桥头第一家，院内有一株用扁柏嫁接刺柏而成的双柏树，人称"鸳鸯柏"，树旁有古井一口，水质纯清，汲水制丸，故以"双柏古井"为上清丸标记，李家世代在此开"积荫堂"药店，前店后厂。2013年荆门上清丸制作技艺入选湖北省第四批省级非物质文化遗产名录。

4. 肖氏万灵膏制作技艺

肖氏祖传膏药"万灵膏"，是肖氏家族继承和发扬传统医学精髓，经过肖氏家族六代传承，精选道地药材，以家传技艺精心熬制的一种膏药。肖氏万灵膏迄今已有一百多年的历史，它以古代医书《诸病源候论·腰脚疼痛候》为指导，"肾气不足，受风邪之所为也，劳伤则肾虚，虚则受于风冷，风冷与真气交争，故腰脚疼痛。"肖氏万灵膏始于道光年间，应用108种道地药材，经过原料采选、浸泡、炼油、下丹、收膏、祛"火毒"、药料提取、摊涂等过程秘制而成，适用于各类"痹症"。2013年肖氏万灵膏制作技艺入选第四批省级非物质文化遗产名录。

得益于国家的大力扶持，荆楚大地这些传统方药技艺正从几百年前的古老岁月中缓缓向我们走来,在如今高科技林立的医疗环境中,发挥着治病救人的独特作用。

七、荆楚本草与荆楚医学流派

中华大地,幅员辽阔。长江之水,奔流不息。物华天宝的民族孕育了中华儿女生生不息、居安思危的生存智慧,造就了中华儿女"以人为本、开拓创新"的民本思想和东方文化。源自长江中游、植根于中华民族沃土的荆楚医药文化是中华民族文化的元典,既是中华民族优秀传统文化的重要组成部分,又创造成就了独具特色的传统医药文化,为后人继续创造中华民族的精神财富和物质财富提供了取之不竭的力量源泉。

湖北省文化底蕴深厚,中华民族的始祖炎帝的故里在湖北省。春秋战国时期的楚国在长达800多年的历史中,创造了灿烂辉煌的楚文化。

湖北省区域内南北交汇、东西过渡的地形地貌、气候条件、生态群落、物种基因,以及人们共同的生产、生活方式和文化习俗,成就了荆楚自然生态、楚汉巴蜀文化和武当山道教医药相互交融的文化特点,奏响了一曲曲山与水相互辉映,人与自然、人与社会和谐相处的医药文明凯歌,凝练出博大精深的荆楚医药文化。

荆楚医药文化是多元的,既是中华民族传统文化的重要组成部分,又具有浓郁的地方特色;既是荆楚大地人民战天斗地、开辟未来的精神法宝,又是尊重自然、全面协调、推动和谐发展的文化软实力。中华儿女追寻神农足迹,将中医药推向世界,使世界各国人民都能够享受中医药带给人类的福祉,让济世良药在促进中医药事业发展方面发挥更大的作用。

荆楚大地名医辈出,古代的王叔和、庞安时、万全、李时珍、刘若金、杨际泰等,当今的国医大师李今庸、梅国强等,以他们为代表的荆楚医家以治病救人为己任,以传承中医药文化为使命。他们结合荆楚大地特有的本草资源,博采东西南北各地的医学所长,呕心沥血,谱写了极具荆楚特色的医家与本草的和谐之歌。

（1）崇尚和谐，敢为人先

《淮南子》中记载，神农为解决部落成员的生存问题，"尝百草之滋味，识水泉之甘苦，令民知所避就。当此之时，一日而遇七十毒。"这反映了炎帝神农时代认识和尊重自然规律，"养民以公""仁诚之心"的和谐社会状况，倡导人与自然和谐相处的"谐天""和人""融己""化民"的和谐氛围和"天下大同"的民本思想，彰显了炎帝神农在开创中华民族农耕文明的长期实践中所凝聚的坚韧不拔的开拓精神、百折不挠的创新精神、自强不息的进取精神和"天下为公"的奉献精神，激励后人建功立业。

中药的发现和利用，反映了医药文明与农业文明源于劳动实践，与劳动和生存密切相关，是人类数千年来智慧的结晶。中药资源与当地的气候、生产方式、风俗习惯都有着密切的关系，伴随着中华民族的繁衍和发展，中医药理论和方法在实践中逐步完善和升华。神农在鄂西北这片土地上"斫木为耜，揉木为耒"，开创了农耕文明，在神农架搭架采药开创了医药文明。神农不仅对中国产生了影响，对世界也产生了很大的影响。2004 年，国家中医药管理局特以科学技术研究专项为"炎帝药学文化研究"立项，从社会、人文、历史、医药诸多角度全方位地对其进行深入研究，以便更好地造福于民众。神农医药文化不仅是神农架乃至湖北省独特的文化资源，更是中华民族传统文化和全球性的医药文化资源。

（2）汇聚南北，博采众长

作为中部大省，湖北省是承东启西、连南接北的交通枢纽，位于中国中部偏南，长江中游，洞庭湖以北，故名湖北。湖北省介于北纬 29°01′至 33°06′，东经 108°21′至 116°07′，东连安徽，南邻江西、湖南，西连重庆，西北与陕西为邻，北接河南。湖北省东、西、北三面环山，中部为号称"鱼米之乡"的江汉平原。

正是由于得天独厚的中部地理位置，湖北省的气候既没有北方的严寒又没有南方的湿热，也因此荆楚各地民众的疾病谱与南方和北方民众有较大区别，而荆楚医家立足当地，汇聚南北，博采众长，其医学实践极具荆楚特色。

汉、晋以来，荆楚医家著作层出不穷，名方要药更是难数。蕲春名医李时珍对其中的许多用药经验加以提取，在临证治学之时，参前人论述，悉心体验，精心思考，融食疗于内科疾病的治疗中，并多有创见。李时珍匠心独运地将食物疗法用于内科疾病的治疗，将食物疗法作为重要的治病手段。《本草纲目》中记载有常用食物或药食两用之品共计500多种。李时珍承《黄帝内经》"食以随之""谷肉果菜，食养尽之"之说，在治疗糖尿病的药物中，李时珍介绍有谷物17种、果类11种、蔬菜8种、肉食46种，共82种之多，占202种治疗糖尿病药物的40.59%。这是李时珍治疗糖尿病"补之以血肉有情之品，济之以五味充身之物"的一大卓见。

（3）医道结合，源远流长

武当山被称为道教的洞天福地，武当山道教形成后，历代道士在草木丹药、炼丹术、疾病防治等方面进行了有益的探索，并做出了卓越的贡献。明嘉靖年间，武当山道医曾抱一研制出"八宝紫金锭"，该药治疗小儿高热、惊风效果独特，几百年来盛名不衰。经过后代道医的不断探索，"八宝紫金锭"的应用范围拓展到癫痫、昏厥、伤食、毒虫咬伤等。同样声名远播的武当山道药"万银锭""黄龙洞眼药"也在这一时期研制成功，它们和"八宝紫金锭"一样被奉为武当山神药。武当山道教思想不仅影响了如葛洪、孙思邈等著名古代医学家的养生观和疾病防治学的形成，也成就了如戴孟、陶弘景、鲍靓、张三丰等道教医药家。他们不懈努力，不仅创造了一个理论完整、临床疗效神奇的道教医药体系，而且对中国传统医学的发展起到了一定的促进作用。

中医药学是中国古代科学的瑰宝，也是打开中华文明宝库的钥匙。2018年，湖北省出台《湖北省人民政府关于促进中医药振兴发展的若干意见》，从准确把握中医药振兴发展的总体要求、切实提高中医医疗服务能力、全面提升中医药产业高质量发展水平、着力推进中医药科技创新、繁荣发展中医药文化、加强中医药人才队伍建设、强化中医药发展保障等七个方面，提出20项任务措施。中药材方面，拟建设15个中药材良种繁育基地和300万亩以上中药材种植基地，大力发展中药材标准化、基地化、订单化种养；加强质量管理，培育15

个以上国内名优品种，进一步提升湖北省中药材附加值；支持企业进行中成药和医疗机构制剂二次开发，重点培育一批中药大品种；发展现代物流系统和药旅、医养融合等新业态，鼓励中药材精深加工，促进中药材三产联动发展。相信在各级政府的扶持下，湖北省的中药材产业会更加蓬勃兴旺。

参考文献

[1] 丹波元胤. 中国医籍考[M]. 北京:人民卫生出版社,1956.

[2] 曹炳章. 中国医学大成总目提要[M]. 上海:上海大东书局,1935.

[3] 谢观. 中国医学大辞典[M]. 上海:商务印书馆,1921.

[4] 丁福保,周云青. 四部总录医药编[M]. 上海:商务印书馆,1955.

[5] 贾维诚. 三百种医籍录[M]. 哈尔滨:黑龙江科学技术出版社,1982.

[6] 《中医大辞典》编辑委员会. 中医大辞典:医史文献分册[M]. 北京:人民卫生出版社,1981.

[7] 裘吉生. 珍本医书集成[M]. 上海:上海科学技术出版社,1985.

[8] 《中国医籍提要》编写组. 中国医籍提要[M]. 长春:吉林人民出版社,1984.

[9] 陈梦赉. 中国历代名医传[M]. 北京:科学普及出版社,1987.

[10] 中医研究院,北京图书馆. 中医图书联合目录[M]. 北京:北京图书馆,1961.

[11] 李经伟. 中医人物词典[M]. 上海:上海辞书出版社,1988.

[12] 李云. 中医人名辞典[M]. 北京:国际文化出版公司,1988.

[13] 李裕,樊润泉,王晓萍,等. 李时珍和他的科学贡献[M]. 武汉:湖北科学技术出版社,1985.

[14] 中国药学会药学史学会. 李时珍研究论文集[M]. 武汉:湖北科学技术出版社,1985.

[15] 梁永宣. 中国医学史[M]. 2版. 北京:人民卫生出版社,2016.

[16] 刘山永.《本草纲目》版本源流概况——兼论首刻金陵版本特点[J]. 中医

文献杂志,2000(1):1-2.

[17] 史志坚,范良茂.湖北省中成药发展简史[J].中成药研究,1986(8):48-49.

[18] 刘迪,吴和珍,王平,等.湖北省中药材产业现状及战略发展思考[J].中国现代中药,2016,18(6):696-702.

[19] 温茂兴.武当山道教医药的源流与代表人物[J].内蒙古中医药,2013,32(29):118-119.

[20] 李良松.楚辞余韵溯医踪——屈原诗赋与医药养生[J].中医健康养生,2017(5):24-25.

[21] 杨玉荷.《本草述》说略[J].湖北中医杂志,1992,14(5):50-51.

[22] 李成年,王彦春,杨云松.荆楚历代名医学术菁华[M].北京:中国中医药出版社,2018.

[23] 湖北省卫生厅中医处,湖北省中医药研究院.湖北当代名中医传[M].武汉:湖北人民出版社,1989.

[24] 熊传海.鄂东四大名医[M].北京:中医古籍出版社,1998.

[25] 李今庸.湖北中医学史稿[M].武汉:湖北科学技术出版社,2016.

[26] 李今庸.湖北医学史稿[M].武汉:湖北科学技术出版社,1993.

[27] 郭霭春.中国分省医籍考[M].天津:天津科学技术出版社,1984.

[28] 章程鹏,吕文亮,刘大会,等.新冠肺炎后加快湖北省中成药产业发展的策略[J].时珍国医国药,2020,31(2):436-438.